全国中医药行业高等教育"十四五"创新教材
江苏省高等教育学会2021年高等学校重点教材

中医康复学

（供中医康复学、康复治疗学、中医学等专业用）

审　定　倪光夏（南京中医药大学）
主　编　郭海英（南京中医药大学）
　　　　朱　震（南京中医药大学）

U0343363

中国中医药出版社
·北 京·

图书在版编目（CIP）数据

中医康复学／郭海英，朱震主编．—北京：中国
中医药出版社，2022.12（2023.8 重印）
全国中医药行业高等教育"十四五"创新教材
ISBN 978-7-5132-4674-3

Ⅰ．①中…　Ⅱ．①郭…　②朱…　Ⅲ．①中医学-康复
医学-中医学院-教材　Ⅳ．①R247.9

中国版本图书馆 CIP 数据核字（2022）第 120497 号

中国中医药出版社出版

北京经济技术开发区科创十三街 31 号院二区 8 号楼
邮政编码　100176
传真　010-64405721
三河市同力彩印有限公司印刷
各地新华书店经销

开本 787×1092　1/16　印张 16　字数 356 千字
2022 年 12 月第 1 版　2023 年 8 月第 2 次印刷
书号　ISBN 978-7-5132-4674-3

定价　65.00 元
网址　www.cptcm.com

服 务 热 线　010-64405510
购 书 热 线　010-89535836
维 权 打 假　010-64405753

微信服务号　zgzyycbs
微商城网址　https：//kdt.im/LIdUGr
官方微博　http：//e.weibo.com/cptcm
天猫旗舰店网址　https：//zgzyycbs.tmall.com

如有印装质量问题请与本社出版部联系（010-64405510）

全国中医药行业高等教育"十四五"创新教材
江苏省高等教育学会2021年高等学校重点教材

《中医康复学》编委会

编写说明

随着医学模式的转变、社会发展的多元化和国家相关政策的支持，中国的康复医学正呈现迅猛发展之势，其对康复医学高级人才的需求日趋增加，中医康复医学高级人才培养迫在眉睫，中医康复学相关教材建设显得非常必要。

本教材根据国务院《关于印发中医药发展战略规划纲要（2016—2030）的通知》精神，以发展中医康复学科、培养卓越中医康复人才为目标，以高等中医药院校中医康复学专业课程建设要求为依据组织编写。教材编写紧密围绕高等中医康复人才的专业培养目标，将思政元素、人文知识有机地融入专业知识中，注重培养学生的创新思维和临床应用能力，以适应高等中医药院校开展中医康复学的教学需求。

根据中医康复学的知识构架和规律，本教材分为理论部分、康复治疗方法和技术、常见病证的临床康复三部分，共三章。第一章介绍中医康复学相关概念、研究内容、基本理论、学科范畴及其发展源流；第二章介绍常用传统康复方法和技术，如情志康复法、传统体育康复法、饮食疗法、针灸康复法、中药康复（内治和外治）等；第三章主要针对中医康复的优势病种，介绍常见病证的中医康复，内容包括中西医康复评定、康复辨证、康复治疗、康复护理及康复教育等。本教材围绕中医康复学的基本理论、基本知识、基本技能进行编写，合理处理中医康复理论、方法与临床运用之间的关系，强调理论对实践的针对性指导，同时注重教材前后的衔接。

本教材编写秉承"传承与创新"理念，注重整体把握中医康复学科内涵，突出中医康复的整体观、辨证性、功能观、预防观等观念，在彰显中医特色的同时，有机借鉴现代康复评价体系，合理融入现代康复技术及现代康复研究进展，以凸显教材的时代感。

编写分工如下：第一章由朱震、蔡建伟编写；第二章由郭海英、蔡建伟、耿元卿、卞尧尧、白桦、崔梦迪、林瑞、高真真、潘思京、孙振双、熊常初、徐道明编写；第三章由郭海英、蔡建伟、耿元卿、卞尧尧、白桦、崔梦迪、林瑞、朱震、张敏、王磊、曹振宇、薛平聚、杨柳江、郑洁、朱杰、朱媛媛编写。主编、副主编负责审稿，全书由倪光夏审定。

本教材由南京中医药大学牵头，联合多家高等中医药院校及相关三级甲等医院从事临床一线康复工作的专家及高学历的中青年专家撰写，主要供高等医学院校中医康复学、康复治疗学、中医学等专业本科生使用，对从事中医、西医康复临床的相关人员也有较好的参考意义，也可供研究生，养生保健、康复中心的技师及工作人员参考使用。

本书编写过程中参考和引用了大量的国内外专著和资料，由于篇幅所限不能全部列出，希望各位同仁海涵。

本教材为江苏省高等教育学会 2021 年高等学校重点教材立项，编写过程中得到了中国中医药出版社和作者所在单位的大力支持，在此一并表示衷心的感谢。

由于时间仓促，加之编者水平有限，书中疏漏之处在所难免，敬请广大师生与同仁提出宝贵意见，以便再版时修订完善。

《中医康复学》编委会

2022 年 6 月

目 录

第一章 总 论 ▷▷▷▷

第一节 绪 论

中医康复学是中医学的重要分支学科，也是中华民族优秀传统文化的重要组成部分，历史悠久，内容丰富，具有独特的理论体系、有效的治疗方法和丰富的实践经验。数千年来，在历代医家的努力下，中医康复学的内容不断得到补充，逐步发展成为一门新兴的综合性学科，为我国康复事业的发展及人民的健康做出了重要贡献。随着现代医学模式的转变，人们的康复意识不断增强，康复需求不断增长，中医康复的重要性及其地位越来越受到社会和医学界的重视。

一、中医康复学的概念

中医康复的医疗实践历史悠久，中医康复理论和思维一直贯穿于中医学的发展过程中，虽然没有作为一门独立的学科被提出，但历代医学专著中均有其理论和实践的记载和论述。在中医古籍中，"康复"一词常为"复原""恢复健康、返回平安无病的状态""重新获得能力"等。如《尔雅·释诂》谓"康，安也"；《尔雅·释言》谓"复，返也"。因此，"康"即安乐、健康、无病，"复"即恢复、返回之意。《素问·五常政大论》就曾提出，对"久病"而"不康"者，应"养之和之，静以待时……必养必和，待其来复"。后世明确使用"康复"一词者，不乏其人。如《旧唐书》记载武则天患病后，通过治疗，"上以所疾康复"；宋代《宋朝事实类苑》记载"仁宗服药……圣体康复"，其中大多都是"恢复健康"之意。综合历代文献记载，"康复"包含如下内涵。

1. 形体功能的恢复 主要针对慢性病或残疾者，尤其是老年病残者，已成痼疾，通过康复治疗，消除或减轻功能障碍，使其重返社会。如明代龚廷贤《万病回春·后序》记载：一老人病残多年，"头眩喘嗽，膝趾肿痛，不能动履"，经"复沉潜诊视，植方投剂，获效如响，不旬日而渐离榻，又旬日而能履地，又旬日而康复如初"。此外，《宋朝事实类苑》中有"圣体康复，思见执政，坐便殿，促召二府"的记载，意味着"康复"还包括恢复参与社会活动的含义。

2. 精神情志的恢复 针对精神情志异常者，采用中医康复手段，可以调摄其精神情志。如《王孟英医案·狂》载一狂证患者"患烦躁不眠"，采取传统治疗手段，则"渐次康复"。《旧唐书》载"圣历二年，则天不豫（悦）"，其后武则天的不良情绪得到了改善，不悦情志"及将康复"，说明"康复"除了身体功能的提高外，还包括精神情志的恢复。

3. 正气的恢复　正气是人体抗御邪气侵袭，及时祛除病邪而防止发病，修复调节形体，调摄精神，促进疾病痊愈的关键。《素问·调经论》有"卫气得复，邪气乃索"，认为通过针刺的方法，可以使正气恢复，并消除致病的邪气。如《王氏医案》载"陈足甫，禀质素弱……如法施之，果渐康复"，说明通过康复措施，能帮助正气复原，改善体质。《素问·调经论》针对"神气不足者"，采用"按摩""著针"，使"移气于不足，神气乃得复"。可见，调畅情志，振奋精神，重在扶助恢复正气。因此，促进正气恢复也是中医康复的重要内涵。

20世纪80年代，由于临床需要以及现代康复医学理论、技术的大量引进，康复医学学科在我国迅速发展，中医开始系统发掘、整理和研究中国传统的康复医学理论、技术和治疗方法，并提出中医康复学这一概念。中医康复学植根于中医学，使用的是传统中医理论和中医学的诊治技术方法，作为一门新兴学科，其在形成及发展过程中，也吸收借鉴了现代康复医学的部分理念。因此，中医康复学既不能局限于中医古籍中"康复"的固有概念，也不能照搬西医学的康复概念。现代康复医学是建立在现代科学基础上的一门医学学科，它以功能障碍为主导，以恢复功能、提高生活质量为目的，研究有关功能障碍的预防、评定和治疗问题，在运用矫形学、假肢学及其他人工装置等补偿患者的形体与功能残缺方面具有相当优势。中医康复学如果照搬西医学的康复概念，将无法继承和发扬中医独特的康复理论和诊疗经验，也无法在中医理论的指导下综合运用中药、针灸、推拿、食疗、气功、导引等治疗技术，在康复临床实践中难以发挥自身简便廉验的优势和整体康复、辨证康复的特点。随着医疗卫生事业的发展，运用现代科学技术的方法和手段对中医康复理论和诊疗方法进行研究挖掘，中医康复学的内容将不断得到丰富和发展。

中医康复学是指在中医学理论的指导下，采用中药、针灸、推拿、饮食、传统功法以及沐浴、娱乐等各种措施，改善和预防病伤残者的身心功能障碍，提高其生存质量的一门综合性学科。其目的在于使患者身心功能障碍得以改善或恢复正常，帮助患者最大限度地恢复生活和劳动能力，使其能够参与社会生活，增强生活自理能力，重返社会，同健康人一起共同分享社会和经济发展的成果。

总之，中医康复学是一门新兴的综合性学科，是随着我国物质文明和精神文明建设的不断发展，以传统中医理论和治疗实践为基础，融合现代康复医学的部分理念而形成的一门独立学科。

二、中医康复学的内容

中医康复学是一门实践性很强的学科，主要内容包括中医康复学的基本理论、基本诊治技术，以及常见病残诸症的临床康复。

（一）中医康复学的基本理论

中医康复学是中医学的重要组成部分，其基本理论是以中医整体观念和辨证论治为指导，以阴阳五行学说、精气神学说、藏象学说、气血津液学说、经络学说、体质学说和病因病机学说等为基础的。同时因中医康复研究对象的特殊性，故中医康复学的理论还包括残疾学基础及相关功能评定等现代康复医学理论。

（二）中医康复学的基本诊治技术

中医康复学基本诊治技术主要包括康复评定技术、康复治疗技术和康复护理技术。

1. 康复评定技术 包括中医传统评定技术和现代康复评定技术。

（1）中医传统评定技术 即中医四诊评定技术。中医康复的四诊评定技术是从整体出发，通过望、闻、问、切手段，运用辨证的理论和方法，识别病证，判断疾病，给康复治疗和预防疾病提供依据的中医基本技能。四诊评定的目标是诊断疾病，并对病伤残者的功能障碍进行全面、系统的综合评判。四诊是指望、闻、问、切四种诊察疾病的基本方法。医生运用视觉观察患者全身和局部的神色形态变化；凭借听觉和嗅觉辨别患者的声音和气味变化；通过询问患者或陪诊者，了解疾病发生和发展过程、现在症状及与疾病有关情况；切按脉搏和按诊患者脘腹及其他部位，了解局部异常变化，从而推断疾病的部位、性质和病情轻重等情况。

人体是一个有机整体，局部的病变可以影响全身、脏腑的病变，并从五官、四肢、体表等方面反映出来。正如《丹溪心法》所说："欲知其内者，当以观乎外；诊于外者，斯以知其内。盖有诸内者，必形诸外。"所以通过四诊等手段，诊察疾病显现于各方面的症状和体征，就可以了解疾病的病因、病机，从而为辨证论治提供依据。望、闻、问、切是了解疾病的四种方法，各有其独特作用，临床运用时，必须有机结合，四诊合参，全面了解病情，如此才能对病情的虚实情况、轻重程度及其预后作出正确判断。

（2）现代康复评定技术 中医的康复评定需与现代康复评定方法相结合，对多方面功能（认知功能、言语功能、躯体功能、社会功能）和障碍程度进行评估。

认知功能评定包括感觉、知觉、注意力、记忆力、执行力的评定，还包括心理状态评定、智力评定等。言语功能评定一般包括失语症评定、构音障碍评定、言语失用评定、言语发育迟缓评定、发音功能的仪器评定等。躯体功能评定包括姿势反射与原始反射评定、关节功能评定、感觉与知觉评定、肌力与肌张力评定、步态分析、神经电生理评定、协调与平衡评定等。社会功能评定包括社会生活能力评定、生活质量评定、就业能力的评定等。

障碍程度进行评估包括对损伤、活动受限和参与限制三个层次进行评定。损伤评定包括评定人体形态、关节功能、肌肉功能、运动控制、感觉、认知、语言等。活动受限评定包括评定日常生活活动等自理能力、生产性活动、休闲活动等。参与限制评定包括评定居住环境、社区环境、社会人文环境、生活质量等。

2. 康复治疗技术 包括中医康复治疗技术和现代康复治疗技术。

（1）中医康复治疗技术 方法多样，内容丰富。其以中医理论为依据，以各种中医传统治疗方法为手段，以改善功能，提高患者的生活自理能力和生存质量，方法包括针灸、推拿、药物、情志、饮食、传统运动、娱乐等。中医康复方法大多具有简、便、廉、验的特点，既适用于大型康复中心，也适用于基层、社区医院的康复医疗。

（2）现代康复治疗技术　包括物理治疗、作业治疗、言语治疗、吞咽障碍治疗、心理康复、认知康复和康复辅具等，是综合利用各种有效的治疗手段，以改善病、伤、残者的功能障碍。

3. 康复护理技术　是在中医理论指导下，围绕全面康复的目标，应用基础护理和临床有关专科护理知识，结合康复医学的理论与技术，对康复对象所实施的护理技术。适当的康复护理能使病、伤、残者尽可能减轻残疾程度，提高功能水平。其内容包括为病、伤、残者的全面康复提供良好的环境及有益的活动；创造和利用各种条件，将功能训练内容与日常生活活动相结合，提高患者的生活自理能力；督促康复对象自我管理，避免并发症和继发残疾；协调康复治疗计划实施过程中出现的问题。常用的康复护理技术包括环境康复护理、正确体位的摆放、体位转移技术、自我照顾性日常生活活动能力训练、放松训练、节省体能技术、康复辅助器具的使用及常见功能障碍的康复护理技术等。

（三）常见病残诸症的临床康复

常见病残诸症的临床康复主要是针对脑卒中、脑性瘫痪、脊髓损伤、慢性阻塞性肺疾病、帕金森病、烧烫伤、骨折后、骨性关节炎、类风湿关节炎、骨质疏松症、颈椎病、肩关节周围炎、腰椎间盘突出症、单纯性肥胖症、高血压病、冠心病、糖尿病、老年痴呆、恶性肿瘤等的临床康复，具体包括各种病残诸症的病因病机、临床表现与康复评定、康复原则、康复治疗、康复护理和康复教育等。

三、中医康复学的研究对象

中医康复学是以研究功能障碍的预防和治疗为主要目标的一门专门学科，因此所有不能发挥正常身体、心理和社会功能的患者均是中医康复学的研究对象。

（一）急性伤病及术后患者

急性伤病患者及术后患者如骨折、脊髓损伤性截瘫、烧烫伤、脱位、伤筋、截肢后、肌肉萎缩、骨质疏松症等，大部分伴见人体功能障碍。因此，对于此类患者要早期介入康复治疗。康复治疗开始的时间，不应局限在功能障碍出现之后，而应在此之前，亦即在发病之前或在发病过程中就采取一定措施，以防止病残的发生，或把病残降到最低程度。因此，在急性伤病患者及术后患者中，不管功能障碍是否已经发生或尚未发生，只要存在导致功能障碍的可能性，就是中医康复学的研究对象。

（二）各类残疾者

随着医药卫生事业的发展，疾病的病死率逐步降低，社会的不断发展，使工伤事故和交通事故的发生率急剧上升，社会老年化进程的加快以及慢性疾病日益增多等因素，导致各类残疾者人数逐渐增加，这部分人群是中医康复治疗的主要群体，包括肢体、器官和脏器等损害所引起的各类残疾，如肢体残疾、听力语言残疾、视力残疾、精神残疾、智力残疾、脏器残疾等。根据第六次全国人口普查及第二次全国残疾人抽样调查显示，到2010年末我国残疾人总人数8502万人，其中视力残疾1263万人，听力残疾2054万人，言语残疾130万人，肢体残疾2472万人，智力残疾568万人，精神残疾629万人，多重残疾1386万人。我国两次全国残疾人抽样调查对比显示，全国各类残疾人口总量增加，残疾人口比例上升，残疾类别结构发生变动。在各类残疾中，肢体残疾、视力残疾、精神残疾和多重残疾的比率增加，其中肢体残疾和精神残疾增加更为明显，超过两倍。因此，各类残疾者均是中医康复学的研究对象。

（三）部分慢性病患者

慢性病患者是指急性病后形成的迁延性病证及一些病程较长、缠绵不愈的病证伴有功能障碍者，如慢性肾炎、类风湿关节炎、胃下垂、肺结核、糖尿病、高血压病、慢性阻塞性肺疾病等。此类慢性疾病病程较长，反复发作，迁延难愈。久之，常出现各部位功能障碍，随着病情的反复发作和进一步发展，功能障碍逐渐加重。对于此类患者，既要控制原发病的继续发展，以免对机体造成进一步的损害，又要防止和缓解原发病所致的功能障碍，此外还应预防原发病的再次发作。慢性病还包括恶性肿瘤，主要是恶性肿瘤得到基本治愈或控制，但存在身体功能障碍者。例如食管癌、胃癌、乳腺癌、肺癌、脑肿瘤等进行放射治疗、化学药物治疗及手术后遗留脏腑组织功能障碍者。对正在进行抗肿瘤治疗或病变仍在发展的患者可进行预防性、支持性康复医疗，对晚期患者可进行安慰性康复医疗。

（四）年老体弱者

人口老龄化是我国面临的严峻挑战。近年来，我国老年人口比例不断上升，第七次全国人口普查数据显示，全国总人口为14.4亿人，其中，60岁及以上人口为26401.9万人，占18.70%；65岁及以上人口为19063.5万人，占13.50%。与2010年第六次全国人口普查结果相比，60岁及以上人口的比重上升了5.44个百分点，65岁及以上人口的比重上升了4.63个百分点。除西藏外，其他30个省、市、自治区65岁及以上老年人口比重均超过7%，其中，12个省份65岁及以上老年人口比重超过14%，老年化程度严重。据WHO预测，到2050年，我国60岁以上老年人将超过总人口的35%，从而成为全球老龄化最严重的国家。随着老龄化进程的加快，高龄化、失能化呈发展态势。老年病的患病率与老龄化呈正相关，年龄越大，患病率越高。其中高血压病、脑卒中、恶性肿瘤、老年骨质疏松症等疾病与年龄密切相关，严重威胁着老年人的身心健康和生活质量。在机体衰老的过程中，人体器官的功能逐渐衰退，生活能力逐渐缺失，生存质量逐渐下降。中医康复措施具有恢复正气、延缓衰老、益寿延年的功效，能提高年老体弱者各组织器官的活力，增强抗病能力，改善其功能状态和生活能力。

四、中医康复学与其他学科的关系

（一）中医康复学与中医养生学的关系

中医学将疾病状态分为"已病""欲病""未病"三种。中医康复学的服务对象主要为存在功能障碍的患者和慢性疾病、年高体虚者，属于"已病"范畴。研究目的是改善和预防病、伤、残者的身心障碍，提高其生存质量，使其能充分参与社会生活，增强生活自理能力。中医养生学的研究对象是健康人，属于"未病"范畴。研究目的在于防病健身，延缓衰老，延年益寿。因此，中医康复学与中医养生学在服务对象、研究目的、适用范围等方面有所不同，属于两个性质不同的学科。但中医康复学与中医养生学均隶属于中医学，两者在理论基础、基本原则等方面有着密不可分的内在联系，在方法和手段上也互通互用。如中医的饮食康复技术，既可以促进健康儿童的智力发育，也能用于智力衰退的老人；气功、导引技术，既能帮助失能者改善机体功能衰退所造成的生活障碍，也能帮助正常人增强体质，延长寿命。

（二）中医康复学与中医临床学的关系

中医临床学是运用中医学理论，阐述临床病证的病因病机及其证治规律，并采用中医药治疗为主的一门学科。它以中医脏腑、经络、气血津液等病理生理学说为指导，系统地反映了辨证论治的特点。中医临床学的研究范围包括内、外、妇、儿、骨伤等各科疾病，服务对象主要为临床各科患者。中医康复学与中医临床学在基本概念、研究内容及服务对象等方面存在较多的不同认识，属于两个不同学科。中医康复学关注的重点是机体功能的恢复，目的是减轻或消除因病残带来的身心功能障碍，以恢复功能、重返社会为最终目标。中医临床学重点关注的是现存状态下疾病的病因病机、诊治原则和方法等，目的是使患者解除当前的病理状态，延续生命。中医康复学和中医临床学虽然是两个不同的学科，但在理论、原则、方法和手段上均有许多共同点。两大学科间相互交叉，相互渗透，如临床某些常见病在治疗同时或治疗后可适时介入康复，如脑卒中、慢性阻塞性肺疾病、心肌梗死、糖尿病等。但应当注意的是，中医临床学的研究内容不能涵盖中医康复学的全部内容，如康复评定、康复预防、残缺功能的代偿或补偿等，依然是中医康复学的重要研究内容。

中医康复学的学术外延可以涵盖中医康复文献学、中西医结合康复学、中医康复心理学、中医康复教育学、中医康复管理学等；在三级学科方面，可涵盖中医肺病的康复、中医脑病的康复、中医骨伤疾病的康复、中医肿瘤疾病的康复、中医妇科疾病的康复等内容，各学科间的协同合作，有助于中医康复学科的全面发展。

第二节　中医康复学的基本观念

中医康复学作为中医学的重要组成部分，其理论与临床都贯穿着整体观、辨证观、功能观、预防观等基本观点。这些观点是前人经过长期的康复医疗实践，在朴素的唯物论和辩证法思想指导下逐步总结出来的，对中医康复临床具有重要的指导作用。中医康复学的基本观念是中医基本学术思想在康复学上的体现，对中医康复临床具有普遍的指导意义。

一、整体康复

整体观是中国古代唯物论和辩证思想在中医学中的体现，是中医学认识自身以及人与环境联系性和统一性的学术思想。整体观念主要体现在三个方面：一是人体是一个有机整体；二是人与自然环境一体；三是人与社会环境一体。这种整体观念贯穿于中医学的生理、病理、诊断、辨证、防治等各个方面，在中医康复理论和临床实践中发挥着重要的指导作用。

整体康复观是中医整体观在中医康复学中的具体体现，也是中医康复学的重要特点。它要求中医康复工作者在康复医疗实践中采用的所有技术和方法，都必须从整体观念出发，在充分考虑人体自身的统一性、完整性以及与自然界、社会环境密切相关的基础上，制定康复治疗措施。

（一）人体是一个有机整体

1. 人是以五脏为中心的整体 中医学认为，人是一个以心为主宰、五脏为中心的由若干脏腑、形体、官窍构成的有机整体，生理上相互协调，病理上相互影响，因此，诊断和治疗疾病时也必须从"五脏一体"的整体观出发来考虑问题。人体由五脏（心、肝、脾、肺、肾）、六腑（胆、胃、小肠、大肠、膀胱、三焦）、形体（皮、脉、肉、筋、骨）、官窍（目、舌、口、鼻、耳、前阴、后阴）构成，脏腑、形体、官窍通过经络系统"内属于脏腑，外络于肢节"的连接作用，构成了"五脏系统"，共同完成人体的生理活动过程。同时，脏腑的功能活动要依赖精、气、血、津液的营养和支持，这些都是构成人体及维持人体生命活动的基本物质，而精、气、血、津液的生成、运行和输布等，又要依赖有关脏腑的功能活动。这种以五脏为中心的结构与功能相统一的整体性，称为"五脏一体观"。人体的正常生理活动，一方面需要各个脏腑发挥正常的生理功能，另一方面也需要脏腑之间相辅相成或相互制约，维持其生理活动的协调平衡。正是由于人体各部分之间在生理、病理上的这种相互联系，决定了康复对局部的问题也必须从整体出发，采取适当的康复措施。

这种以五脏为中心的整体思想对中医康复具有重要的指导作用。它要求临床必须在充分考虑人体自身统一性、完整性的基础上，确立康复方案，选择康复措施。任何外在局部组织器官的功能障碍都不能单从局部治疗，而应着眼于整体，着眼于内在脏腑组织的功能失调。例如，脑瘫表现为中枢性运动障碍和姿势异常，部分伴有神经反射异常，但病机却在内在脏腑，涉及肝、肾、心、脾等多脏器的功能失调，或肝肾亏损，或心脾两虚，或痰瘀阻滞；老年性痴呆表现为慢性进行性智能减退，认知功能下降，但与心、肝、脾、肾的功能失调密切相关，其中大多表现为脾肾两虚、髓海不足、气血亏虚、痰浊阻窍等。

2. 人是形与神密切结合的统一体 人体是一个高度复杂而完善的统一体，由"形"与"神"组成。"形"指形体结构，包括五脏六腑、经络、四肢百骸等组织结构和气血津液等基本营养物质；"神"是机体生命及情感意识的体现，是人体精神、意识、知觉、运动等一切生命活动的最高统帅。"形"与"神"是人体生命运动的两大基本要素，"形"是"神"进行功能活动的物质基础，"神"具有统驭"形"的作用。因此，人体是"形""神"相互为用、相互制约的统一体。健全的形体是精力充沛、意识正常的物质保证，乐观舒畅的精神又是形体强健的必要条件。在病理情况下，形体损伤可以引起精神神志异常，精神神志异常亦可损伤形体。如残疾者常常有自卑感，对生活缺乏信心，表现为精神萎靡不振，闷闷不乐，甚者悲观厌世；而这些不良情绪和精神状态又直接影响康复治疗方案的顺利实施，甚至可能加重因形体结构残损而导致的功能障碍。

中医学认为，一切病残不外两个方面，或重在损伤形体，或重在损伤精神；就发病先后而言，或由精神伤及形体，或由形体伤及精神。因此，无论何种病残，除了形体上的损伤外，常伴有不同程度、不同形式的心理变化。一般而言，患者早期大多表现为紧张、忧愁、焦虑、恐惧或愤怒，急于治愈疾病；当病残一旦形成，确认自己将成为社会及家庭负担时，又往往产生悲观、绝望、厌世等心理反应。这些不良情绪必然会加重病情，影响功能的恢复。因此，中医康复学特别重视精神与形体康复的统一，注意调整"形"与"神"之间的关系，全面调治，整体康复。

人体一切病残诸症均可视作是形神失调的结果。其产生的原因，不外乎伤形及神，或伤神及形，或形神俱伤。中医康复学强调两者的统一，以恢复被破坏了的形神关系，这与当今所强调的"身心健康、身心康复"不谋而合。中医康复方法多样，既有"养形"的形体康复方法，如药物、针灸、推拿、传统体育康复等，又有"调神"的精神康复方法，如情志康复法、娱乐康复法等，在临床实践中结合应用，可以达到"形与神俱，而尽终其天年"的目的。

（二）人与自然环境一体

中医学的整体观念强调人的生理活动、病理变化均受自然环境的影响，这种人与自然息息相关，对自然的依存与适应关系称为"天人相应"。正如《灵枢·岁露》所云："人与天地相参也，与日月相应也。"自然界气候有春温、夏热、秋凉、冬寒的变化规律，顺应这一规律则有春生、夏长、秋收、冬藏的变化过程，人体的生理活动也会变化。盛夏时节，气血运行流畅，阳气旺盛，脉象多浮大，皮肤腠理开张，津液外出而多汗；严冬时节，气血运行稍缓，阳气偏衰，脉象多沉小，皮肤腠理致密，津液趋下而多尿。一日之中昼夜时辰的变化，人体的气血阴阳也随之相应消长。白天阳气处于积极活动状态，夜间阳气活动相对静止，人体各部功能活动便有张有弛地进行着。同时，地理环境如气候、土质和水质的不同，对人体也会产生不同的影响。如东南地处卑下，气候湿热，人体腠理较疏松；西北地处高原，气候燥寒，人体腠理较致密。自然环境的变化对人体病理也有重要的影响，如临床常见季节性多发病、时令性流行病和地方性疾病，关节疼痛的病证多在秋冬季节或阴雨天加重。可见，自然环境不同，体质、证候等都各有其特殊性，因此康复措施也应随之而异。同一种病证，因患者所处自然环境的差异，则需结合四时气候、地方水土、生活习惯、风俗人情等综合考虑，采取不同的康复医疗方法始能奏效。正如《素问·异法方宜论》中所说"医之治病也，一病而治各不同，皆愈……地势使然也"。

自然界中的一切变化都直接或间接地影响人体，对疾病的诊断、康复治疗有着重要的意义。因此，能动地适应自然法则并合理利用自然界提供的条件来促进康复，是整体康复观的基本要求。

1. 顺应和利用自然气候的变化 《素问·宝命全形论》曰"天覆地载，万物悉备，莫贵于人，人以天地之气生，四时之法成"，明确指出人的生长发育与自然界息息相关。《素问·金匮真言论》有"五脏应四时，各有收受"之说，说明人体的生理、病理情况和五脏的功能活动均与周围环境、时相变化有着密切联系。《素问·八正神明论》有"天温日明，则人血淖液而卫气浮，故血易泻，气易行；天寒日阴，则人血凝泣而卫气沉"之说，说明气血的运行，随季节气候的变化而变化，天气炎热则气血畅通易行，天气寒冷则气血易于瘀滞不畅通。精神活动也与四时气候的影响有关，《素问·阴阳应象大论》指出："天有四时五行，以生长收藏，以生寒暑燥湿风，人有五脏化五气，以生喜怒悲忧恐。"

自然界气候变化对人体康复有着重要的影响，康复也必须注意顺应和利用自然气候的变化。在中医康复治疗中，应当顺应自然，利用时令气候的周期性变化和时序节律来调整脏腑气血、摄养情志精神，适应自然界的生、长、收、藏的变化，保持人体内外阴阳的相对平衡，以达到康复的目的。《素问·四气调神大论》所提出的"春夏养阳，秋冬养阴""春三月……夜卧早起，广步于庭""夏三月……夜卧早起，无厌于日""秋三月……早卧早起，与鸡同兴""冬三月……早卧晚起，必待日光"，明确指出必须重视四时阴阳的变化并与之相适应。

在康复治疗中，充分利用四气时序变化规律可以提高康复和预防疗效。例如，春季精神病的复发率较高，在康复过程中应特别注意春季的精神调摄；冬季易发慢性脾胃疾病和肺系疾病，可在夏季借助阳气旺盛之势，以温热药以助其阳气，祛除寒邪，预防疾病的冬季发作；夏季易发的慢性疾病，如阴虚阳亢之眩晕证，可在冬季时令闭藏之际，给予滋阴柔肝药物，以培植真阴。这些措施均体现了中医康复顺应自然、利用自然的治疗原则。

2. 利用自然环境和地域条件 在天人一体观的指导下，合理利用自然环境和地域条件，如日光、泉水、空气、高山、海洋、森林、花草、泥沙等，可促进人体身心健康。以"日光"为例，《内经》所谓"无厌于日""必待日光"，《老老恒言·卷一》记载："背日光而坐……脊梁得有微暖，能使遍体和畅。日为太阳之精，其光壮人阳气，极为补益。"故古代称日光疗法为"晒疗"，说明自然环境中的日光具有康复调摄作用。其他如温泉疗法、泥土疗法、森林疗法、鲜花疗法等传统康复疗法均具有康复和养生的双重疗效，能够促进人体身心功能的恢复。例如，顽固不愈的类风湿关节炎，在炎夏时节进行砂疗，往往疗效显著。此类充分利用自然环境的疗法，在普遍追求回归自然的今天越来越显示其重要的实用价值。

（三）人与社会环境一体

人生活在复杂多变的社会环境中，生理活动和病理变化必然不可避免地会受到社会政治、经济、文化、法律、生活方式、人际关系等多方面因素的影响。因此，中医学重视人与社会环境的和谐统一。

社会环境常对人体心理和精神产生不同影响，引发喜怒哀乐等情志变化，影响人体生理功能和病理变化。良好的社会环境、融洽的人际关系，令人精神振奋，有利于身心健康；而不良的社会环境，可使人精神压抑或紧张、恐惧，影响身心功能。社会地位、经济状况的变化，突发事件的产生，常导致精神、情志不稳定，从而影响人体脏腑精气的功能而引起身心疾病的发生，也可使某些慢性病如冠心病、高血压病、糖尿病、肿瘤等病情加重。

康复的目的是采取各种技术手段，帮助康复对象回归社会，重新参与社会生活，因此康复与社会环境密不可分。社会环境，除了社会制度、经济情况、文化氛围等以外，还包括个人在社会中的地位、职业、兴趣爱好、文化程度、人际关系等。社会环境不同，对人体生理病理产生的影响不同，则疾病康复的效果也有所差异。因此，康复治疗中，应当利用有益的社会环境因素，促进患者身心康复。同时还必须从医学康复的角度，采取情志疗法、娱乐康复等多种手段，调畅情志，平衡心理，促进形神康复，增强身心功能，适应社会环境的变化，提高康复对象的社会适应能力。必要时，还要积极能动地改造社会环境，让社会为康复提供良好的条件和优质服务。社会为康复提供的有利条件和帮助，直接影响个体的康复。从社会学角度讲，依靠社会帮助和病伤残者的自身力量，能够减少和消除不利于他们进入社会的各种障碍，使其能充分参与社会生活，并为社会发展做出力所能及的贡献。因此，政府相关部门应设置专门的康复机构和设施，提供完善的社区康复服务，培养专业的康复人才，以使病伤残者得到正确的康复指导和康复治疗。

社会康复可以协助政府机构制定法律、法规和各种政策来保护残疾人的合法权益，使其享有与健全人一样的物质生活和文化成果，拥有接受教育和培训的机会，提高其生活自理能力、就业能力和参与社会的能力。

此外，在社会的发展过程中，人们的社会行为和社会观念也在不断地产生变化，不少社会活动、社会习俗给健康带来了不良影响。因此，必须倡导正确的人生观、道德观、价值观，消除不良的社会习惯，如嗜烟过度、酗酒、吸毒等，防其"习俗之情为害"，促进康复事业的发展。

二、辨证康复

1. 辨证康复　辨证是论治的依据和前提，论治是检验辨证正确与否的手段和方法。辨证康复主要在于分析和辨别证候，认识机体功能障碍的生理、病理相互关系及状态，充分认识导致功能障碍的本质，确定康复原则和方法，是理论和实践紧密结合的集中体现。

辨证与康复是中医康复临床过程中相互联系、不可分割的两个方面。这种根据临床辨证结果，确定相应的康复医疗原则，并选择适当的康复方法促进功能康复的思想，称之为辨证康复观。同一疾病，由于患者体质的差别，致病因素、季节、地区的不同，以及疾病的不同阶段等因素，可产生不同的病机变化，故而表现为不同的证候。临床通过四诊合参，判定其"证"，进而确定适当的康复原则，选择有效的康复方法。例如，同为脊髓损伤所致的截瘫，有的表现为肝肾亏虚证，除双下肢或四肢痿废无力外，常伴见肌肉消减，形瘦骨立，头晕耳鸣，舌咽干燥，舌红绛少苔，脉细数；有的表现为气血两虚证，伴见面色苍白或萎黄，头晕目眩，气短懒言，心悸怔忡，舌淡，苔薄白，脉细弱或虚大无力。在康复医疗中，前者应治以补养肝肾，后者则治以益气养血，这就是同病异治。亦有异病可以同证者，病虽不同，而病机变化相同，临床往往出现相同的证候，则康复治疗方法一致。中医康复学在临床辨证中还需围绕功能障碍的病因、性质、程度等，根据八纲辨证、六经辨证、气血津液辨证、脏腑辨证、经络辨证等方法辨别功能障碍病位和寒热虚实的性质等，对证施治，达到"治病求本"的目的。辨证康复是中医学认识和康复疾病的基本原则，是中医学康复疾病的基本思想和思维方法。辨证康复原则要求中医康复医疗必须与临床辨证结合起来，只有辨证结果正确，才能确定正确的中医康复方法，提高康复效果。

2. 辨病康复 但在辨证康复的同时，需兼顾辨病康复。病，即疾病，指致病邪气作用于人体，人体正气与之抗争而引起机体的阴阳失调、脏腑组织损伤、生理功能障碍的生命异常过程。疾病具有一定的病因、发病形式、病机、发展规律和转归，表现为若干特定的症状、体征以及疾病某阶段的相应证候。在康复阶段，患者的临床症状多数已减轻甚至消失，因此辨证康复的同时需兼顾辨病康复，在辨病明确的基础上进行辨证，以便正确把握患者内在的病机变化，选择正确的康复方法，最大限度地减少失误，取得满意的康复疗效。应当注意的是，辨证康复原则中的"病证结合"不能局限于辨中医的病，还要辨清西医的病，同时应结合辨别病史、病程及理化检查。

辨病和辨证都是认识疾病的思维过程。中医康复学重视辨病，亦重视辨证，主张辨病与辨证相结合。辨病可以把握疾病的发展过程以及预后、转归的总体规律，确定整体的康复目标和康复方案；辨证是为了辨别在特定时空条件下疾病的病理本质，根据证候来确立治法，据法处方以康复疾病。辨病与辨证结合不仅可以分清不同的证候类型，还可以辨别疾病不同阶段的病机变化及其临床表现。

三、功能康复

康复医学是一门以功能为中心的医学，又称"功能医学"或"障碍医学"。它以功能障碍者为研究对象，着眼于功能和能力的恢复，目的在于最大限度地恢复受损功能，发掘潜在功能，恢复障碍者的生活和职业能力。中医康复学也应始终以功能为导向，在积极治疗病因、逆转病理、消除症状的同时，致力于保存、改善和恢复患者的身心功能，在整体观、辨证观的指导下进行康复辨证，采取包括针灸、推拿、中药内外治法及运动疗法等，达到运动、感知、心理、语言、交流、职业活动和社会生活等多方面功能的恢复，最大限度地发挥其潜在能力。

功能康复原则包括加强或恢复脏腑组织功能、增强或恢复生活及职业能力两方面。

1. 加强或恢复脏腑组织功能 人体是一个以五脏为中心的由若干脏腑、形体、官窍构成的有机整体。任何外在组织器官的功能失常，都是内在脏腑功能失调的外在表现。例如，骨质疏松症表现为疼痛、骨折和躯干的变矮、驼背畸形，但病机却在脏腑，多由肾阴亏虚、肾阳虚损、肾精不足或脾气虚衰所致；小儿脑瘫表现为运动障碍和姿势异常，伴见智力、言语、视听觉等障碍，根源却是脏腑亏虚，多为肾精不足、肝肾亏损、心脾两虚等所致。可见，任何局部组织器官的功能失常都不能仅从局部着手，而应从整体出发，着眼于内在脏腑组织的功能失调进行康复治疗。而且处于康复阶段的患者，大多存在病后余邪未尽、正气亏虚、脏腑组织功能尚未完全恢复正常的情况。这就要求在康复医疗中，重视患者气血不足、心脾不足、肝肾亏损、肾精亏虚的病理特点，采取综合措施，尽快恢复脏腑组织的正常功能，促进患者身心功能的改善和恢复。

2. 增强或恢复生活及职业能力 从康复医学的角度看，恢复的功能除了脏腑组织的生理功能之外，更重要的是指在日常生活和职业工作中，为了达到一定目标而可以调控的行为或行动，即患者的日常生活能力及职业能力。也就是说，康复医学不单纯是从器官和组织的水平看功能活动，更主要的是从个体生活、家庭生活、社会生活、职业能力方面看人的功能活动。恢复日常生活能力主要是指通过多种功能训练恢复日常生活活动所必需的基本动作和技巧，包括衣、食、住、行，保持个人卫生整洁和独立的社区活动等所必需的基本活动。恢复职业能力主要是指通过功能训练，恢复患者职业工作所必需的体力、技能、智能及心理等方面的能力。

在康复过程中，患者日常生活能力训练的项目主要有更衣、进食、如厕、洗漱、修饰、整理床铺、打电话、阅读、书写、识别环境标志、购物、备餐、使用家具和环境控制器、室内外行走、轮椅上运动和转移、上下公共汽车等。职业能力训练项目可因职业的不同而异，包括体力、技能、智能和心理四个方面的训练。体力方面按肌力和肌肉耐力、心肺功能、关节活动能力、视力、听力等项目训练；技能方面按各种基本技能、反应性、协调性、平衡能力及所从事职业技能等项目训练；智能方面按判断力、理解力、记忆力和语言能力等项目训练；心理方面按兴趣、意志、毅力和自制力等项目训练。

进行功能训练时，应根据年龄、职业、兴趣爱好以及患者的具体情况因人制宜。对中青年患者应重点训练其参加社会生活和工作、学习的能力；对年幼的患者应重视进行发育、学习和对就业有利的训练；对体力劳动者要重视肌力、肌肉耐力及关节活动功能的训练；对脑力劳动者应重视智能方面的训练。通过适当有效的功能训练，使患者的功能得到不同程度的改善，能够灵活利用和强化残存能力，发挥潜能，参与社会生活。

四、正气为本

疾病的发生是在致病因素的影响下，人体稳定有序的生命活动失常，气血阴阳失调、脏腑功能紊乱或形质损伤，表现为一系列临床症状和体征的异常生命过程。尽管疾病发生的机理错综复杂，但概括而言，主要关系到正气和邪气两个方面，正气虚弱是发病的内在根本原因。

正气是指人体的功能活动（包括脏腑、经络、气血等功能）和抗病修复（新生）能力。正气旺盛取决于三个条件：一是脏腑经络等组织结构的完好无损；二是精气血津液等生命物质的来源充沛；三是各种功能活动正常及相互间和谐有序。正气旺盛时，人体能抵御邪气，修复病理损伤，适应外在环境，调节和维持人体正常的生理活动。一般情况下，人体正气旺盛或病邪毒力较弱，则邪气不易侵犯机体；虽有侵袭，亦不至于发生疾病，即"正气存内，邪不可干""正能抗邪"。反之，正气虚弱，抗病能力低下，不足以抗御邪气，或病邪之毒力过强，病邪乘虚而入侵，导致人体的阴阳气血、脏腑组织的生理功能失调，从而引起疾病的发生，即"正不胜邪"。因此，疾病的发生虽然关系到正气和邪气两个方面，但正气起主导作用。正气具有抗御病邪侵袭、驱邪外出、修复调节、促进痊愈的作用，是决定是否发病和发病轻重的关键因素。

中医康复的服务对象绝大多数是因为正气不足、正气失调而发病，或以正气不足为主要临床表现者。例如，伤残诸症多因气血失和，形神功能障碍而致病；慢性病多因病久伤正，以正气不足为主要表现；老年病往往存在脾肾亏虚、阴阳偏衰的特点。且康复患者多处于疾病的恢复期、缓解期，或病程迁延、久病难愈，或意外损伤及手术、放化疗后出现脏腑亏损、气血衰少、津液亏耗等病理变化。因此，中医康复尤其重视"正气"，认为在人体发病的过程中，正气充足与否是发病的关键，是内在决定因素。各种功能障碍的发生、发展、转归和预后都取决于正气的强弱。正气强盛，病势由重转轻，朝康复方向转化；反之，病势由轻变重，转向恶化。

中医康复的目标是恢复人体正气，调动正气的自然治疗能力和适应能力，促进疾病康复。在如何扶养正气、恢复正气方面，中医学积累了丰富的经验。孙思邈在《千金翼方·养性禁忌》中提出了保养正气的要领："一曰啬神，二曰爱气，三曰养形，四曰导引，五曰言论，六曰饮食，七曰房室，八曰反俗，九曰医药，十曰禁忌。"中医康复的许多方法具有"养"和"治"两方面的功能，能够补益脏腑组织阴阳气血，恢复和改善脏腑组织的生理功能，增强体质，提高康复能力。因此，重视正气的功能，保养正气是中医康复的基本原则。"正气为本"的思想与现代康复中的功能保存和功能恢复思想不谋而合。

五、康复预防

康复预防是指在中医理论指导下，从预防观点出发，通过总结研究健康和病残发生、发展及预后规律，采取积极有效的措施以预防病残发生，或尽可能减低病残程度，或防止功能障碍加重和恶化，或预防引起功能障碍的原发病再次发生，与"未病先防，既病防变，病后防复"的"治未病"理念一致。正如《素问·四气调神大论》所说："圣人不治已病治未病，不治已乱治未乱。""夫病已成而后药之，乱已成而后治之，譬犹渴而穿井，斗而铸锥，不亦晚乎。"

康复预防包括预防先天残疾、防止后天残疾和避免残势发展三个方面，前两个方面重在预防康复病证的发生，后者通过康复的早期诊断，采取相应的康复技术，以控制病残诸症的发展演变，尤其是残势的发展。因此，康复预防原则需贯穿康复治疗的始终。坚持这一原则，不仅可以有效预防某些病残的发生，而且可以通过早期康复诊断和康复治疗，防止病残的恶化和再次致残。

（一）预防胎病，防止先天残疾

先天性残疾属于"胎病"范畴。由于先天禀赋发生变异，或胚胎发育过程中各种因素通过母体作用于胎儿，影响或改变了胎儿的生长发育，导致胎儿或生后出现机体结构和功能异常。例如《素问·奇病论》曰："病名为胎病。此得之在母腹中时，其母有所大惊，气上而不下，精气并居，故令子发为癫疾也。"

中医康复重视先天残疾的预防，提出孕妇的精神、情志活动对胎儿具有重要的影响，若有郁怒忧伤、大惊猝恐等剧烈的情志刺激，可导致胎儿先天残疾。因此，要求孕妇尽量减少各种不良的精神刺激。同时，要求孕妇节饮食，慎起居，防外感，防止跌仆损伤和药物伤害，避免血脉相乱，胎气受伤，损伤胎元，变生胎疾。

要注意环境因素对胎病的影响，如《备急千金要方·房中补益》认为，在"大风、大雨、大雾、大寒、大暑，雷电霹雳，天地晦冥，日月薄蚀，虹蜺地动"等突然恶变环境中，受胎"有子必颠痴顽愚，喑哑聋聩，挛跛盲眇，多病短寿，不孝不仁"。钱乙也提出："欲了女清秀，居山明水秀之乡。"同时，重视优生优育，《左传》中就已提到"男女同姓，其生不蕃"。古代医家认为，调摄孕妇的精神情志，能提高其精神修养，移情易性，对子女的智力有良好影响，如《备急千金要方·养胎》提出："故妊娠三月……口诵诗书，古今箴诫，居处简静，割不正不食，席不正不坐，弹琴瑟，调心神，和情性，节嗜欲，庶事清净，生子皆良，长寿忠孝，仁义聪慧，无疾。"这些措施对于防止先天残疾均有重要意义。

（二）调摄防病，防止后天残疾

预防后天因素导致残疾，主要是在病残的康复早期采用预防性措施。如中风患者，应在先兆症状出现时，及时采取预防性康复措施，防微杜渐，调摄于残疾之先，有效避免发病所导致的功能障碍。刘完素在《素问病机气宜保命集·中风论》中说："盖祸患之机，藏于细微，非常人之豫见，及其至也。虽智者不能善其后。"指出应重视疾病发病之前的征兆，并提出若有中风先兆，则"宜先服八风散、愈风汤、天麻丸，各一料为效"。《针灸大成·治症总要》亦提出："但未中风时，一二月前或三四月前，不时足胫上发酸重麻，良久方解，此将中风之候也。便宜急灸三里、绝骨四处，各三壮。"明代李用粹在《证治汇补·中风》中也强调："平人手指麻木，不时眩晕，乃中风先兆，须预防之。宜慎起居，节饮食，远房帏，调情志。"因此，及时诊断、治疗疾病，同时根据疾病传变规律，截断传变途径，先安未受邪之地，可以防止因病导致的残疾的发生。

如早期诊治高血压、动脉硬化、高脂血症、糖尿病等各类疾病，对于防止脑血管意外引起的残疾具有重要意义。针对不同的病情采取相应的治疗措施，可以防止病邪深入、病势加重，避免正气过伤，具有固本培元、恢复精气神形的意义。这是慢性病、老年病、情志病、瘫后诸症的康复预防原则。

当致残疾病、损伤发生后，要及时采取预防性康复措施，以防止或减轻残疾。例如，脑卒中早期，在不影响临床抢救的前提下，应尽早介入预防性康复措施，如保持良性体位，可以有效防止肌肉弛缓或痉挛带来的特异性病理模式；长期卧床患者，应定时翻身，按摩肢体，防止因长时间制动引起的褥疮和继发性功能障碍，并为将来积极主动训练做好准备。

（三）残后防变，避免残势发展

残疾发生后，应积极采取康复措施，重视调养和防护，控制残疾的发展和残势的恶化。同时，采用适当的调摄方法，防止疾病的再次复发，以免再次致残，最大限度地减少残疾对个人、家庭和社会造成的影响。注意避免引起复发的诱因、采取积极的康复方法是残后防变的主要措施。

残后防变包括防止新邪外感和防止旧病复发两方面。疾病初愈，人体阴阳未平，正气虚弱，易因复感外邪而引发新疾；慢性疾病治愈后，在恢复期内，若调摄不慎，或因季节气候变化等因素，往往会引起"劳复""食复""药复"等病情反复。因此，当注意生活调摄，合理饮食，调护起居，避免过劳，做好善后治疗和调理。如慢性咳喘，多由肺肾虚损，水湿输运不利而致痰饮停聚，其发病往往有明显的季节性，多在秋冬季节感寒而发，如《灵枢·邪气脏腑病形》所云："形寒寒饮则伤肺，以其两寒相感，中外皆伤，故气逆而上行。"此类患者尤其要注意秋冬季节的调摄，避免宿疾反复发作而导致肺功能进行性下降；中风偏瘫患者应识别中风先兆，饮食宜清淡易消化，忌食肥甘厚腻、动风、辛辣刺激之品，禁烟酒，保持心情舒畅，避免疲劳，从而有效防止"复中"；骨痹患者要防止"复感于邪，内舍于肾"所导致的残疾加重，避免"尻以代踵，脊以代头"的重度残疾的发生。

第三节　中医康复学理论

中医康复学作为中医学的重要分支学科，在其康复医疗实践过程中既离不开中医理论的指导，也离不开残疾医学相关理论的指导，所以中医康复学理论还包括伤病致残的机制研究、功能障碍评价和分类研究、功能恢复和代偿研究，以及康复医疗应遵循的基本原则等。

一、中医学基础理论

中医康复学是中医学的重要组成部分，其基本理论是以中医整体观念和辨证论治为指导，以阴阳五行学说、藏象学说、气血津液学说、经络学说等为基础构建而成的。

（一）阴阳学说

阴阳是对自然界相互关联的某些事物或现象对立双方的属性概括，体现了事物对立统一的法则。阴和阳既可以代表自然界相互关联而又相互对立的事物或现象的属性，也可代表同一事物内部相互对立的两个方面。一般将剧烈运动的、外向的、上升的、温热的、明亮的、兴奋的都归属于阳，相对静止的、内守的、下降的、寒冷的、晦暗的、抑制的都归属于阴。中医学则借助阴阳解释人体内密切相关的、相互对应的两类物质及其功能的属性，将具有温煦、推动、兴奋作用的物质及其功能规定为阳，具有滋润、凝聚、抑制作用的物质及其功能规定为阴。阴阳之间的运动变化包括相互交感、对立制约、互根互用、消长平衡、相互转化关系。中医康复学利用阴阳学说，以抽象的哲学理论指导对具体事物的认识，阐明人体的组织结构、生理活动、病理变化、诊断评定、康复治疗和康复预防，成为中医康复学的重要理论基础。

阴阳学说是中医学理论的根基，渗透于中医理论体系的各个层面，指导中医学思维和诊疗实践，中医康复学也离不开阴阳学说的指导。

1. 说明人体的组织结构　中医学根据阴阳对立统一的观点，把人体组织结构划分为相互对立又相互依存的若干部分，由于结构层次的不同，脏腑组织的阴阳属性也有区别。就部位而言，上部为阳，下部为阴；体表为阳，体内为阴；背为阳，胸腹为阴；四肢外侧为阳，内侧为阴。就脏腑而言，六腑为阳，五脏为阴。脏腑也各有阴阳所属，如心阴、心阳，胃阴、胃阳，肾阴、肾阳等。可见人体上下、内外、表里、前后各形体结构，凡属相互关联又相互对立的部分，都可以用阴阳学说加以分析和认识。

2. 解释人体的生理活动　用阴阳对立、依存、消长、转化的理论，可以说明人体物质与功能之间的对立统一关系及其变化规律，阐明人体生命活动的关键，正如《类证治裁》所说："生命以阴阳为枢纽。"人体的生理活动非常复杂，以阴阳概括之，则物质属阴，功能属阳，所谓"体阴用阳"。"体阴"是指组织器官和气血津液等物质基础均属于阴。"用阳"是指这些组织器官和气血津液的运动变化及其所发挥的功能均属于阳。"体""用"之间，既相互对立，又相互依存。人体的生理功能是以物质为基础，没有物质的运动就无以产生生理功能；而功能活动的结果，又不断促进着物质的新陈代谢。体内物质的代谢过程，以阴阳互根互用的消长平衡方式进行。人体生命活动所需的各种精微物质（属阴）的补充，是在不断消耗内脏能量（属阳）的情况下完成的；但属阴的精微物质产生以后，又在相关内脏器官中转变为能量，同时精微物质随之消耗。前者属于阴长阳消的过程，后者是阳长阴消的过程。生命活动就在阴阳彼此不断的消长过程中维持着动态平衡。

人体生理上的阴与阳之间，既有对立、消长的关系，又有依存、转化的关系。这一系列复杂的生理活动过程中，保持相对的平衡状态是重要的条件，这种动态平衡决定了人体的健康和疾病状态。正如《素问·生气通天论》所说："阴平阳秘，精神乃治。"人体只有在阴精平静（不妄动）、阳气固密（不妄耗）的相对平衡状态下，生理功能才能正常。如果人体阴阳失去了这种平衡关系，则"阴阳失衡"或"阴阳失调"，属于病理状态。

3. 解释人体的病理变化　中医以阴阳对立、依存、消长和转化的理论，作为概括和分析病理变化的总纲。疾病是致病因素作用于人体而引起体内阴阳平衡失衡、脏腑组织损伤以及功能障碍的过程。疾病的发生和发展，关系到正气（是人体物质结构的总概括）和邪气（泛指各种致病因素）两方面，邪正斗争导致人体阴阳平衡协调关系破坏，从而出现阴阳失衡的结果。在邪正相争的过程中，阴阳失衡会产生阴阳偏盛、阴阳偏衰、阴阳互损、阴阳转化等种种病理变化，这是中医学认识和分析疾病病机的理论依据。若阴阳失调，则导致一系列的病证，在形体和精神上容易引起病残，如《丹溪心法·中风》说："三阴不足，则发偏枯；三阳有余，则为痿易。"或损伤日久"阴亏则形坏""脱阴者目盲"。人体阴阳失调在一定条件下可导致精神病证，如《难经》说："重阳者狂，重阴者癫，脱阳者见鬼。"因此，经络、脏腑、气血的病理变化，都可以用阴阳失衡来概括。

4. 指导疾病的诊断辨证　阴阳偏盛偏衰是疾病过程中病理变化的总纲，所以病证虽然复杂，但基本性质可以概括为阴阳两类。在临床诊断中，运用望、闻、问、切搜集临床资料，并对具体症状和体征用阴阳学说进行分析。如《素问·阴阳应象大论》说："善诊者，察色按脉，先别阴阳。"如望诊中，以色泽分阴阳，鲜明者属阳，晦暗者属阴；闻诊中，以语声分阴阳，高亢洪亮者属阳，低微无力者属阴。在辨证方面，阴阳为"八纲辨证"之总纲，如《医学心悟》说："至于病之阴阳，统上六字而言，所包者广。热者为阳，实者为阳，在表者为阳；寒者为阴，虚者为阴，在里者为阴。"阴阳也可作为虚证以及脏腑辨证之依据，如对虚证的分类，还阴虚、阳虚；脏腑疾病的证候中，亦有阴虚证、阳虚证，如肾阴虚、肾阳虚等。故临床辨证中也应当分别阴阳证候，以助于认清疾病的本质。只有正确诊断辨证，才能为康复治疗提供可靠的依据。

5. 指导疾病的康复治疗　由于阴阳失衡是疾病的基本病机，因而调理阴阳，恢复阴阳的平衡协调，是防病治病和促使疾病康复的基本法则。阴阳偏盛表现为邪气盛的实证，治疗时宜采用"泻其有余"的原则。阴盛的实寒证，采用"寒者热之"的治则；阳盛的实热证，采用"热者寒之"的治则。同时注意有无相应的阴或阳损耗，因为阴盛可导致阳气损伤（阴长阳消），阳盛可导致阴液亏损，此时当兼顾其虚弱的一面，即在"泻其有余"的同时，配合"补其不足"（补阳或补阴）之法。

阴阳偏衰表现为正气不足的虚证，治疗时采取"补其不足"（虚者补之）的原则。凡阴虚不能制阳而致阳亢的虚热证，用补阴的治则；阳虚不能制阴而致阴盛的虚寒证，用补阳的治则。正如《素问·阴阳应象大论》中所说"阳病治阴，阴病治阳"。

总之，治疗阴阳失调的基本原则是泻其有余，补其不足。阳盛者清热，阴盛者祛寒；阳虚者补阳，阴虚者益阴，以使患者从阴阳偏盛偏衰的病理状态回归于平衡协调的正常状态。如《灵枢·根结》中有"用针之要，在于知调阴与阳"，情志治疗中有"忍怒以全阴，抑喜以养阳"，传统体育疗法中有"静者为阴，动者为阳"之说，临证过程中皆需要针对不同的病情，选择相应的康复疗法，帮助患者恢复阴阳平衡。故《素问·至真要大论》说："谨察阴阳所在而调之，以平为期。"运用阴阳学说的规律以调整康复对象阴阳平衡的过程，就是康复的过程。

（二）五行学说

五行学说是在气学说的基础上建立起来的中国古代的五行生克模式，是探求宇宙自然规律的认识论和方法论。五行学说认为，物质世界都是由木、火、土、金、水五种要素所构成的，自然界各种事物和现象的发生、发展、变化，都是这五种要素不断运动和相互作用的结果，五行之间的生克制化，维系着系统内部与系统之间的相对稳定，从而维持着事物整体的动态平衡。五行学说贯穿于中医学理论体系的各个方面，成为中医学理论体系不可或缺的一部分，对中医康复的理论和临床实践同样具有重要指导意义。

在五行系统中，事物以五行的特性来分析、归类和演绎，就把自然界千变万化的事物，归结为木、火、土、金、水的五行系统。五行学说的基本内容包括五行的相生、相克、制化，以及相乘、相侮、母子相及等。五行的相生和相克，代表自然界事物或现象之间关系的正常状态；五行制化，是自然界事物或现象通过相生相克以协调平衡的机制；五行的相乘相侮和母病及子、子病及母，代表五行相生相克关系失常时，自然界事物或现象之间的平衡关系失调的异常状态。

对人体来说，也是将人体的各种组织和功能及变化，归结为以五脏为中心的天人一体的五脏系统。中医学运用类比的方法在五脏配五行的基础上，演绎推理整个人体的组织结构与功能，将人体的形体、官窍、情志等分归于五脏，同时又将自然界的五音、五味、五色、五方、五气、五季等与人体的五脏联系起来，将人体内外环境联结成一个密切联系的整体。因此，在中医学领域中，五行学说主要用来分析和归纳人的形体结构功能特征，以及人体与外界环境各要素间的联系，阐释人体五脏之间的相互联系，运用五行的生克制化，解释人体五脏间的生理联系；运用五行的相乘相侮和母子相及，解释五脏病变的相互影响和疾病的发生、发展、变化规律，指导临床诊断与康复治疗。

1. 说明脏腑的生理功能及相互关系　根据脏腑组织的性能特点，以取象比类和演绎推理的方法，将人体的五脏（肝、心、脾、肺、肾）、六腑（胆、小肠、胃、大肠、膀胱、三焦）及五脏所支配的五体（筋、脉、肉、皮、骨）、所主的五官（目、舌、口、鼻、耳），以及外荣于体表的特定组织，即五华（爪、面、唇、毛、发）等分属于木、火、土、金、水。五脏间的相生、相克关系可以解释五脏间的生理联系，如用木生火解释肝藏血，调节血量，助心行血的功能；用金生水解释肺气布津，滋养肾阴的功能；用木克土解释肝气条达，可以疏泄脾脏的壅郁，以利于脾的运化功能；用水克火解释肾阴精充足，肾水上济于心，可以防止心火亢盛的功能。五脏制化，说明每一脏在功能上因有他脏的资助而不至于虚损，又因有他脏的制约而不至于过亢。本脏之气虚损，则有他脏之气补之；本脏之气太盛，又可由他脏之气制约。如肝（木）偏虚，则有肾（水）生之；肝（木）偏亢，则有肺（金）克之。这种制化关系把五脏联系成一个有机的整体，从而保证了人体内环境的平衡。五行相生、相克，以及生克制化的理论，能够说明五脏间的相互资生和促进、相互制约和抑制的生理关系，从而进一步阐释人体的整体联系。

2. 解释五脏传变规律 五脏在生理上相互资生、制约，在病理上也相互影响，这种病理上的相互影响称为传变。从五行学说来说明五脏传变规律，可以分为相生关系传变和相克关系传变。

相生关系传变包括"母病及子"和"子病及母"。如肾阴不足不能涵养肝木而致的肝阳上亢即为肾病及肝，属母病及子；心血不足累及肝血亏虚而致的心肝血虚即为心病及肝，属子病及母。

相克关系传变包括"相乘"和"相侮"。相乘，即相克太过致病。如正常情况下肝木克脾土，若发生相乘时，就会出现"肝气乘脾"（木旺乘土）和"脾虚肝乘"（土虚木乘）两种情况。相侮，即反向克制致病。如正常情况下肺金克肝木，若发生相侮时，就会出现"肝火犯肺"（木火刑金）和"肺虚肝侮"（金虚木侮）两种情况。应用五行学说来说明五脏病变的相互影响，是从整体观念出发，说明一脏有可以影响到其他四脏。

3. 指导五脏系统疾病的评估 人体是一个有机整体，内脏有病可以在体表有所反映，所谓"有诸内者，必形诸外"。因此，通过四诊所搜集的临床资料，依据事物属性的五行归类及乘侮、母子相及规律，可确定五脏病位，判断疾病传变。如《灵枢·本脏》所说："视其外应，以知其内脏，则知所病矣。"病位的确定包括以本脏所主之色、味、脉来诊断本脏之病和以他脏所主之色、味、脉来推测五脏相兼病变。如面见赤色，口苦，脉洪，病位在心，属心火亢盛；如脾虚患者，面当黄色，若见青色，为土虚木乘，即肝病传脾。还可以从色与脉之间的生克关系来判断疾病的预后。《灵枢·邪气脏腑病形》说："见其色而不得其脉，反得其相胜之脉，则死矣；得其相生之脉，则病已矣。"

4. 指导疾病的康复治疗和预防 依据五行乘侮、母子相及规律，在预防疾病传变和确定治则治法，以及在中医康复、情志康复等方面有着重要的指导意义。

控制五脏疾病的传变是指在治疗时，除对所病之脏进行治疗外，还应考虑到其他相关的四脏，根据五行生克乘侮理论，采取相应的措施，以控制疾病的传变。如肝气太过，肝木旺则乘脾土，则应在柔肝的同时培补脾气，使肝气得平、脾气得健，使肝病不传于脾。正如《难经·七十七难》所云："见肝之病，则知肝当传之与脾，故先实其脾气，无令得受肝之邪，故曰治未病焉。"运用五行相生规律指导治疗，如"虚则补其母，实则泻其子"，其基本治疗原则是补母和泻子，适用于五脏病变中母子关系失常的病证，临床常用滋水涵木法、补土生金法、金水相生法等。

运用五行相克规律指导治疗，其基本治疗原则为抑强和扶弱，适用于五脏病变中相乘或相侮的病证，临床常用抑木扶土法、培土制水法、佐金平木法、泻南补北法等。在情志康复法中，五志（怒、喜、思、悲、恐）分属五脏并与五行相配，其相互关系如《素问·阴阳应象大论》中"怒伤肝，悲胜怒""喜伤心，恐胜喜""思伤脾，怒胜思""忧伤肺，喜胜忧""恐伤肾，思胜恐"所说。情志之间遵循五行相克的规律，即张子和所云："《内经》有治法，但以五行相胜之理治之。"因此，以五行立论可以指导中医康复的临床应用。

（三）藏象学说

藏象即指藏于体内的内脏及其表现于外的生理病理现象，以及与自然界相应的事物和现象。正如《类经》所云："象，形象也。藏居于内，形见于外，故曰藏象。"脏腑虽藏于体内，但其生理功能和病理变化均有征象表现于外。藏象学说通过对人体生理病理现象的观察，研究脏腑的生理功能、病理变化、脏腑间及其与气血津液的相互关系，是中医理论体系的核心，对于阐明人体的生命活动、病理变化，以及指导临床实践活动具有极其重要的意义。此即《灵枢·本脏》所谓："视其外应，以知其内脏。"

藏象学说的内容是以脏腑为重点，并联系到躯体的组织器官。根据内脏的功能特点，其可分为五脏、六腑和奇恒之腑三类。五脏包括心、肝、脾、肺、肾，六腑包括胆、胃、小肠、大肠、膀胱、三焦，奇恒之腑包括脑、髓、骨、脉、胆、女子胞。五脏共同的功能特点是"藏精气"，六腑共同的功能特点是"传化物"。正如《素问·五脏别论》所说："所谓五脏者，藏精气而不泻也，故满而不能实；六腑者，传化物而不藏，故实而不能满也。"奇恒之腑在形态上多为中空器官，因而类腑；但其功能主贮藏精气，又颇似脏，而与六腑传化水谷有别，故称之为奇恒之腑。胆因为没有像脏一样藏精气的功能，故属六腑之一；又因其没有像胃、肠等腑具有传化饮食物的功能，故又属于奇恒之腑。

藏象学说的主要特点是以五脏为中心的整体观。藏象学说认为，构成人体的任意一个组织器官都不是孤立存在的，之间有着密切的联系。五脏之间、六腑之间、五脏与六腑之间、五脏与五体及五官九窍之间都存在功能上或结构上的联系，从而构成了一个有机整体，生理上相互协调，病理上相互影响。因此，以五脏为核心，联系六腑、五官、五体、五志，充分体现了人体整体功能的统一性。同时，五脏与自然界的方位、季节、五气、五化、五色、五味等相联系，体现了人与自然环境的统一性。

1. 五脏的生理功能与生理联系 五脏共同的生理特点是化生和贮藏精气，心、肺、脾、肝、肾各司其职，分别与形体、官窍、五液、情志等有着特定的生理联系。心主血脉，主神志，在志为喜，在体合脉，其华在面，在窍为舌，在液为汗，在时应夏，心藏神。肺主气，司呼吸，主宣发肃降，主通调水道，朝百脉，司呼吸，在志为悲（忧），在体合皮，其华在毛，在窍为鼻，在液为涕，在时应秋，肺藏魄。脾主运化，主统血，主升清，在志为思，在体合肉，在窍为口，其华在唇，在液为涎，在时应长夏，脾藏意。肝主疏泄，主藏血，在志为怒，在体合筋，其华在爪，在窍为目，在液为泪，在时应春，肝藏魂。肾藏精，主生长发育与生殖，主水，主纳气，在志为恐（惊），在体合骨，其华在发，在液为唾，在时应冬，肾藏志。

2. 六腑的生理功能 六腑共同的生理功能是受盛和传化水谷，即主持饮食物的消化、吸收和糟粕的传导排泄。胆藏泻胆汁，主决断；胃受纳、腐熟水谷，主通降；小肠受承化物，分别清浊；大肠传导糟粕，主津；膀胱贮存津液，排泄尿液；三焦通行元气，运行水液。

3. 奇恒之腑的生理功能 奇恒之腑的概念出自《素问·五脏别论》。曰："脑、髓、骨、脉、胆、女子胞，此六者，地气之所生也，皆藏于阴而象于地，故藏而不泻，名曰奇恒之腑。"脑贮藏精髓，主精神意识；髓养骨，充脑，化血；骨贮藏骨髓，支持形体；脉容纳、约束和运行气血；女子胞主持月经，孕育胎儿。

4. 脏腑间的相互关系 脏腑之间的关系是藏象学说中整体性联系的内容之一。藏象学说认为，人体各脏器虽功能不同，但它们之间具有密切的联系。其以气血津液为物质基础，通过经络联络沟通，在生理上协同依存，在病理上相互影响。脏腑间的关系主要包括脏与脏的关系、脏与腑的关系、腑与腑的关系。

（1）脏与脏的关系 脏与脏之间关系密切，以心与肺的关系为例，心主血，肺主气，心肺关系主要表现为气血之间的相互依存关系。血的运行有赖于气的推动，气的运行也需要血作为载体。无气的推动，则血凝滞不行；无血的承载，则气无所依。在病理情况下，肺气虚弱或宣降失常均可影响心的行血功能，而出现气短、胸闷、心悸，甚至唇舌青紫等症；心气不足或心阳不振，会影响肺的呼吸功能，而出现胸闷、咳嗽、气喘等症。

（2）脏与腑的关系 主要表现为脏腑阴阳表里的配合关系。脏属阴主里，腑属阳主表。脏与腑的经脉相互络属，结构上相互连通，功能上相互配合，病理上相互影响。故心合小肠、肺合大肠、肝合胆、脾合胃、肾合膀胱，即"脏腑相合"。以心与小肠为例，心与小肠互为表里，心阳温煦，则小肠功能得以正常发挥；小肠吸收水谷精微，上输于心肺，则化生心血。若心火亢盛，下移小肠，可使小肠分别清浊功能失常，出现尿赤、尿少、尿痛等症；小肠有热，循经上扰于心，可使心火亢盛，出现心烦、失眠、口舌生疮等症。

（3）腑与腑的关系 表现为对饮食物消化、吸收和排泄过程中的协作关系。饮食入胃，经胃的初步消化，下传于小肠；通过小肠的进一步消化，以及胆汁的助消化作用，吸收精微转输至心肺，并将糟粕下传于大肠；大肠吸收部分水分，将糟粕形成大便排出体外；膀胱贮存津液，气化使尿液排出体外；三焦则与消化、吸收和排泄功能均有关。由上可见，消化功能是在胃、胆、小肠的密切协作下完成的；吸收功能主要在小肠，大肠也能吸收部分水分；排泄则是膀胱和大肠等器官的作用。在病理方面，某些腑的病变可以影响他腑，发生两个以上的腑同病。例如，胆失疏泄，可以影响到胃，出现胁痛、黄疸、恶心呕吐、食欲不振等胆胃同病的症状。

（四）气血津液学说

气、血与津液是构成人体和维持人体生命活动的基本物质。气血津液学说就是研究人体基本物质的生成、输布、生理功能及其相互关系的学说。气、血、津液的性状及其生理功能虽有其各自的特点，但在其生成过程中，又多相互为用、相互转化。因此气、血、津液三者之间存在着极为密切的关系。

气是人体内一种细小难见、运动迅速、富有活力的精微物质，具有推动、温煦、防御、固摄、营养等生理功能，在维系人体生命活动中起着至关重要的作用。血是运行于脉中、有序流动于脉管中的红色液体，具有濡养、滋润、运载、养神的生理作用。津液是人体内一切正常水液的总称，包括体内各脏腑组织中的正常体液，具有滋润营养、化生血液、运输废物的生理作用。

气、血、津液在生理上相互依存，相互促进，相互转化。如气与血之间，气属阳，主动，有推动、激发、固摄等作用；血属阴，主静，有营养滋润等作用。由于气与血均源于脾胃化生的水谷精微和肾中精气，所以两者在生成、运行等方面关系密切，表现为气能生血、行血、摄血，血能生气、载气，这种关系可概括为"气为血之帅""血为气之母"。气与津液之间，气属阳，津液属阴，属性上有别，但两者均源于脾胃所运化的水谷精微，在其生成和输布过程中有着密切的关系，表现为气能生津、行津、摄津，津能化气、载气。即津液的生成、输布和排泄，有赖于气的推动、固摄作用和气的升降出入运动，而气在体内的存在及运动变化也离不开津液的滋润和运载。

以血与津液的关系为例。血与津液均是人体内的液态物质，均有滋润和濡养作用，与气相对而言，二者皆属于阴。血和津液均由脾胃运化而生成的水谷精气所化生。运行于脉中的血液，渗于脉外便化为有濡润作用的津液。输布于肌肉、腠理等处的津液，不断地渗入脉中，与营气相合，成为血液的组成部分。因此，在机体气化运动的过程中，津液可以化血，血液可以化津，以维持物质代谢的动态平衡。所以有"津血同源"之说。在病理情况下，血与津液的病变可相互影响。如在失血过多时，常出现口渴、尿少、皮肤干燥等伤津的病理表现。反之，在津液大量耗损时，可出现血脉空虚，津枯血燥的病变。因此，《伤寒论》有"亡血家不可发汗"之诫；对于大汗等导致津液亏损的患者，不可轻用破血、逐瘀之峻剂。《灵枢·营卫生会》说："夺血者无汗，夺汗者无血。"

气血津液学说是中医基础理论的主要内容之一，它与藏象、经络学说共同组成了中医正常人体学的体系，系统阐述人体的结构、功能及其相互关系。因此，它在中医学理论体系中，与藏象、经络学说具有同等重要的地位。

（五）经络学说

经络是经脉和络脉的总称。经脉是经络系统中的主要部分，多行于人体的深部，有一定的循行径路；络脉是经脉小的分支，多行于较浅的部位，纵横交错，网络全身。经络具有联络组织器官、沟通表里上下、通行气血阴阳、感应传导和调节机能活动等功能。经络学说是研究人体经络系统的组成、循行分布、生理功能及其在临床应用的一种基础理论。

1. 经络的组成 经络系统包括十二经脉、奇经八脉、十二经别、十五络脉、十二经筋和十二皮部。其中，十二经脉"内属于腑脏，外络于肢节"，联系人体内外，是经络系统中的主体。奇经八脉是具有特殊循行和功能的经脉。十二经别是从十二经脉别行分出，深入躯干深部，循行于胸、腹、头部的支脉。十五络脉是十二经脉、任脉、督脉在四肢部及躯干前、后、侧三部的支脉，是络脉的主体。十二经筋是附属于十二经脉的筋肉骨节系统。十二皮部是十二经脉在体表的分布范围。

（1）十二经脉 起于或止于手部，主要循行于上肢的经脉称为手经；起于或止于足部，主要循行于下肢的经脉称为足经。分布于四肢内侧阴面的经脉为阴经，分布于四肢外侧阳面的经脉为阳经。根据脏腑阴阳之气的盛衰，内侧阴面的阴经有太阴、厥阴、少阴之三阴经，外侧阳面的阳经有阳明、少阳、太阳之三阳经。十二经脉在循行中有脏腑属络表里关系，其表里关系与藏象学说中脏与腑的表里关系一致，各经属本脏或腑络相表里的腑或脏。如手太阴肺经属肺络大肠，手阳明大肠经属大肠络肺。十二经脉的循行走向规律是手三阴经从胸部走向手，手三阳经从手走向头面部，足三阳经从头面部下行走向足，足三阴经从足上行走向腹（胸）。这样，经脉气血流注次序为肺经→大肠经→胃经→脾经→心经→小肠经→膀胱经→肾经→心包经→三焦经→胆经→肝经，构成了周而复始、如环无端的气血循环流注径路。

（2）奇经八脉　奇经八脉是督脉、任脉、冲脉、带脉、阴维脉、阳维脉、阴跷脉、阳跷脉的总称。督脉行于后正中线；任脉行于前正中线；冲脉行于腹部第一侧线；带脉行于腰腹；阳跷脉行于下肢外侧及肩、头部；阴跷脉行于下肢内侧及眼；阳维脉行于下肢外侧、肩、头项部；阴维脉行于下肢内侧、腹部第三侧线和颈部。奇经八脉纵横交错地分布于十二经脉之间。奇经八脉对十二经脉具有联络与统率作用，同时对十二经脉气血有蓄积和渗灌的调节作用。

（3）十二经别　十二经别是从十二经脉别行分出，深入躯体深部，以加强十二经脉表里相合关系的支脉。十二经别一般多从四肢肘膝以上部位别出称"离"，进入体腔脏腑深部称"入"，再浅出体表上行于头项部称"出"，然后在头项部，阳经经别合于本经的经脉，阴经经别合于其相表里的阳经经别称"合"。十二经别不仅加强了十二经脉的内外联系，更扩大了经脉的循行联系和经穴的主治范围。

（4）十五络脉　十二经脉各分出一条络脉，加上任脉、督脉的别络和脾之大络，合称为"十五络脉"。其中十二络脉在肘膝关节以下从相应的络穴分出后，均走向相表里的经脉，主要起沟通表里经脉和补充经脉循行不足的作用。任脉之别络行于躯干前，督脉之别络行于躯干后，脾之大络行于躯干侧，主要起渗灌气血、濡养全身的作用。

（5）十二经筋　十二经筋是十二经脉之气输布于筋肉骨节的体系。十二经筋的循行分布均起于四肢末端，结聚于骨骼、关节，布散于胸背，走向头面部。十二经筋具有约束骨骼、主司关节活动、保持人体正常运动功能、维持人体正常体位姿势的作用。

（6）十二皮部　十二皮部是十二经脉相应的体表皮肤部分，是十二经脉及其络脉之气散布之所在。由于十二皮部居于人体最表浅部位，是机体的卫外屏障，因而具有抗御外邪、保卫机体和反映病证的作用。

2. 经络的生理功能　经络具有联系脏腑和肢体的作用。人体的五脏六腑、五官九窍、皮肉筋骨等组织器官，虽生理功能不同，但却能协调统一地完成正常的生理功能。这种联系和配合主要是依靠经络系统的联络沟通作用而实现的。十二经脉及其分支纵横交错，入里出表，通上达下，联系着脏腑器官，奇经八脉联系并调节正经，十二经筋和十二皮部联结筋肉皮肤，从而使人体的各脏腑组织器官有机地联系起来。

同时，经络具有运行气血、濡养周身、抗御外邪、保卫机体的功能。人体的各个脏腑组织器官均需要气血的滋养，才能够发挥其正常作用。气血是人体生命活动的物质基础，必须依赖经络的传注，才能输布周身，以濡养脏腑组织器官，维持机体的正常功能。正如《灵枢·本脏》所说："经脉者，所以行血气而营阴阳，濡筋骨，利关节者也。"由于经络能"行血气而营阴阳"，营气运行于脉中，卫气行于脉外，使营卫之气密布于周身，加强了机体的防御能力，故而起到了抗御外邪、保卫机体的作用。故《灵枢·本脏》说："卫气和则分肉解利，皮肤调柔，腠理致密矣。"除此之外，经络还具有感应传导、调节平衡等作用。

3. 经络的临床应用　经络学说除了用以阐释人体的生理功能外，还被用以阐释人体的病理变化，以及指导疾病的诊断和康复治疗。

（1）阐释病理变化　各脏腑的经络在体表都有一定的分布部位，同时脏腑通过经络直接或间接地与五官九窍发生联系，所以脏腑疾病通过经络的传导，可以在体表或有关孔窍反映出症状和体征。如肝气郁结常见两胁、少腹胀痛，是因为足厥阴肝经"抵小腹，布胁肋"；又如心火上炎见舌部生疮、胃火炽盛见牙龈肿痛等，都是通过经络的传导反映的。某些疾病的发病过程中，在经络循行通路上，或经气聚集的某些穴位上，常有明显的压痛、结节、条索状等反应物以及皮肤形态变化，皮肤温度、电阻改变等，这也有助于对疾病的诊断。如肠痈患者，有时在上巨虚出现压痛；长期消化不良的患者，有时可在脾俞穴见到异常变化。

（2）指导疾病的诊断　根据经脉的循行分布和所属络脏腑的生理病理特点，结合疾病表现的症状和体征，可协助疾病的诊断。一些患者在经络循行路线上或某些穴位有明显的压痛，或有条索状、结节样反应，或局部皮肤的色泽、温度、电阻等发生变化，这些病理反应，可协助疾病的诊断。如肺俞穴出现条索状或结节样变化，可提示肺脏的疾病。足三里穴压痛，多表明有脾胃疾患。

（3）指导临床治疗　临床主要根据经脉循行和脏腑的关系以及腧穴主治特点进行循经取穴。如《四总穴歌》："肚腹三里留，腰背委中求，头项寻列缺，面口合谷收。"这正是循经取穴方法的具体应用。临床中胃痛循经远取足三里、梁丘，胁痛循经远取阳陵泉、太冲等常能取得较好的疗效。又如头痛，因前头痛与阳明经有关，可循经远取上肢的合谷穴、下肢的内庭穴治疗等。此外，根据皮部与经络脏腑的密切联系，临床上用皮肤针叩刺皮肤、皮内针埋藏皮内来治疗脏腑经脉的病证，这些都是经络学说在临床康复方面的体现。

二、残疾学基础理论

残疾者是中医康复医疗的主要对象，他们伴随着先天或后天各种因素造成的机体功能衰退或障碍状态。康复的目的在于使其受损或丧失的功能得到最大程度的恢复或代偿。

（一）残疾的概念

残疾是指由于各种躯体、身心、精神疾病或损伤以及先天性异常所致的人体解剖结构、生理功能的异常和（或）丧失，造成机体长期、持续或永久性的身心功能障碍的状态，这种功能障碍不同程度地影响身体活动、日常生活、工作、学习和社会交往活动能力。残疾是一个演变中的概念，是伤残者和阻碍他们在与其他人平等的基础上充分和切实地参与社会的各种态度及环境障碍相互作用所产生的结果。残疾是复杂的，为了克服残疾带来的不利情况而采取的各种干预措施也是多样的，并且随着情境的变化而变化。残疾人与非残疾人相比，大多健康情况差、受教育程度低、经济状况不良。这种情况，部分是由于残疾人面临难以获得服务的障碍，包括卫生、教育、就业、信息等，在情况较差的地区这些障碍更加严重。因此，残疾不仅是医学问题，更是全球普遍存在的社会问题。

不同国际组织和国家从不同角度提出了残疾人的定义。1975年世界卫生组织（WHO）给"残疾人"的定义是"无论先天的或后天的，由于身体或精神上的不健全，自己完全或部分地不能保证通常的个人或社会需要的人"。我国在1990年第七届全国人民代表大会常务委员会第十七次会议通过了《中华人民共和国残疾人保障法》，提出：残疾人是指在心理、生理、人体结构上，某种组织、功能丧失或者不正常，全部或者部分丧失以正常方式从事某种活动能力的人，残疾人包括视力残疾、听力残疾、言语残疾、肢体残疾、智力残疾、精神残疾、多重残疾和其他残疾的人。2006年第61届联合国大会通过的《残疾人权利公约》提出，"残疾人包括肢体、精神、智力或感官有长期损伤的人，这些损伤与各种障碍相互作用，可能阻碍残疾人在与他人平等的基础上充分和切实地参与社会"。目前国际社会认为"残疾人"（disabled person）带有一定的贬义，从20世纪90年代开始，联合国相关文件中开始改用"失能者"（person with disability）来代替"残疾人"。二者的区别在于"残疾人"首先关注的是个体能力的缺失或失能（disabled），然后才是person（个体）；而"失能者"强调首先是person（人），随后才是个体伴随的能力缺失或失能（disability）。我国目前在许多文件中仍使用"残疾人"这一词语，未能反映国际用词的改进，但相信在不远的将来会修正这一概念。

（二）残疾的分类

从残疾产生和发展过程来看，除各种原因直接引起的功能障碍导致原发性残疾，在原发疾病等因素以及原发性残疾基础上产生的并发症等可导致新的残疾的产生，即为继发性残疾。患有各种疾病或原发性残疾的患者，其肢体活动受限，肌肉、骨骼、心肺功能往往出现失用性改变，器官、系统功能进一步减退，甚至丧失。如脊髓损伤后长期卧床，导致肌肉萎缩、关节挛缩等，会进一步加重原发性残疾。

残疾与疾病的概念不同，它是由包括疾病在内的多种因素导致的一种功能障碍状态。疾病可以导致残疾，但残疾不一定就是疾病或伴有疾病。从两者的关系来看，残疾可与疾病共同存在，也可以病后存在，也可独立存在。与疾病同时存在的功能障碍，如类风湿关节炎、肌肉营养不良症、重症肌无力等；也有疾病产生后所遗留的功能障碍，如脑血管意外引起的肢体偏瘫、糖尿病足引起的截肢等；也有独立存在的残疾，如先天性畸形、精神发育迟滞或外伤导致的肢体损伤等。

残疾种类很多，以伤形为主的有肢体残疾、五官残疾、先天畸形和运动损伤后以及术后的残疾，以伤神为主的有智残痴呆和精神异常疾病。

发展中国家引起致残性损伤的主要原因是营养不良、传染病、产期护理差及各种事故。发达国家中，由于意外事故、慢性疾病、遗传性、慢性疼痛和劳损等造成的残疾数量在不断增加，功能性精神失调、精神病以及嗜酒、吸毒造成的残疾比例也在增加，而营养不良、传染病等已不是引起残疾的重要原因。

（三）导致残疾的病因

致残的原因很多，疾病、营养不良、理化因素、意外事故、社会因素或心理因素等均可造成残疾。从中医学角度而言，残疾常见病因包括以下几方面。

1. 外邪致病　外感六淫或疫疠之邪阻遏经脉，致营卫不和，气血失荣，均可发病致残，如类风湿关节炎、脊髓灰质炎、乙型脑炎、脊柱结核等。

2. 七情损伤　情志过激可导致气机紊乱，血行失常，阴阳失调，引起形体和精神活动的异常，如《三因极一病证方论》所说："七情，人之常性，动之则先自脏腑郁发，外形于肢体。"例如中风常因大怒诱发；大惊猝恐可引起精神错乱；精神压力的增加也可导致心理和精神功能的紊乱和障碍。

3. 劳逸失当　过度劳累或过度安逸均可导致气血的生成和运行失常。劳力过度则伤气或损伤肌肉筋骨，"劳则气耗""久立伤骨""久行伤筋"即指此而言。劳神过度易损耗心神，致心神失养或致脾胃气机升降失常，使气血生化不利。过度安逸使气血运行不畅，如《素问·宣明五气》云"久卧伤气"，甚至引起肢体废用。

4. 病理产物性病因　又称继发性病因，是继发于其他病理过程而产生的致病因素。疾病过程中的气血津液代谢失调、脏腑经络的功能异常，可产生痰饮、瘀血等病理产物，这些病理产物又进一步成为新的致病因素，如瘀阻于脑、脑络不通所致的痴呆；痰火扰心导致的神昏谵语，甚则发狂的精神障碍。

5. 外伤　外力损伤、烧烫伤、冻伤、虫兽伤等意外伤害等，可损伤肌肤筋骨和脏腑气血，引起如肢体伤残、颅脑外伤或脊髓损伤等。

6. 先天因素　禀赋性疾病或胎传性疾病均可致残。先天禀赋异常可导致胎儿或生后机体结构和功能异常的疾病，如癫狂、多指（趾）、色盲、精神发育迟滞等。怀孕期间郁怒忧伤、大惊猝恐等精神刺激，或起居不慎、跌仆损伤、感受外邪，或妄投药物，胎元损伤，可导致"五迟""五软"及解颅、遗毒、先天发育不良等肢体残疾或精神障碍。

7. 毒邪　包括药物、酒精中毒、一氧化碳中毒、农药中毒，以及环境污染所造成的其他各种对机体的损伤。

8. 其他　老年病、慢性疾病、营养不良、理化因素等原因均可导致残疾的发生。年老体弱，脏器功能衰退可引发运动功能障碍；慢性病反复发作，耗损人体正气，可导致全身功能减退；蛋白质缺乏可引起发育迟缓；维生素D严重缺乏可引起骨的畸形；噪声、电磁辐射、核污染等环境因素恶化也可造成机体的损伤。

（四）残疾恢复的影响因素

残疾的恢复受多种因素的影响，其中除了原发病因的性质以及组织器官损伤的程度、损伤的部位、自然和社会环境等因素外，还与下列因素有关。

1. 年龄因素　老年人脏腑气血渐衰，营卫枯涩，阴阳偏衰，抗邪能力低下，易于发病而难以康复，"虚若风烛，百疾易攻"。因此年龄愈大，恢复能力愈差。例如，随着年龄增长，脾气渐虚，故老年人常有神疲乏力、头晕目眩、纳呆食少、脘腹作胀、唇淡无华等表现。尤其表现为肌肉瘦削，四肢失养，甚则痿废不用，因此对肌力恢复的影响尤为显著。

2. 体质因素　体质可影响正气的强弱，从而影响疾病的发生与转归，导致康复结果不一。体质强盛者，抗御病邪能力较强，故虽发病，但传变较少，康复预后较好。而素体虚弱者，易于感邪，抗邪能力低下，故往往病势缓慢、病程缠绵，且易于深入而多传变，病情趋向恶化，康复预后较差。另外，体质可以影响病邪的从化。素体阴盛者，则邪多从寒化，疾病多向实寒或虚寒演变；素体阳盛者，邪多从火化，疾病多向实热或虚热演变，影响康复结局。

3. 康复时间　包括开始时间和持续时间。康复工作应当在伤残诸症的早期进行，此时正气未衰，病情轻浅，功能障碍程度较轻，易于治疗和康复。若不及时诊治，病邪由浅入深，阴阳气血紊乱，正气日渐耗损，病情愈加复杂和迁延，则难以康复。因此，早期介入康复治疗是减轻或恢复功能障碍的关键。例如，小儿脑瘫可引起中枢性运动障碍和姿势异常，同时常伴见感觉、认知、交流和行为等多种障碍，其康复治疗应遵循早发现、早诊断、早治疗的原则，对于降低患儿残疾程度、提高生活能力有重要的意义。部分病伤残者可能只经历某一阶段，即可恢复功能，而部分病伤残者虽经努力，仍不能生活自理，终生需要接受康复服务。因此针对这部分需终身康复的患者，应当提供全程康复服务，以满足其需要，这对患者、家庭、社会都十分有利。

4. 康复意愿　患者的康复意愿对于功能的恢复具有重要影响。有些患者虽然具有功能恢复及独立生活的可能性，但如果没有恢复的欲望，不配合医师的康复治疗，不愿意或不积极参与学习和训练，往往很难达到预期的目的。对于这类患者，常需要与心理治疗师协同治疗。

另外，伴发疾病的多寡及严重程度，其他器官功能状况如听觉能力、视觉能力、认知能力等对整体功能的康复亦具有重要影响。

第四节　中医康复学发展概况

中医康复学思维和理论一直贯穿于中医学的发展过程中，虽然没有作为一个独立的学科被提出，但历代医籍中均有中医康复学理论的记载和论述。随着 20 世纪 80 年代现代康复医学的引入，中医康复学形成了一门独立的学科，并在理论、评定、治疗等方面逐渐形成自己的特色。

从中医康复学的初创、形成与发展过程来看，大致可分为以下几个历史阶段。

一、远古时期

人类为了自身的生存，通过自己的劳动，不断地认识自然、适应自然、改造自然。在长期的生产劳动实践中，人类对人体生命有了初步的认识，逐渐产生了原始的医疗活动。例如，人类在觅食过程中发现，某些食物可增强体力、减少疾病，于是产生了饮食康复法的萌芽。火的应用促进了食物的消化、吸收，减少了疾病的发生，同时能够驱寒保暖，从而促进了灸焫、热熨等康复方法的产生。新石器时代，砭石、石针、骨针的出现产生了针刺法，生活于自然之中受自然界中一些现象以及变化规律的启发，模仿产生了舞蹈、导引、按跷等活动，并用于康复医疗实践。

二、先秦时期

在这一历史时期，社会制度发生巨大的变革，经济的发展促进了科学文化的繁荣，诸子蜂起，百家争鸣。中医学亦有了进一步的发展，在诸子百家的著作之中也不乏关于康复医疗的记载。诸子百家提出的养生康复思想、原则和方法，充实和丰富了中医康复学的内容，为中医康复理论的形成和发展创造了有利的条件。如《庄子·刻意》载："吹呴呼吸，吐故纳新，熊经鸟申，为寿而已矣。此导引之士，养形之人，彭祖寿考者之所好也。"《吕氏春秋·和乐》载，"昔陶唐氏之始，阴多滞伏而湛积……筋骨瑟缩不达，故作为舞以宣导之"，指出了导引、运动与康复医疗之间的密切联系。在医政制度中，甚至专门设立了"食医"一职，如《周礼·天官》中记载，"食医中士二人，疾医中士八人，疡医下士八人，兽医下士四人"，将食医列为众医之首，与专治疾病的疾医与疡医区别开来。

《黄帝内经》的出现，奠定了中医学的理论基础，它的理论体系和指导思想是中医康复理论体系的基础。《黄帝内经》中记载了大量有关康复医学的内容，如"治未病"的康复预防观，"杂合以治"的综合康复治疗观及天然药物疗法、精神情志疗法、饮食疗法、针灸、按摩、导引、热熨等自然医学的康复治疗法等，强调全面康复的原则。《素问·宝命全形论》中的"人以天地之气生，四时之法成"，阐述了顺应自然规律的养生康复观。在康复治疗方面，重视调护人体的正气，调动自疗能力。如《素问·五常政大论》曰："无代化，无违时，必养必和，待其来复。"对情志病的治疗和规律也有诸多记载，《灵枢·百病始生》曰"喜怒不节则伤脏"，《素问·阴阳应象大论》中的"怒伤肝，悲胜怒""喜伤心，恐胜喜""思伤脾，怒胜思""忧伤肺，喜胜忧""恐伤肾，思胜恐"，阐述了情志变化的规律和特点以及利用这些规律治疗疾病的情志康复法。此外，《黄帝内经》中还记载了老年病、慢性病的康复方法，如《素问·异法方宜论》言："其病挛痹，其治宜微针……病多痿厥寒热，其治宜导引按。"这些原则和方法至今仍在指导中医养生康复的临床实践。

三、汉、魏、南北朝时期

汉魏时期，医学家们在倡导药物康复的同时，还发展了许多非药物的康复方法，如针灸、饮食、气功、熨疗等。有关按蹻、食疗和导引康复的专著也相继出现，如马王堆三号汉墓中出土的帛画《导引图》是现存最早的气功导引图，图中绘有 44 个导引动作，并注明了名称及其主治疾病，有徒手者，亦有持器械者，有宣导气血者，亦有引邪外出者。说明此时的气功导引，不仅用于摄生防病，也用于康复治疗。

华佗重视体育康复和养生方法。他提出"人体欲得劳动，但不当使极尔。动摇则谷气得消，血脉流通，病不得生，譬犹户枢不朽是也。是以古之仙者为导引之事，熊颈鸱顾，引挽腰体，动诸关节，以求难老"，在继承古代导引术的基础上，他模仿虎、鹿、熊、猿、鸟的动作，编成"五禽戏"，成为体育康复的代表性运动，对后世影响甚广，至今还被广泛应用。

东汉张仲景在全面总结前人医学成就的基础上，结合自己的临床体会，著成《伤寒杂病论》，所创立的"以六经辨外感""以脏腑论杂病"的辨证论治体系对中医康复临床有重要指导意义。书中记载了虚劳、血痹、消渴、心痛、中风后遗症等病证的具体康复治疗方法。张仲景倡导用药物、导引、吐纳、针灸、膏摩等综合方法防治疾病，并提出早期康复主张。他提出："若人能养慎，不令邪风干忤经络，适中经络，未流传脏腑即医治之。四肢才觉重滞，即导引、吐纳、针灸、膏摩，勿令九窍闭塞。"尤其在《伤寒杂病论》中列"瘥后劳复"专篇，阐述了大病瘥后的药物康复及饮食康复法。

晋代皇甫谧根据《素问》《灵枢》和《明堂孔穴针灸治要》三书中的针灸内容，择其精要，编撰为《针灸甲乙经》。全书 12 卷 128 篇，共收 349 穴，成为一部最早的体系完整的针灸专书，丰富了针灸康复疗法的内容。

南北朝时期，陶弘景在《养性延命录》中，从气功、导引、吐纳、按摩、饮食精神卫生等方面，来讨论养生与疾病的康复治疗。如"心藏病者，体有冷热，呼吹二气出之……无有不差，此即愈病长生要术也"，指出气功康复的作用。

四、隋唐时期

隋代巢元方所撰的《诸病源候论》不仅是我国现存的第一部论述病因、证候学专书，也可视为我国第一部采用医疗体育对疾病进行康复治疗的专著。全书共记载了两百余种导引方法，如《诸病源候论·风痹候》："凡人常觉脊偏强而闷……仰面努膊并向上，头左右两向挼之，左右三七……初缓后急，不得先急后缓……除寒热病，脊腰颈项痛、风痹，两膝颈头"，指出运动功能训练对疾病康复的重要作用。唐代王焘的《外台秘要》进一步充实和发展了《诸病源候论》的康复内容，从理论上加以说明，并对某些康复方法做了补充和完善。如对消渴病的运动康复问题，王焘认为"不欲饱食便卧，亦不宜终日久坐"。

唐代孙思邈十分重视饮食康复，在《备急千金要方》中列食养、食疗食物 154 种，并专列《食治》一门，强调："夫医者，当须先洞晓病源，知其所犯，以食治之。食疗不愈，然后命药。"认为饮食治疗是养生康复的重要手段。《备急千金要方》除记载针灸按摩外，还收集了大量熨、洗、敷、贴、摩等多种疗法。孙思邈重视导引吐纳，推崇彭祖的服气吐纳法，对吐纳、服气、导引、调息有深刻的论述。

在此期间，官方还为残疾人专建了"养病坊"，类似现在的康复医院；唐朝太医署还设有按摩专科，配备专人进行按摩、导引等。被誉为世界第一所医学院的唐太医署所设的医学部中有医博士、针博士和按摩博士，标志着康复医学得到了进步发展。

五、宋、金、元时期

宋、金、元时期，随着中医学的发展和金元四大家的学术争鸣，中医康复学亦得到较大的发展，中医康复的经验和方法也得到了系统的整理和广泛应用，大量的养生、气功、针灸、导引专著相继问世。《太平圣惠方》《太平惠民和剂局方》《圣济总录》等方书，收载了宋以前的治疗方法和方剂，具有很高的学术价值。《圣济总录》中详细记载了痹证、腰痛、胸痹等病证的康复方法，同时列食治门三卷，收载药粥方 113 首，载有如食治虚劳、伤寒后诸病、脾胃虚弱诸证、产后诸病等病后康复医疗的内容。该书充分肯定了气功、导引及按摩的康复作用，认为导引有"斡旋气机，周流荣卫，宣摇百关，疏通凝滞"的功用；气功治病，持之以恒，可使"久病自除"；按摩则有"令百节通利，邪气得泄"的作用。

宋·陈直编撰、元·邹铉续增的《寿亲养老新书》是有关老年人养生与疾病康复的专著。书中详述老年人修身养性、药物与食治调理、按摩等内容，并载有各类方剂120 余首。

此外，金元四大家对中医康复的发展也有一定贡献。例如，刘完素的《素问玄机原病式》，对临床康复辨证具有一定的指导意义。张子和对许多疑难杂病的康复医疗有所发展和创造，《儒门事亲》将许多具体的康复大法用于临床实践，尤其是调摄情志康复法的应用有独创之处。朱丹溪主张"阳常有余，阴常不足"，善用滋阴潜阳的康复方法，在康复医疗中注意药食并重。李东垣则强调"人以胃土为本"，重视后天之本，对康复理论有所贡献。

元代忽思慧编撰的《饮膳正要》，是我国古代最完备的饮食康复专著。书中记载了饮食卫生法、食物烹调法和若干种补养类食物的服食方法，还记载了 195 种单味食物的气味性能以及有关食物禁忌、食物中毒等方面的知识，完善了中医饮食康复的理论和方法。宋代还相继出现了一些导引、气功专著，丰富了中医康复学的内容，如四段锦、八段锦、百段锦，托名达摩的易筋经、洗髓经等，对康复技术的发展起到了极大的推动作用。

六、明清时期

明代，康复医疗范围已扩展至临床内、外、妇、儿各科。社会康复事业也普遍开展，《明会要》记载了天下郡县设养济院，以收养鳏寡孤独废疾者；明成祖在北京兴建的安乐堂，是较完整的康复疗养机构。张景岳在《景岳全书》中记载了大量的康复技术，尤其针对中老年人的生理特点，提出了一系列康复和养生的医疗保健措施。汪绮石在《理虚元鉴》中提出了"知节""知防"的预防康复原则。陈实功于《外科正宗》中列出"调理须知"一节，所提出的从节制七情到预防外感、由注意饮食到药物调理的全面康复措施，对于外科以外的其他各科患者的康复均有较高的参考价值。

清代是中医康复学发展的鼎盛时期，中医康复学发展至此已经基本成熟，并有创新与发展。例如，从调摄情志到饮食康复，从药物内外治到导引、按摩康复等，各种康复手段丰富了康复医疗内容。沈金鳌在《杂病源流犀烛》中将康复方法列于卷首，其中包括气功、按摩、动功等。沈氏认为百病之生，皆由气之涩滞，故在药物治疗之后，还应以导引、针灸诸法以调气，使患者得以康复，而不单纯依赖药物。并认识到康复医疗与临床治疗不同，在一些需要进行康复医疗的疾病证治方药之后列导引、气功之法，供医者选用。叶天士的《临证指南医案》不仅详细介绍了各种疾病的药食康复法，还阐述了各种病证的康复禁忌与康复护理原则。吴尚先的《理瀹骈文》在外治方法上为中医康复学的发展开辟了新途径。书中阐释和发展了熏、洗、熨、擦、敷、贴等具体的康复方法，明确提出"外治之理即内治之理"。《理瀹骈文》既是对外治疗法的经验总结，也是对传统的民间简易康复治疗方法的一次整理。沈子复编撰的《养病庸言》是有关疾病康复学的专著。书中提出养病（康复）不同于治病（临床医疗）及养生（卫生保健），明确了康复的内涵；同时论述了中医康复方法运用的一般原则，强调精神因素对恢复健康的影响。

总之，明清时期中医康复学在理论指导及具体方法的应用方面都已形成了一个较为完整的体系。

七、中华人民共和国成立以后

中华人民共和国成立以后，中医康复学的理论、独特疗法和临床经验也越来越受到人们的重视。早在《康复医学事业"八五"规划要点》中就指出，"中医药学是一个伟大的宝库，在建设康复医疗机构和在进行康复医疗时，都必须充分发挥传统医学这个优势，将现代康复技术与我国传统康复技术结合起来"。2015年国务院印发《中医药健康服务发展规划（2015—2020年）》，提出"支持发展中医特色康复服务，促进中医特色康复服务机构发展，拓展中医特色康复服务能力"。2016年颁布的《"健康中国2030"规划纲要》要求"发展中医特色康复服务""到2030年，中医药在治未病中的主导作用、在重大疾病治疗中的协同作用、在疾病康复中的核心作用得到充分发挥"。2020年发布的《关于印发中医药康复服务能力提升工程实施方案（2021—2025年）的通知》中提出，"坚持新时期卫生与健康工作方针，立足传承创新发展中医药事业，充分发挥中医药在疾病康复中的重要作用，促进中医药、中华传统体育与现代康复技术融合，发展中国特色康复医学"，并要求提升中医药康复服务能力，加强中医药康复专业人才培养和队伍建设。

在康复医学学会组织与学术研究方面，自1983年中国康复医学研究会成立以来，先后有31个省、自治区、直辖市建立了分会，并相继成立了康复医学教育、中西医结合、老年康复等二级专业学会。自2018年以来，推拿技术与康复、针灸技术与康复两个以中医特色康复技术命名的二级专业学会成立。在学术研究方面，《康复医学》《中国传统康复医学》等专著相继出版，《中国康复医学杂志》《心血管康复医学杂志》《中国伤残医学》等杂志先后创办。学会组织与学术研究成果活跃了中西医康复医学的学术气氛，使康复医学理论和临床康复水平不断提高。在专业人才培养方面，自 2017 年开始，中医药院校开始设置中医康复专业，培养具有中医药基本理论、知识和技能，掌握中医康复学专业理论知识和实践技能，能在相关机构从事中医康复工作，服务地方经济建设发展的具有康复特色的高级专门人才。

　　总之，中医康复学具有悠久的历史和丰富的内容，是中医药学不可分割的重要组成部分，在数千年的历史中，为中华民族的繁衍昌盛做出了重要贡献。在现代康复医学迅速发展的今天，具有独特风格和突出疗效的中医康复学依然受到关注。近年来，党和国家高度重视中医康复学科的发展，对中医康复领域研究支持的力度、深度和广度大大超过以往，中医康复学科面临着前所未有的发展机遇。中医康复学在未来的研究中应当发挥传统优势，攻克临床难题，深入探索中医康复的作用机制，进行深层次、高水平的研究。同时发展适宜、高效、易于推广的中医康复技术，形成可供推广的适宜技术或方案，提高中医康复的临床疗效。

第二章　中医康复治疗方法与技术 ▷▷▷▷

第一节　情志康复法

情志康复法是指康复医学工作者在中医整体观念指导下，运用语言或非语言如表情、姿势、行为、态度等多种手段，影响或改变身心功能障碍患者的情绪和行为，减轻或改善患者的异常情志反应，消除导致其情志异常变化的主客观因素，调整患者形神紊乱的病理状态，提高患者抵御不良刺激的能力，达到治愈、缓解或控制病情，促使患者身心功能恢复的一类康复治疗方法。古代也称之为"意疗"或"心疗"，是中医特色康复方法之一。

情志即七情五志，是中医情志学说的核心内容。《素问·阴阳应象大论》云"人有五脏化五气，以生喜怒悲忧恐"，揭示了情志活动与脏腑的功能活动密切相关。情志由五脏所主，产生于脏腑的功能活动，是脏腑功能活动的重要表现形式。从现代心理学角度看，中医学的情志包含了认知、情绪、情感、意志等一系列心理活动，中医学将此概称之为"神"，并认为人体是一个形神相互作用、相互制约的统一体，提出"形为神之基，神为形之主"，神旺则形强，神伤则形弱。形伤可引起情志失调，精神情志的异常又可加重形体损伤。这种形神一体的理论应是世界上最早的身心医学概念。1978年，国际初级卫生保健大会在《阿拉木图宣言》中重申："健康不仅是疾病体弱的匿迹，而且是身心健康、社会幸福的完美状态。"这个概念不仅阐明了生物学因素与健康的关系，而且强调了心理、社会因素对人体健康的影响。生理完美状态是指身体各系统无疾病，心理社会方面的完美状态是指一种持续的积极的内心体验，以及良好的社会适应能力。《素问·移精变气论》中"得神者昌，失神者亡"当是指此完美状态而言。如能达到或接近此完美状态则能有效而充分地发挥个人的身心潜能和社会功能。历代医家在临床实践中一贯提倡"善医者，必先医其心，而后医其身"。在身心功能障碍患者的康复过程中，情志康复法有着其他康复方法不可替代的重要地位。

一、情志康复法的作用

当人体出现功能障碍时，绝大多数患者均会出现程度不等、性质不同的情志反应。其反应的程度既与功能障碍的性质和程度有关，也与患者的人格类型和行为特点有关，还与环境和社会因素有关。常见的异常情志反应包括抑郁、焦虑、愤怒、否认、依赖等，这些情志改变依患者的具体情况，常以单一或兼夹的形式出现。情志和身心功能障碍之间存在着"因功能障碍致郁"和"因郁致功能障碍"的相互关系。不良的情志反应不仅会加重既有的身心功能障碍，还会给正在进行的治疗及康复带来极为不利的影响，甚至可能导致新的功能障碍。《素问·汤液醪醴论》早就有"精神不进，意志不治，故病不可愈"的论述。因此对身心功能障碍患者的治疗，除根据功能障碍的部位、类型、性质、特点等采用必要的药物、针灸、推拿等主要针对躯体病理状态的传统治疗方法外，调节情志、心理干预在临床康复治疗中尤为必要。

情志康复法作为中医独特的心理干预方法，通过其特有的"说理开导""导引行气""移情易性""以情胜情"等情志调摄手段，减轻患者过度的不良情志反应，帮助患者对自身的疾病及功能障碍的性质、程度、类型等有全面正确的认识，引导患者振作精神，树立战胜疾病的信念，保持乐观向上的心态，最大限度地挖掘生命的潜能，从而主动参与康复治疗，尽快消除或减轻功能障碍。实践证明，其他治疗方法如果能与情志康复法相配合，通过身心联动效应，既能减轻患者过度表达的异常情志反应，平复患者的内心伤痛，使患者能更好地面对疾病及已出现的功能障碍，还能显著提高其他治疗方法的临床疗效。同时中医的情志康复疗法还通过养性安神、修德养神以及娱乐怡情等"养心调神"之法，不断累积对机体的良性刺激，使患者屏除杂念，心静神安，消除致病的情志因素，帮助患者真正从疾病及功能障碍的阴影中走出来，提高患者调节情绪、抵御不良刺激的能力，帮助患者以乐观的情绪、开朗的性格、振奋的精神，心安不惧，神静不恼，始终保持积极的、主动的、肯定的正性情绪，消除潜在的、有害的、致病性情志因素，促进身心和谐，如此则利于身心健康，更利于病情向好的方向发展，最终达到康复目的。

二、情志康复法的运用原则

情志康复法能否取得较好效果，与诸多因素相关，其中主要的有以下几方面：一是医生的专业素养和良好的医患关系，即医生须具备良好的医德修养，同时须具备精专广博的医学知识和其他社会人文科学等方面的知识，这是获得患者信任的首要条件，也是建立良好医患关系的基础；二是患者对情志康复法的认知程度，即患者是否认同情志康复法的价值并有接受情志康复法的意愿；三是所用情志康复方法于患者当下的功能障碍或疾病状态是否恰当。为此在运用情志康复法时应遵循以下两个重要原则。

（一）以人为本，真情关爱

《素问·五脏别论》中有"病不许治者，病必不治，治之无功"的论述，强调治疗疾病一定要取得患者的配合，实质便是现代所说的要有良好的医患关系。无论采用何种形式的情志康复法，都必须通过医患双方的配合而完成，尤其是康复医疗工作，其与一般临床医疗最大的区别是患者的主动配合与参与。《素问·汤液醪醴论》则有"病为本，工为标，标本不得，邪气不服"的叙述，点明了注重医患关系在疾病治疗中的重要性。良好的医患关系是情志康复法及其他各种康复治疗方法发挥最佳治疗效果的重要前提和基础。

在康复医疗实践中，要以人为本，真情关爱，既见障碍，更要见人，要通过望、闻、问、切传递医务工作者对患者的人文关怀和对人性的尊重与关注，进而建立良好的医患关系，使患者体验到自己被尊重和被重视，而良好的医患关系本身就具有康复医疗作用。如此不仅能明显减轻患者的焦虑情绪，增强患者的信心，间接或直接解除紧张情绪所造成的躯体症状，同时还能让患者把求生的欲望全然托付，与医生充分配合完成各种治疗方案的实施，有时甚至能出奇制胜，收到意想不到的效果。

（二）详察病情，因人择法

应用情志康复法时，医生既要深入细致地了解患者的病情或功能障碍的程度及类型，还应了解与病情或功能障碍有关的具体细节。以肿瘤患者为例，康复医学工作者要详细了解患者所患肿瘤的类型、部位、分期，西医学的治疗措施及治疗后可能带来的功能障碍，以及功能障碍对患者今后生活的影响等。同时还要了解患者的性格特点、兴趣爱好、生活境遇、人际关系等，据此灵活选用适宜的情志康复法，使情志康复法有针对性地用于不同的患者，这样才能起到相应的康复治疗效果。

很多身心功能障碍的患者不仅其发病与自身的精神情绪有关，而且在整个康复治疗过程中，患者精神情志的好坏对治疗的效果也有极为重要的影响。因此，在重视对患者躯体功能障碍治疗的同时，根据患者的个性和精神情绪的变化特点，注重采用适宜的情志康复方法进行精神情绪调适，提高患者战胜病魔的信心，最大限度地挖掘其生命的潜能，激发机体的抗病能力，对于促进患者生存质量的提高、促进疾病向好的方向发展具有不可低估的作用。

三、常用的中医情志康复法

中医的情志康复疗法由来已久，从广义上讲，娱乐、传统体育、沐浴、饮食等康复方法均有一定的调摄情志作用。中医情志康复法，根据其作用特点，可归纳为开导法、顺意法、移情法、养性法、暗示法、以情胜情法等。

（一）开导法

开导法是指医生巧妙地运用语言工具，对患者进行耐心细致的说理疏导，以减轻患者的异常情志反应，消除致病的情志因素，达到康复治疗目的的一类情志康复疗法。人类的词汇和语言是心理治疗最为有力的工具。《灵枢·师传》强调："人之情，莫不恶死而乐生，告之以其败，语之以其善，导之以其所便，开之以其所苦，虽有无道之人，恶有不听者乎？"《东医宝鉴》亦指出，"欲治其疾，先治其心，必正其心，乃资于道，使病者尽去心中疑虑、思想，一切妄念，一切不平……能如是，则药未到口，病已忘矣"，说明了开导的重要性。医生在进行劝说开导时，应掌握语言的技巧，取得患者的信任，以便针对不同性格、不同功能障碍的患者采取不同的疏导方法，争取获得最佳的康复治疗效果，常用的开导方法包括解释、鼓励、安慰、保证。

1. 解释　解释是基础，即向患者讲述疾病或功能障碍产生的前因后果，提高患者对疾病或功能障碍的认知水平，端正对待疾病及功能障碍的态度，解除顾虑，树立信心。

2. 鼓励与安慰　是使患者看到自己的希望和未来，唤起信心，振奋精神，调动各种积极因素，减轻或消除疾病或其他原因导致的功能障碍。

3. 保证　是当患者出现疑心、焦虑不安、忧愁不解时，以科学的态度、充足的信心承担许诺，消除患者的紧张和焦虑，解除其思想包袱。

开导法当从患者的主诉开始，倾听其陈述，同情其遭遇，关怀其疾苦，然后给予解释、鼓励、安慰和保证等。开导也含有释疑、解惑之意。有时疑虑、困惑常可导致精神情志的紧张与焦虑，只要采用针对性措施，解除患者的疑惑，就可消除其精神负担。该法适宜疑虑较重的患者。人们熟知的"杯弓蛇影"便是用释疑、解惑消除因疑虑而致精神紧张、焦虑的典故。

（二）顺意法

顺意法又称顺情法，是指顺心、满足患者的某些心身意愿或需求，以改善其不良情感状态，纠正其心身异常，促进其身心康复的一类情志康复疗法。《素问·异法方宜论》指出，治疗疾病时应"数问其情，以从其意"。因为"意有未遂，所求不得"是导致形神病变的重要原因，也是促使病证发展加重或产生变症的重要因素。顺从、满足患者的某些意愿是康复治疗过程中的权宜之计，也是"求本"之治。此法对于因外界条件所限，或因个人过分压抑、胆怯、内向而愿望难遂，积日成疾的心身功能障碍患者尤为适宜。运用此法时，医生应具有敏锐的判断力，能够洞悉患者的意愿，正确分析其合理性，对患者某些不合理或客观条件尚不允许而难以实现的意愿、要求等，则要配合开导法以疏导说服。

《儒门事亲》中记载有一则案例："一男子病泄十余年，遍服诸药无效，针灸已使皮肉皱槁，患者神昏足肿，泄如洴水，日夜无度。张子和诊之。曰，生也。患者欲食羊肝，张氏许之。病人悦，食一小盏许。以浆粥送之几半升，续又食羊肝一盏许。次日泄减七分。如此月余而安。"该案按者曰：胃为水谷之海，不可虚怯，虚怯则百邪皆入矣。或思荤蔬，虽与病反，亦令少食，图引浆粥。此权变之道也。若专以淡粥责之，则病人不悦而食减，久则病增损命。此案正是运用顺意法而使患者渐趋向愈的典型案例。

临床上，有时医生也会遇到少数偏执的患者，如癔病患者，总是顽固地认为自己身体的不适是因为体内存在一些异物或是常人意想不到的东西。对于这类患者，采用解释、说理、分析等方法，或是苦口婆心地向他们宣传科学道理，犹如对牛弹琴。此时不妨顺水推舟，口头顺从患者的"歪理"，以免引起患者对医生治疗方案的抗拒或怀疑，以争取患者更好地配合实施医生的康复方案，故运用顺意法需懂得灵活变通。

（三）移情法

移情法也称转移法，是通过一定的方法和措施改变患者的思想焦点，或改变其周围环境，以此帮助患者解脱不良情绪的影响。当患者发生身心疾病或出现心身功能障碍后，往往将注意力集中在自身疾病或功能障碍这件事上，整天胡思乱想，不仅影响病情，还影响其他治疗手段的疗效。因此，分散患者注意力，使患者的思想焦点转移，或改变其生活环境，可利于疾病或功能障碍的治疗与康复。《素问·移精变气论》云："古之治病，惟其移精变气，可祝由而已。"《内经》所说的祝由疗法，其本质便是转移患者注意力，以达到调整气机、使患者精神内守的作用。移情法可分为升华、超脱、易性等不同方法。

1. 升华 升华是用意志排除不良刺激的干扰，用理智战胜情感方面的失败，将精神和身体的焦点转移到情感以外的事物上去，如工作、事业等，以工作和（或）事业的成绩来冲淡感情上的痛苦，寄托自己的情思。这是排除不良情绪、保持稳定心理状态的最佳方法。

2. 超脱 超脱即超然，是思想上把事情看得淡一点，行动上脱离导致不良情绪的环境。

3. 易性 易性即改变心态。易性的方法很多，如娱乐移情、运动移情等，可根据不同患者的心理、生活环境和条件，灵活采取不同的方法。

（四）养性法

"性"这里指人格，主要包括气质、性格、自我认知风格等方面，是具有一定倾向性和比较稳定的心理特征的总和。良好而健全的人格有助于人的心理健康。在生活中如能达到《内经》所言的"恬惔虚无"的境界，则气血和畅，利于维护健康，更利于疾病或功能障碍的治疗和康复。反之，不良的人格特征则易于情志过激，既不利于内守精神，维护健康，更不利于疾病或功能障碍的治疗与康复。

在人格的形成过程中，文化对人格的影响极为显著，生活中的许多文化活动，如绘画、书法、阅读、音乐、种花、旅游等能起到陶冶情操、怡情养性、调神健身等作用。养性法就是借助此类文化活动，希冀身心功能障碍患者通过人格的修养、重塑而调神治神，达到"真气从之，病安从来"的康复目的。

（五）暗示法

暗示法是通过语言或行为等手段，对患者的心理状态施加影响，诱导患者不经理智考虑和判断，自觉接受医生的治疗性意见，主动树立某种信念，改变其情绪和行为，从而达到康复治疗的目的。

暗示有自我暗示和他人暗示。在临床实践中，他人暗示占据主要地位。《素问·调经论》有这样的记载："刺微奈何？岐伯曰：按摩勿释，出针视之，曰我将深之，适人必革，精气自伏，邪气散乱，无所休息，气泄腠理，真气乃相得。"这便是医者借助语言，暗示患者要深刺，患者便对此集中注意力，从而使针刺效果得以提高。这是古代医家将暗示疗法用于医疗实践的生动写照。由于人们对暗示的接受程度不同，对暗示性强的患者，暗示法的效果更理想。

暗示根据作用性质可分为积极暗示和消极暗示。积极暗示是不管他人的意见正确与否，都无条件、无分析、无批判地加以全盘接受，它对人的身心产生积极作用。著名的

"望梅止渴"的典故，说的就是曹操借梅林之暗示，使行军途中燥渴的将士得以暂时口生津液而缓解口渴，也是积极暗示的典范。消极暗示是全盘否定和拒绝，它对人的身心起着消极作用。在康复实践中需利用暗示的积极作用促使患者身心康复，避免暗示的消极作用。

暗示疗法可在两种场合下进行，一种是不经任何催眠过程，在完全觉醒状态下进行；二是先使患者进入催眠状态，然后予以暗示。在催眠状态下，大脑皮层处于抑制状态，过去的经验被抑制，失去了新刺激的鉴别和批判力，故新刺激具有极大的征服力。患者处于明显受支配的地位，遗忘的经验可能再现，压抑的情感可获释放，流露的想法较为真实，医生的语言刺激更有力，故能获得更明显的康复效果。

（六）以情胜情法

这是中医学最为独特的情志康复方法，是指医生根据情志之间存在的五行生克制化规律，有目的地通过语言或非语言等多种手段，激起一种情志，以针对性地抑制某种致病性的异常情志，从而改善或克服这种异常情志所导致或将会导致的心身障碍的一种方法。《内经》早就指出，悲胜怒，恐胜喜，怒胜思，喜胜忧，思胜恐，为情志相胜理论奠定了基础。金元时期著名医家张子和在《儒门事亲》一书中写道："故悲可以治怒，以怆恻苦楚之言感之；喜可以治悲，以谑浪亵狎之言娱之；恐可以治喜，以恐惧死亡之言怖之；怒可以治思，以污辱欺罔之言触之；思可以治恐，以虑彼志此之言夺之。凡此五者，必诡诈谲怪，无所不至，然后可以动人耳目，易人听视。"

1. 恐胜喜法　恐胜喜法是指通过适当方法激起患者产生恐惧情绪，借以收敛耗散的心神，制约大喜伤心，恢复心神功能的方法。常用于喜笑不休、心气涣散的患者以及因过喜而致的情志失调。

2. 怒胜思法　怒胜思法是指通过适当方法激起患者产生忿怒情绪，借以克制思虑太过、恢复心脾功能的方法。常用于思虑太过，伤脾耗神所致的郁证、失眠等病证。

3. 喜胜悲法　喜胜悲法是指通过适当方法激起患者产生喜乐之情，借以消除悲哀太过的方法。临床多用于悲哭证、脏躁证以及由悲哀过度所致的病证。

4. 悲胜怒法　悲胜怒法是指通过适当方法激起患者产生悲哀之情，借以克制忿怒太过的方法。常用于其他病证兼有情志亢奋的患者，如眩晕、狂证、痫证等。

5. 思胜恐法　思胜恐法是指通过适当的方法激起患者产生多思多虑之情绪，借以克制惊恐太过的方法。常用于惊恐证的康复医疗，以消除患者的恐惧情绪。

情志相胜法主要是根据中医学五脏情志相胜理论而制定的，运用时应灵活掌握，不可生搬硬套。

第二节　传统体育康复法

传统体育康复法是指通过运用具有我国传统特色的体育运动方法，消除患者的身心功能障碍，促进患者恢复身心健康的一类方法。传统体育运动古称"导引"，用于康复治疗有着悠久的历史。早在东汉末年名医华佗就根据"流水不腐，户枢不蠹"的道理，总结前人的理论而创立了五禽戏。传统体育运动不仅以肢体运动为主，同时强调与呼吸、意念等方法紧密结合，使患者在运动过程中形、息、意并练，精、气、神并调，不仅可用于康复治疗，还可用于养生防病，延年益寿。

一、传统体育康复法的作用

（一）恢复肢体功能，促进功能代偿

传统体育康复法通过患肢或全身的功能锻炼，促进气血流通，协调脏腑功能，增强脾胃运化能力，从而达到调和气血、疏通经络、强筋健骨的作用。明代医家张景岳在《类经》中指出："导引，谓摇筋骨，动肢节以行气血也……病在肢节，故用此法。"因此，恢复肢体功能是传统体育康复法的重要作用之一。

疾病、外伤所造成的功能障碍，有一些是可逆的，通过康复治疗，功能是可以恢复的；还有一些是不可逆的损伤，需要功能代偿，重建与目前功能状态相适应的运动模式，以维持人体的整体功能。如《石室秘录》所说："始成偏废，久则不仁之症成也。成则双足自然麻木，乘其尚有可动之机，因而活动之。从来足必动而治，血始活。"一侧肢体功能丧失后，健侧肢体通过运动锻炼，也能部分代偿患侧肢体的功能。传统体育康复法是通过功能代偿的作用，减轻功能障碍的程度，最大限度地发挥机体的整体功能。

（二）消除不良情绪，畅达人体气机

功能障碍患者多易出现悲观或急躁易怒等不良情绪，这些不良的情志因素将成为新的致病因素，进一步损伤人体脏腑功能，妨碍功能康复，甚至会导致障碍加重。传统体育运动可使患者沉浸于运动过程，体验运动带来的愉悦，转移患者的注意力，减少或消除不良情志的刺激，解除消极情绪对免疫系统的影响，起到"移情易性"、调节精神状态的作用。同时，传统体育康复法通过全身活动，可畅达人体气机，避免情志郁结；通过练习深沉、缓慢的腹式呼吸，可消除功能障碍者的焦虑状态，减轻其心理压力，有助于心理平静，稳定情绪；还能使脑血流量增加，脑细胞及脑组织获得充足的营养，从而改善记忆力和注意力等认知能力。练习时往往辅以优美的音乐，能舒缓情绪，增强放松效果。因此，功能障碍者应主动积极参加传统体育运动，增强康复信心，从而改善其生存质量。

二、传统体育康复法的运用原则

（一）辨病与辨证相结合

不同的疾病会造成不同的功能障碍。同一功能障碍，因为体质、年龄、证候等不同，运动处方的制定存在差异性。因此，实施传统体育康复法要辨病与辨证相结合。运

动处方的制定不是一成不变的，随着康复计划的实施，康复医师必须根据患者的功能状况，定期评定，辨证论治，适时调整运动处方，以保证传统体育康复法的疗效。

（二）循序渐进与持之以恒相结合

传统体育康复法对于初学者有一定的难度，尤其是呼吸和意念的练习，因此，患者需遵循循序渐进的治疗原则。在功法练习上，康复医师要根据患者的功能障碍情况，制定适合个体的阶段性训练计划，按照内容先简后繁、程度由易到难、运动量由小到大的顺序，有步骤、分阶段地练习，逐渐提高身体功能。切不可急于求成，否则欲速则不达。同时，传统体育康复法在短时间内难以奏效，需要长期坚持才能提高患者的功能水平。尤其是年老体弱者或神经系统的病损，更需要经过一定的时间才能显效。为此，医者应鼓励患者遵循持之以恒的原则进行锻炼，病情稳定时，以练习某种适合自己功能的传统功法为主。如果运动过程中出现不适症状，或出现急性病证，应暂停锻炼，或更改运动计划，减少运动量，待身体恢复正常后再进行。

三、传统体育康复法的操作方法

（一）静功

静功是一种运用意念引导，配合呼吸运动以及身体的姿势，达到放松形体、协调呼吸、宁心安神等作用的一类功法。它能够在疾病的康复初期和功能障碍严重期，使患者气血调和，经络通畅，心态平和，从而促进康复。这类功法对素体虚弱者和慢性病患者尤为适合。静功包括放松功、内养功、强壮功等，每一种又有具体的分类。放松功适合精神紧张的患者，通过形神合一，以意念放松全身各部位，把身体调整到自然、轻松、舒适的状态。该功法能达到排除杂念、安宁心神、协调脏腑、增强体质的作用，且不受环境条件的限制，具有易学、易练、易见效果的特点。患者练功体位采用卧、坐或站式均可，通过全身放松，把身体调整到自然、舒适的状态，消除身体和大脑的疲劳，从而恢复体力，改善精神状态。在功法练习时要善于运用意念默念"松"，以引导心身的全面放松。

三线放松法是放松功的一种，是将身体划分成两侧、前面、后面三条线，练功时以意识导引自上而下依次放松。第一条线：头部两侧→颈两侧→两肩→两上臂→两肘关节→两前臂→两手，静养中指尖的中冲穴 1～2 分钟。第二条线：面部→颈前→胸部→腹部→两大腿前面→两膝关节→两小腿前→足背→足大趾端，静养大脚趾大敦穴 1～2 分钟。第三条线：后脑→后颈→背部→腰部→大腿后面→小腿后面→足跟→足心，注意力放在涌泉穴上，静养脚心涌泉穴 3～5 分钟。做完三条线的放松练习后，将意念收回，注意力放在丹田处，意守 3～5 分钟结束。

（二）动功

动功是一种运用肢体活动，配合呼吸和意念，以达到调畅气机、益气活血、强筋壮骨、协调脏腑、促进肢体功能恢复的一类功法。动功对于许多功能障碍，尤其是肢体功能障碍的康复具有十分重要的作用。动功包括太极拳、八段锦、五禽戏、易筋经等。功能障碍者可根据具体病情和功能障碍的部位、程度选择某一功法的几个动作进行练习，也可进行一套功法的整体应用练习。

1. 简化太极拳　太极拳是我国传统健身方法之一，名称取自古代《易经》中的"易有太极，是生两仪"之说。太极拳在整个运动过程中自始至终都贯穿着"阴阳"和"虚实"，每个拳式都有"开与合""卷与放""圆与方""虚与实""柔与刚""轻与沉""慢与快"，并在动作中有上下、左右、里外、大小和进退等，是一种对立统一的独特形式。

（1）练习要领

①意念集中，形神合一：习练过程中要排除思想杂念，始终保持心神的宁静，全神贯注。身为神使，意识始终照顾到动作，配合眼神，手动于外，气动于内，达到意到、形到、气到的境界，即形气神合一的状态。

②自然放松，呼吸均匀：太极拳的锻炼要求全身自然放松，上身要沉肩坠肘，下身要松胯宽腰，以使经脉畅达，气血流通。呼吸要求深长均匀，与动作之轻柔圆活相应。一般吸气时，动作为合，气沉丹田；呼气时，动作为开，气发丹田。

③以腰为轴，全身协调：腰是各种动作的中轴，动作的虚实变化皆由腰带动。太极拳要求前后兼顾、左右呼应、上下协调，这就必须以腰部为轴，方能带动全身，使前后左右上下协调一致，浑然一体。

（2）康复作用　太极拳通过形体运动，将气、形、意结合为一体，使气血、脏腑、筋骨、精神均得到濡养，达到"阴平阳秘"的平衡状态，故而可以舒畅气机，调和脏腑，培补正气，使精气充足，神旺体健。经常练习，能补益肾精，强壮筋骨，预防早衰。现代研究也认为，长期练习能改善运动和平衡能力，提高消化功能，增强免疫功能。太极拳尤其适合心脑血管疾病患者的康复。

（3）功法操作　太极拳流派众多，各有特点，其中"简化太极拳"尤为简单易学。其各式名称为：起势、左右野马分鬃、白鹤亮翅、左右搂膝拗步、手挥琵琶、左右倒卷肱、左揽雀尾、右揽雀尾、单鞭、云手、单鞭、高探马、右蹬脚、双峰贯耳、转身左蹬脚、左下势独立、右下势独立、左右穿梭、海底针、闪通臂、转身搬拦捶、如封似闭、十字手、收势。

2. 五禽戏　五禽戏是通过模仿虎、鹿、熊、猿、鸟 5 种动物的动作，组编而成的一套功法。该功法通过模仿动物不同的形态动作和气势，结合意念活动，起到舒筋通络、强健脏腑、灵活肢体关节的作用。

（1）练习要领

①全身放松，呼吸均匀：首先要全身放松，情绪轻松乐观。全身放松可使动作不致过分僵硬、紧张，良好的情绪可使气血通畅，精神振奋。呼吸要平稳自然，用腹式呼吸，均匀和缓。吸气时，口要闭合，舌尖轻抵上腭。吸气用鼻，呼气用嘴。

②动作自然：五禽戏动作各有不同，如虎之刚健、鹿之温驯、猿之轻灵、熊之沉

缓、鹤之活泼。练功时，应根据其动作特点练习，动作宜自然舒展，不要拘紧。

（2）康复作用　五禽戏具有改善关节活动度、增强肌力、强壮身体的作用，对骨关节疾病、神经系统疾病导致的肢体运动功能障碍有较好的康复作用。

（3）功法操作　其各式名称为预备式、熊戏、虎戏、猿戏、鹿戏、鸟戏、收式。

3. 八段锦　八段锦是一套独立而完整的健身功法，古人把这套动作比喻为"锦"，意为体现其动作舒展优美，具有良好的祛病健身功效。该功法动作简单，运动量不大，易学易练，特别适合脏腑组织功能下降或全身功能障碍者。

（1）练习要领

①意守丹田：八段锦要求"用意念引导动作"。精神安定，姿势自如，意识与动作配合，融汇一体。强调"意守丹田"，意练重于形练。

②呼吸均匀：八段锦同样要配合呼吸吐纳。初学者要求呼吸自然、平稳，用鼻做腹式呼吸。练久练熟后，逐步有意识地用呼吸与动作配合。一般动作开始时吸气为多，动作终了时呼气为多，做到呼吸深、长、匀、静。同时呼吸、意念与每个动作相配合。

（2）康复作用　八段锦具有行气活血、调和五脏六腑的功能，能提高头颈、躯干、四肢、腰、腹等全身各部位的功能，对消化系统、呼吸系统、心血管系统、神经系统、脊柱疾病都有良好的康复作用。如"摇头摆尾去心火"对于"心主神明"功能异常而出现的失眠、多梦、健忘等症有良好的改善作用。"双手攀足固肾腰"有补肾固精、调理脏腑的作用。肾主志意，"志意者，所以御精神，收魂魄，适寒温，和喜怒者也"。志意对情志有支配和调节的作用，通过充沛肾气而志意和，调节异常的情志活动。练习"调理脾胃须单举"能够健脾胃，脾在志为思，维持正常的精神思维活动。"双手托天理三焦，背后七颠百病消，五劳七伤往后瞧"可调畅气机、行气活血，使肝的疏泄功能正常，对于心情抑郁、急躁易怒者有很好的调理作用。"左右开弓似射雕，攒拳怒目增气力"能补心肺之气，增强心肺功能，而肺气虚弱，机体对外界不良刺激的耐受性会下降，易于产生悲忧的情绪变化。通过运动可补益心肺之气，达到畅情志的效果。

（3）功法操作　八段锦包括八节连贯的运动，具体内容如下：双手托天理三焦；左右开弓似射雕；调理脾胃须单举；五劳七伤往后瞧；摇头摆尾去心火；两手攀足固肾腰；攒拳怒目增气力；背后七颠百病消。

4. 易筋经　易筋经是通过形体的牵引伸展、抻筋拔骨来锻炼筋骨、筋膜，从而调节脏腑经络，强壮身形。除练肌肉、筋骨外，同时也练气和意，是一种呼吸、意念、动作紧密结合的功法。

（1）练习要领

①精神放松，形神合一：练习易筋经时，要求精神放松，意识平和。通过动作变化引导气的运行，将意识贯注到动作当中，意气相随。在运用意念时，要注意用意要轻，似有似无，切忌刻意、执着。

②呼吸自然，刚柔相兼：练习易筋经时，要求呼吸自然、均匀流畅，以利于身心放松、心气平和。同时应做到刚与柔、虚与实相协调配合。用力过"刚"，会影响气血的流通和运行；动作过"柔"，则会出现松懈空乏，不能起到抻筋拔骨的作用。

（2）康复作用　此功法能增强体质，改善血液循环，对肢体关节疼痛、颈腰椎疾病有一定的康复治疗作用。青少年常练易筋经能纠正身体的不良姿态，促进骨骼、肌肉的生长发育；年老体弱者常练此功法，可以预防肌肉萎缩，调整和加强全身的营养和吸收。

（3）功法操作　易筋经十二式的具体内容为：预备式、韦驮献杵第一势、韦驮献杵第二势、韦驮献杵第三势、摘星换斗势、倒拽九牛尾势、出爪亮翅势、九鬼拔马刀势、三盘落地势、青龙探爪势、卧虎扑食势、打躬势、掉尾势、收式。

四、传统体育康复法的注意事项

（一）做好练功前的准备活动

练习功法前，必须保持稳定的情绪，遇到大怒、大喜等情绪过激时，应先调整情绪，不宜立即练功。衣服要宽松合体，布料柔软。练功前不可过饥或过饱，以免胃肠不适。练功前应排便，不可久忍二便。练功前应做一些活动关节的准备运动，以利于气血运行。练功环境应选择整洁、安静处，应光线柔和，空气流通，注意保暖，慎避风寒。

（二）注意运动安全性

运动强度和运动时间要根据患者功能情况制定，如果强度过大出现疲乏劳累，要减少运动量。如果在运动过程中或者运动后，患者出现胸闷心慌、呼吸不畅、倦怠乏力或肌肉疼痛，应停止运动，平卧休息，并及时就医。如有汗出，宜用毛巾擦干。练功后，不能立即喝冷饮，以免胃肠血管急剧收缩，导致肠胃功能紊乱，引起腹痛、腹泻。练功后也不可冷水洗浴，以免肢体受到冷刺激后，血管骤然收缩，加重心脏负担。

第三节　饮食康复法

饮食疗法是在中医理论指导下，运用饮食来调整机体状态，以增进健康、延年益寿或促进机体康复的一种调摄方法。饮食对于人类而言须臾不可离也，它是人体赖以生存的营养物质的根本源泉，是维持人体生长、发育，进行各种生理功能，维系生命活动的必要条件。历代先贤们早已认识到饮食与生命的密切关系，并于长期的生活和医疗实践中，在饮食防病治病方面积累了丰富的知识和宝贵的经验，逐渐形成了具有中华民族特色的饮食调摄理论和方法。饮食疗法在保障人民健康方面发挥了应有的作用。

饮食疗法既能匡扶正气，不断补充人体的营养消耗或滋补阴阳气血之不足，又能借助食物自身的偏颇特性，调整脏腑的功能障碍和气血紊乱，最大限度地恢复机体的阴阳平衡。食物的最大优点在于其无毒副作用，容易被人接受，寓治于食，将疾病的调养和治疗融入一日三餐之中，安全而便捷，有利于长期使用。正如孙思邈在《备急千金要方》中所说："夫为医者，当须先洞晓病源，知其所犯，以食治之。"因为"食能排邪而安脏腑，悦神爽志，以资血气。若能用食平疴，释情遣疾者，可谓良工"。饮食疗法养生、治病、调身，对疾病的预防、治疗、康复有重要的意义。饮食疗法是中医康复的重要方法之一。

一、饮食康复法的作用

1. 滋养机体　饮食的基本作用是提供人体所需的各种营养物质。饮食进入人体后，经过脾胃的腐熟、运化，转化为精微物质，以濡养脏腑组织，维系脏腑生理功能的有序进行。疾病在康复过程中，仍然需要饮食物源源不断地供给营养，使正气充沛，气血旺盛，以益于机体的康复。

2. 纠偏除弊　药食同源，食物与药物一样，均源于自然，具有相似的特性。如寒热温凉等食性，酸苦甘辛咸等食味，又有升降浮沉、归经等作用趋势之异。利用食物的这些偏颇之性，既可扶助正气不足，补益阴阳气血的虚损，亦可理气活血、化痰除湿、通便利尿等以祛邪，在一定程度上纠正机体的阴阳失衡、气血失调等状态，达到纠偏除弊的目的。

二、饮食康复法的运用原则

饮食康复法是中医康复的重要方法之一，在临床具体运用时必须以中医理论为指导，遵循一定的法度和原则。

（一）辨证施食

中医学认为，不同的疾病以及疾病发展的各个病变阶段，其临床表现及证候特点各异，有以正气虚为主的，有以邪毒盛为主的，还有寒热证候之别。所以，临床康复治疗应根据患者的具体情况，分清病证的寒热虚实及阴阳属性，遵循"热者寒之""寒者热之""虚者补之""实者泻之"的基本原则，如寒证宜温阳散寒，食用温热性质的食物，忌用寒凉、生冷之物；热证宜清热养阴生津，食用寒凉性质的饮食，忌用温燥伤阴之品；虚证当补益正气，阳虚者宜温补忌用寒凉，阴虚者宜清补忌用温热燥烈之类；实证则当祛除邪气。只有注重辨证施食，以辨证为前提，才能取得预期的效果。

（二）三因制宜

天人相应，人与自然息息相关，自然界尤其是四季变化对人体脏腑的功能活动、气血运行影响较大。人们的日常行为必须顺应四时阴阳变化，才能保证脏腑功能活动正常进行。饮食行为也不例外，饮食调摄要顺四时而适当调整。如《素问·金匮真言论》曰："五脏应四时，各有收受；春生夏长，秋收冬藏，气之常也，人亦应之。"元代忽思慧在《饮膳正要》中明确地提出了四时饮食原则："春气温，宜食麦以凉之；夏气热，宜食菽以寒之；秋气燥，宜食麻以润其燥；冬气寒，宜食黍以热性治其寒"，时至今日仍有实际指导价值。

采用饮食康复法，在辨证论治的同时，须顾及季节因素，适时变化。因地制宜，即地域不同，饮食康复的内容或方式也要随之而调节。地域有东西南北，地势有高下，环境有燥湿温凉，各地水土、风俗、饮食习惯不同，人的体质有别，诸多因素使得在饮食的选择上也必须灵活变通。人有年龄、性别之异，又有体质的千差万别，饮食调摄时要因人而异，区别对待，即要根据人的年龄、性别、体质等方面的差异，而予以合理调配。如老年人脾胃虚薄，消化吸收能力日渐衰退，饮食康复时，首先要照顾脾胃的功能。饮食宜选松软易消化之品，烹饪方式以蒸、煮、炖等为宜。粥或药粥是历代养生家大力推荐的饮食剂型。儿童为稚阴稚阳之体，脏腑全而未壮。进行饮食康复时，既要注重食物多样化且富含营养，以满足儿童生长发育的需要，又要食物易于消化，呵护患儿娇嫩的脏腑。体胖之人，多湿盛阳微，饮食宜清淡，不宜肥甘油腻；体瘦之人，多阴虚火旺，饮食宜多甘润生津，不宜辛辣燥烈。

三、饮食的种类、剂型与应用

(一) 常用食物种类

1. 谷类及薯类　谷类包括稻、麦、玉米等，薯类包括马铃薯、甘薯等。本类食物是膳食中最为主要的部分，即主食。成人每人每天推荐摄入量为250~400g。

本类食物大部分味甘性平，入脾胃经，有健脾和胃、强壮益气之功。如粳米、玉米、马铃薯、番薯等。少数食物性偏凉或偏温，偏凉的如小麦、大麦、荞麦等，既可健脾胃，又能除内热，对脾胃虚弱夹内热者较为合适；偏温的如糯米，其质柔黏，能温中益气，健脾止泻，对脾胃虚弱偏寒者更为适宜。

2. 豆类　豆类包括大豆及其他干豆，如绿豆、蚕豆、赤小豆等。豆制品的种类繁多，经常食用的有豆腐、豆浆、豆芽、豆腐干等。成人每人每天推荐大豆类30~50g。

大豆包括黄豆、黑豆、青豆等。大豆中最常食用的是黄豆，黄豆味甘，性平，入脾、大肠经，具有益气养血、健脾宽中之功效。豆腐味甘，性凉，入脾、胃、大肠经，有生津润燥、清热解毒、催乳之功。黑豆味甘，性平，入心、肝、肾经，可补虚清热利水。赤小豆味酸、甘，性平，功可清热解毒，利水消肿，善治水肿、疥疮和丹毒，还可用于通乳。绿豆味甘，性凉，入心、胃经，有清热解毒、利水消暑的功能，适用于热毒内盛者。

3. 蔬菜、水果类　成人每人每天推荐摄入量蔬菜为300~500g，水果为200~400g。

蔬菜的种类很多，包括鲜豆、根茎、叶菜、花菜、茄果、食用菌等。多数蔬菜性质寒凉，如苦瓜、茭白、芹菜、藕等，大多能清热除烦，通腑泄热，化痰止咳。少数蔬菜性质温热，如韭菜、茴香、香菜、大蒜等，有温中散寒、开胃消食等作用。

水果大多性质寒凉，有清热生津、润燥通便之功，如西瓜、梨、香蕉、猕猴桃等，常用于热盛津伤肠燥之证。水果也有少数性偏温热的，如荔枝、龙眼肉等，有生津益血、温中健脾作用，适用于脾胃虚寒证候。因其性温，阴虚火旺者应少食。

食用菌包括黑木耳、蘑菇、香菇等。黑木耳味甘，性平，归胃、大肠经，可滋阴养血，凉血止血。现代研究显示，常食黑木耳对心脑血管病患者有益。银耳即白木耳，味甘、淡，性平，入肺、胃、肾三经，能滋阴清热，润肺止咳，养胃生津，益气和血，可用于虚劳咳嗽、便秘等。蘑菇味甘，性平，入脾、胃、肺经，有健脾开胃、理气化痰、解毒透疹之功，可用于食欲不振、消化不良、小儿麻疹透发不畅、咳嗽咳痰等。香菇味甘，性平，入肝、胃二经，功效健胃益气，透托痘疹，可用于脾胃虚弱、消化不良及小儿麻疹透发不畅等。现代研究发现它有较好的抗癌作用。

4. 动物类食物　包括畜、禽、鱼、虾、奶、蛋。成人每人每天推荐摄入量为 125～225g。其中畜禽肉类 50～75g，鱼虾类 50～100g，蛋类 25～50g。中医学认为，此类食物乃"血肉有情之品"，大多具有补益之功，适宜于体质虚弱者或虚证患者调理之用。

畜肉类性味以甘、咸、温为多。甘能补，咸入血分、阴分，温以助阳祛寒，故本类食物既可益气助阳，又能补益阴血，为气血阴阳俱补之品，适宜于先后天不足及诸虚百损之人。

禽肉类味甘、性平者较多，其次为甘温。甘平益气，甘温助阳。这类食物与畜肉类功效相似，也有补气血、调五脏之功。

鱼虾类包括淡水鱼、淡水虾、海水鱼和海水虾。淡水鱼多性平，亦有偏温或偏凉者，其功效多样，有利尿消肿、安胎通乳、益气健脾、清热解毒、祛风利湿等诸多作用。海鱼、虾类性质也不一致，一般有和中开胃、养血滋阴、补心通脉等作用。

蛋类有鸡蛋、鸭蛋、鹅蛋、鹌鹑蛋等。鸡蛋蛋清味甘，性凉；蛋黄味甘，性平，入心、肾经。有滋阴润燥、养心安神、养血安胎之功。适于心烦不寐、燥咳声哑、目赤咽痛、胎动不安及产后者食用。鸭蛋味甘、咸，性凉，入肺、脾经。能清肺止咳，滋阴润燥。适于胸膈肠胃积热、咳嗽、喉痛、齿痛者食用。鹅蛋甘温，补中益气。鹌鹑蛋味甘、咸，性平，可益气补肾，多用于肝肾虚损。

奶类主要是牛奶、羊奶等。成人每人每天推荐奶及奶类制品 300g。奶类最常饮用的是牛奶，其性平，味甘，入心、脾、胃经。有补虚损、益脾胃、生津润肠的作用，适宜老年人、婴幼儿及体虚者饮用。羊奶味甘，性温，入肺、心、胃经。有补虚弱、润心肺、开胃进食等作用，更适于虚寒体质及虚劳羸弱、消渴、反胃、呃逆者饮用。

（二）常用饮食剂型

1. 米面食物　米面食物是以米或面为原料制成的一类食物，包括包子、面条、饼、水饺、馄饨、糕、粉、馒头、汤圆等。中国面点以历史悠久、制作精致、品类丰富、风味多样著称于世。我国米面食物在风味特色上主要分为南北两大风味，广式、苏式、京式三大特色。米面食物的制作方法较多，包括蒸、煮、烙、煎、炸等，可根据需要进行选择。一般而言，发酵的、蒸煮的食物比较容易消化吸收，未经发酵的、黏腻的、油炸食物则不易被消化，老年人、小儿及脾胃虚弱者应少食或忌食。

如在米面中加入中药，则可制成功能性保健食物。这类食物，历代医籍不乏记载。如《医学衷中参西录》中的期颐饼、益脾饼，《宣明论方》中的栝楼饼，《儒门事亲》中的山药茯苓包子，《本草纲目》中的肉馄汤圆，《饮膳正要》中的川椒面等。

2. 粥类　粥是用较多的水加入米，或在此基础上再加入其他食物或中药，煮至汤汁稠浓，水米交融的一类半流质食物。食粥在我国已有数千年的历史。《礼记》就有关于粥的记载："食粥天下之达礼也。"《谷梁传》也有昭公十九年，（太子）"止器泣、饮干粥"的记载。

由于粥的主要原料为米谷，能补益脏腑，尤善健脾养胃，故古往今来，人们都将粥视为美食，其养生保健作用也被历代养生家所推崇。宋代文学家张文潜在《粥记》说："每日起，食粥一大碗，空腹胃虚，谷气便作，所补不细，又极柔腻，与肠胃相得，最为饮食之妙诀。"《随息居饮食谱》亦云："粳米甘平，宜煮粥食，粥饭为世间第一补人之物，贫人患虚证，以浓米汤代参汤，每收奇效。米粥油大，能补液填精，有裨羸老，病人产妇，粥养最宜。"《行事钞》中将粥的作用总结为"食粥有五事：善除饥、除渴、消宿食、大小便调适、除风患。食粥者，有此五善事"。南宋陆游认为食粥更能延年益寿，他在《食粥》中曰："世人个个学长年，不悟长年在目前，我得宛丘平易法，只将食粥致神仙。"可见长期食粥不仅可调补脾胃，还能强身健体，延年益寿。尤其对于疾病初愈、身体虚弱者特别适宜。

煮粥最常用的是粳米、小米、糯米等，根据个人需要还可配以各种豆类、蔬菜、肉、干果、鲜果等。粥，尤其是根据需要配制的药粥，对于某些疾病能起到治疗或辅助治疗的作用。唐代名医孙思邈的《千金翼方》、明朝医药学家李时珍的《本草纲目》、清代《老老恒言》辑录了大量药粥验方。至今仍然广为流传的药膳很多，如健脾除湿的薏苡仁粥，补肾益脑的胡桃粥、黑芝麻粥，化痰消食的萝卜粥，健脾利水的赤小豆粥，清热明目的菊花粥，补气的人参粥等。

3. 汤羹类　汤，烹饪上称之为汤菜，中医学称之为汤液。汤是用少量食物或药物，加入适量水或精制好的汤汁，烹调成以汤汁为主，汤多菜少，食用以喝汤为主的一类菜式。羹，是以肉、蛋等为主料，加水烹制成汤汁稠厚的一种菜式，如肉羹、蛋羹、豆腐羹、菜羹等。汤羹不仅可以补充人体大量的水分，还可将人体必需的部分营养成分及防病治病的有效成分溶解在汤水中，以便被人体所吸收，从而起到调养人体、防病治病之作用，对老幼妇孺、病后康复者，更为有益。

由于配料不同，汤羹的作用也各不相同，在使用过程中，需根据体质、季节、地域、习俗、病况等不同灵活运用。如在夏季需清热祛暑可用绿豆汤，在冬季或血虚有寒者当用当归生姜羊肉汤（羹），肾阳虚者可用羊肾苁蓉羹，阴虚者可用百合银耳羹，气虚乏力者可用人参莲肉汤，水肿者可用鲤鱼赤小豆汤，痰热积滞可选用雪羹汤，脾虚积滞可用荸荠猪肚羹，血虚经闭可选用乌贼桃仁汤等。

4. 菜肴类　菜肴是指用肉类、蔬菜类、水产类等原料，经过加工烹制而成的一类食物形式。中国菜肴的品种极为丰富，有荤素之分，也有冷热之别。凉菜主要用拌、炝、腌、卤、蒸、冻等方法加工而成；热菜是采用熘、焖、烧、汆、蒸、炸、酥、烩、扒、炖、爆、炒、拔丝、砂锅等方法加工。由于地理环境、气候物产、文化传统以及民族习俗等因素的影响，我国菜肴的风味形成了许多流派，其中最有代表性的是鲁、川、苏、粤、浙、闽、湘、徽"八大菜系"，加上京菜和鄂菜，为"十大菜系"。菜肴的作用也因原料及烹调方法的多样而有所区别。菜肴类药膳品种繁多，补益类药膳如韭菜炒胡桃仁、参归炖母鸡、虫草蒸老鸭等，调理类的如泥鳅炖豆腐、玫瑰烤羊心等。

5. 饮料类 是将食物浸泡、压榨、煎煮或蒸馏制成的一种专供饮用的液体。饮料品种繁多。近些年，各种功能性饮品应运而生，如健脑益智类、抗疲劳、美容、通便、降糖、减脂等。在慢性病康复治疗中，可根据病证情况酌情选择一些食疗方或药膳方进行治疗或辅助治疗。如治疗虚寒性腹泻的姜茶乌梅饮、治疗肺热津伤的五汁饮、用于慢性咽炎的甘橘饮、平肝降压的益寿饮等。

6. 蜜膏类 蜜膏是由鲜果汁、鲜药汁或药物的水煎液经过煎熬浓缩，再加蜂蜜调制而成的稠膏。因其具有滋补功效，又俗称膏滋，是一种具有营养滋补和防病治病作用的剂型。应用时需根据个人的体质特点或病证类型而选药择食。蜜膏能增强体质，预防疾病，适用于气血不足、五脏亏损、体质虚弱或产后的调理；蜜膏能调整人体阴阳气血，改善脏腑功能，促进病体的康复，术后以及大病、久病之后处于康复阶段出现各种正气不足症状者，可选用相应的补益膏剂，如枸杞蜜膏、龙眼参蜜膏等；对于实证或虚实错杂证的慢病患者，则不应一味用膏滋滋补，需通过辨证分析，有针对性地开列清膏或补泻兼施的膏方进行调理。

7. 酒类 酒的种类十分繁多，根据酿酒的原材料不同，可分为三类：一是以粮食为主要原料生产的粮食酒，如高粱酒、糯米酒等；二是以果类为原料生产的果酒，如葡萄酒、香槟酒等；三是用粮食和果类以外的原料生产的代粮酒，如用薯干、木薯等生产的酒都属代粮酒。根据酒的商品特性可分为白酒、黄酒、果酒、啤酒、药酒和配制酒。这六类酒中，根据酒的颜色又可分为有色酒和无色酒。白酒属于无色酒，酒度较高。其他酒属于有色酒，酒度较低。酒有"通血脉、行药力、温肠胃、御风寒"之功。保健酒及药酒因选用的原料不同而作用有别，如益气温阳、补血生津、补益肝肾、活血化瘀、祛风除湿等。巨胜酒、地黄酒、固春酒、枸杞酒、红花酒等为医籍载录较多的药酒。

少量饮酒对人体有益，过度饮用则有害健康，甚至危及生命。饮酒应适量！

8. 蜜饯类 蜜饯是以果蔬等为原料，再加适量的糖或蜂蜜腌制而成的。蜜饯根据地方风味可分为京式、杭式、苏式、闽式和广式等。京式蜜饯有苹果脯、金丝蜜枣、金糕条等；杭式蜜饯有糖水青梅、糖水枇杷、话梅、金橘等；苏式蜜饯有蜜饯无花果、金橘饼、白糖杨梅等；闽式蜜饯有大福果、加应子、十香果等；广式蜜饯有糖心莲、糖橘饼、奶油话梅等。根据加工方法还可将蜜饯分为糖渍蜜饯类、返砂类、果脯类、凉果类、甘草制品和果糕等。糖渍蜜饯类包括蜜金橘、糖桂花、化皮榄等；返砂类有糖冬瓜条、金丝蜜枣、金橘饼等；果脯类有杏脯、菠萝、姜糖片、木瓜（条、粒）等；凉果类有八珍梅、梅味金橘等；甘草制品常见的有话梅、甘草榄、九制陈皮等；果糕类最常食用的有山楂糕、开胃金橘、果丹皮等。根据康复治疗的需要，可在蜜饯的制作中加入具有某些功效的食物或药物，如蜜饯山楂、蜜饯雪梨、蜜饯黄精等。

四、饮食康复法的注意事项

（一）五味调和，食味宜淡

食物的种类繁多，所含营养成分各不相同，只有做到合理搭配，全面饮食，才能使人体得到各种不同的营养物质，以满足生命活动的需要。《素问·脏气法时论》指出："五谷为养，五果为助，五畜为益，五菜为充，气味合而服之，以补精益气。"《素问·五常政大论》也说："谷、肉、果、菜，食养尽之。"谷类为三餐中基本的组成，肉类为副食，蔬菜、水果作为辅助。中国这种传统的膳食模式，与现代营养学的平衡膳食理念非常相像。谷类富含碳水化合物和一定数量的蛋白质；肉类提供蛋白质和脂肪；蔬菜保证、水果含有大量的维生素和矿物质。谷肉果菜的有机搭配，可满足人体的各种营养需求，维系脏腑功能活动的正常进行。

归经理论是中医药的基本理论之一，在食物疗法的运用中也有体现。食物有酸、苦、甘、辛、咸五味（还有淡味、涩味）。五味对五脏有特殊的选择性作用。五味不同，对人体的作用也各异。《素问·至真要大论》云："五味入胃，各归所喜，故酸先入肝，苦先入心，甘先入脾，辛先入肺，咸先入肾，久而增气，物化之常也。"五味调和，则有利于健康。正如《素问·生气通天论》所指出的："是以谨和五味，骨正筋柔，气血以流，腠理以密，如是则骨气以精，谨道如法，长有天命。"如果五味偏嗜则会导致疾病的发生。《素问·至真要大论》又说："气增日久，夭之由也。"《素问·五脏生成》更为具体地指出："多食咸，则脉凝泣而变色；多食苦，则皮槁而毛拔；多食辛，则筋急而爪枯；多食酸，则肉胝皱而唇揭；多食甘，则骨痛而发落。"说明五味偏嗜，既可引起本脏功能失调，也可因脏气偏盛，以致脏腑之间平衡关系失调而出现他脏的病理改变。因此，在日常饮食或疾病调治中，只有做到五味调和，全面而均衡地摄取食物，才能保证人体健康。

另外，现代临床发现，诸多疾病的发生发展与"重口味"有密切关系，如咸、甘味等的过多摄入是高血压病、糖尿病、血脂异常等的常见危险因素。因此，为防治相关疾病，应当倡导"淡口味"。

食物还有四气之性，即寒、热、温、凉。温热性质的食物有温补阳气的作用，对素体阳虚内寒或虚寒证者较为适宜；寒凉性质的食物有清热通利功效，对素体内热或热证患者更为合适。因此，饮食康复时也要注意食物寒热温凉的调配，否则会对身体带来伤害。如《灵枢·师传》说："食饮者，热无灼灼，寒无沧沧。寒温中适，故气将持，乃不致邪僻也。"饮食的寒热对脾胃的运化功能有着直接的影响。水谷入胃，全赖脾阳为之运化。《医原》曰："脾有一分之阳，能消一分之水谷；脾有十分之阳，能消十分之水谷。"过食生冷寒凉之品，最易损伤脾胃之阳气，导致寒湿内生，而发生腹痛、腹泻等病变。过食辛温燥热之品又易使胃肠积热，出现口渴、脘腹胀满，便秘或酿成痔疮等。总之偏嗜寒热，会给健康带来危害，对疾病的治疗和机体的康复也会产生不利的影响。

（二）规律定时，少食为宜

饮食有节、进食有度是身体健康的保障。如《吕氏春秋·季春纪》曰："食能以时，身必无灾，凡食之道，无饥无饱，是之谓五脏之葆。"其内容包括进食时间要有规律，进食量要适当，即定时、定量。

1. 定时　定时是指进食时间较为固定，早在《尚书》中就有"食哉惟时"之论。定时进食，可以使脾胃的功能活动有张有弛，保证饮食物正常有序的消化、吸收。如果食无定时，日久则会使脾胃功能失调，纳谷消食能力减弱，从而有损健康。我国传统的餐次安排是一日三餐，即早、中、晚三餐。人类受日月星辰变化的影响，日常作息和诸多行为逐渐形成了规律。脏腑的功能活动也有相应的节奏，一般而言，在早、中、晚这三个时间段，脾胃消化功能较为强大，适量的进食，食物能得到有效的消化吸收，最大限度地为身体提供营养需要。但是在现实生活中，因为生活及工作状态的限制或某些疾病的特殊要求，餐次可做适当的变更。

2. 定量　定量是指饮食适量，不宜过饥或过饱。胃主受纳腐熟，脾主运化。饮食的消化、吸收、输布主要靠脾胃来完成。饮食饥饱适中，则脾胃得以正常工作，饮食能够转化为人体所需要的营养物质，从而保证人体的各种生理活动。反之，过饥则气血乏源，脏腑组织器官失养，无以正常运转，机体逐渐衰弱，易于招致疾病。若过饱，进食量超过了脾胃的运化能力，可致食滞不化，损伤脾胃，正如《素问·痹论》所说："饮食自倍，肠胃乃伤。"

人在大饥大渴时，最易暴饮暴食，饮食过量。孙思邈在《备急千金要方·养性序》中指出："不欲极饥而食，食不可过饱；不欲极渴而饮，饮不可过多。饱食过多，则结积聚，渴饮过多，则成痰澼。"所以在饥渴难耐之时，应缓缓饮食，不可过量，以免身体受到损伤。

另外，在大病初愈，胃阳来复时，患者往往食欲大增，此时切不可多食或进食不易消化的食物，以免引起病情反复。

饮食定时、定量，是后天脾胃功能得以正常发挥的基本要求，是身体健康的重要保证。正如《管子》所说："饮食节……则身利而寿命益""饮食不节……则形累而寿命损。"

（三）相宜相害，病证各异

关于饮食宜忌，早在《黄帝内经》中就有相关的记载，如"五味所禁""五味之所伤"等。即五脏病变各有所忌：心病忌咸，肝病忌辛，脾病忌酸，肺病忌苦，肾病忌甘。张仲景在《金匮要略》中也指出："所食之味，有与病相宜，有与身为害，若得宜则补体，害则成疾。"即合适的食味能补益身体，不适宜的食味则可能伤害身体。清代章杏云在《调疾饮食辨》中进一步阐释了药物与饮食的关系，"病人饮食，借以滋养胃气，宣行药力，故饮食得宜足为药饵之助，失宜则反与药饵为仇。"说明患者在服药时，有些食物可以增进药物的作用，有些食物则对所服之药有不良影响。因此在服药期间，要注意饮食禁忌。

一般而言，在患病期间，因为疾病或证候之异，对于饮食有一定的要求，如脾胃虚寒者忌进食大量生冷之物，如生蔬菜、水果及冷饮、冷食等；脾虚、外感初起者不宜使用糯米、大麦等制成的黏滑之品；痰湿者应忌荤油、肥肉、油煎炸食品、乳制品（奶、酥、酪）等肥甘油腻之类；疮疡、风瘙痒、瘾疹、哮喘等应忌海鱼、无鳞鱼、虾、蟹、羊肉、狗肉、鹿肉等腥膻发物；内热者应忌葱、姜、蒜、辣椒、花椒、韭菜、酒、烟等辛辣温燥之品；再如水肿忌盐、消渴忌糖等。此外还要注意个体差异，如有些皮肤病患者，因某种饮食而发作或加重，应禁食此物。

具体来说，饮食宜忌当根据病证的寒热虚实，结合食物的四气、五味、升降浮沉及归经等特性来确定。如寒证宜用温热之品，忌用寒凉生冷之物；热证宜用寒凉之品，忌用温燥之物。虚证宜补，实证宜泻等，勿犯虚虚实实之戒。细而言之，如虚证患者忌用耗气伤津、腻滞难化的食物，其中阳虚患者不宜过食生冷瓜果及寒凉的食物，阴虚患者则不宜用辛辣刺激性食物。

清代叶桂有云："食入自适者，即胃喜为补。"告诫我们，患病期间的饮食宜忌，不可拘泥于固有的记载，应灵活变通，总以顾护脾胃为第一要义。

第四节　针灸康复法

针灸康复法是在中医基础理论和经络学说的指导下，利用针刺、艾灸等方法对经络腧穴进行适当的刺激，以疏经通络，调节气血运行，改善脏腑功能，增进机体抗病能力，从而发挥预防疾病、康复疾病和延年益寿的作用。针灸康复法是重要的中医外治疗法，以其疗效显著且无药物毒副作用的独特优势，在中医康复中占有十分重要的地位，是中医众多康复方法中最常用的一种康复手段。

针灸康复法包括以刺激经络、穴位为治疗手段的各种治疗方法，主要分为针刺疗法、艾灸疗法、拔罐疗法和刮痧疗法等。针灸可调节气血津液和脏腑经络功能，纠正机体阴阳的偏盛偏衰，使机体功能恢复正常。在临床上，针灸康复治疗需根据病证部位、阴阳、表里、寒热、虚实等情况进行辨证论治；所用腧穴分布广泛，一般选取病变经脉的腧穴进行针灸操作；施术手法宜补泻为主，当补就补，当泻则泻，通过补泻调理，使患者失调的身心功能得到恢复。针灸康复还可用于疾病前的亚健康状态调理，在正气未虚、邪气不盛的欲病阶段，使机体得到调整，防止疾病的发生。

一、针灸康复法的作用

经络内连脏腑，外络肢节，通达表里，贯穿上下，遍布全身，将人体各部分连接成一个有机的整体，是人体气血运行的通路，具有"行血气而营阴阳，濡筋骨，利关节"的作用。针灸康复治疗是在辨病、辨证的基础上，根据患者年龄、身体虚实和机体功能状况，在其病变所属经脉及其相关经脉上选取腧穴，进行相应针灸操作，调整经络气血运行，平衡阴阳，促进脏腑、肢体功能改善或恢复。概括起来，针灸康复法的作用主要有以下几方面。

（一）调和阴阳，改善机体功能

调和阴阳的目的是使机体从阴阳失衡状态向平衡状态转化，这是针灸康复治疗的根本目的。疾病的病理变化非常复杂，但从总体上可归纳为阴阳失调。六淫、七情、饮食、劳倦等内外致病因素引起人体阴阳及脏腑功能的偏盛偏衰，失去相对平衡，导致疾病的发生，即"阴胜则阳病，阳胜则阴病"。运用针灸方法调节阴阳的偏盛偏衰，可以使机体恢复"阴平阳秘"的状态，从而达到治愈疾病的目的。正如《灵枢·根结》所说："用针之要，在于知调阴与阳。调阴与阳，精气乃光，合形与气，使神内藏。"针灸调和阴阳的作用，主要通过经脉阴阳属性、腧穴配伍和针刺手法完成。如中风后出现的足内翻，从经络辨证上可确定为阳（经）缓而阴（经）急，治疗时可采用补阳经而泻阴经的针刺方法，以平衡阴阳；阳气盛则失眠，阴气盛则多寐，根据阳跷脉、阴跷脉主司眼睑开阖的作用，取与阴跷脉相通的照海和与阳跷脉相通的申脉进行治疗，失眠补阴跷（照海）泻阳跷（申脉），多寐补阳跷（申脉）泻阴跷（照海），从而使阴阳平衡，睡眠正常。

（二）扶正祛邪，调节脏腑功能

疾病的发生、发展及其转归，是正气和邪气相互斗争、此消彼长的过程。针灸通过针刺手法和腧穴配伍而发挥扶助正气、祛除邪气的作用。脏腑功能与人体正气功能亦有直接关系，中医的脏腑包括五脏、六腑及奇恒之腑，有受纳排浊、化生气血、贮藏精气的功能。当脏腑功能失调或衰退时，因受纳有限、生化无源、难以排浊，而致正气虚弱、邪气壅盛。脏腑疾病可在相应经络腧穴上有所反应，而肢体经络气血运行失调也可以导致脏腑功能的失调。针灸作用于人体相应的经络腧穴，可以调整脏腑功能。如心绞痛、高血压病、心律失常等心血管疾病常有胸闷、胸痛、心悸气短及情志不畅等表现，可通过针灸心经、心包经和肝经的腧穴进行治疗。妇产科疾病，如经前期紧张症、月经不调、痛经、闭经等，可针灸肝经、肾经及任脉、督脉、带脉的腧穴进行治疗。针灸治疗对脏腑功能具有双向调节作用，例如内关可以改善心动过缓的症状，也可以改善心动过速的症状；天枢穴既可以用于大便次数增多的腹泻，又可用于便秘。针灸可扶正祛邪，调节脏腑功能，使机体处于良好的功能状态。

（三）行气活血，改善经络功能

气血不和，外邪侵袭，经络闭阻，不通则痛，会产生疼痛、麻木、肢体不遂等一系列症状。如《素问·调经论》指出："血气不和，百病乃变化而生。"通过经络腧穴的良性刺激，经络可维持气血的正常运行，使经筋、皮部和机体各部得以充分濡养，各组织器官的功能得到改善或者恢复。例如，对于腰痛患者，可针刺肾俞、大肠俞、腰椎夹脊穴，以疏通局部经脉气血，改善腰痛症状。

（四）舒筋通络，恢复肢体功能

诸多疾病均可造成肢体功能的障碍，使患者丧失运动能力。《灵枢·本脏》云："经脉者，所以行血气而营阴阳，濡筋骨，利关节者也。"针灸可通过舒筋通络，滑利关节，使肢体功能得到改善或恢复。如痹证所致的颈肩腰部疼痛、麻木和关节活动不利等都可以采用针灸相应经络穴位进行康复治疗。对于中风后遗症，例如肢体功能障碍、肌肉萎缩、肢体无力等，针灸疗法具有肯定的疗效。

（五）醒脑安神，调节神志功能

神志功能包括人的精神、意识和思维活动，其正常与否与心、脑关系密切。针灸调神优势明显，选择相应的腧穴进行针灸治疗，可以使患者的神志功能恢复正常，例如心经、心包经的井穴和督脉的百会、水沟等穴有醒脑开窍、健脑益智和宁心安神的作用。对失眠、健忘患者，可以通过针刺心经等相关穴位进行调治，从而改善睡眠，改善和消除健忘症状。对儿童精神发育迟滞、小儿脑瘫等，针灸疗法可有效促进神经系统的重建和功能恢复。

二、针灸康复法的运用原则

针灸治疗方法多种多样，在采用针灸促进疾病康复时，需从整体上把握针灸康复法的运用原则。概括来说，主要包括治神守气、补虚泻实、清热温寒、治病求本和三因制宜。

（一）治神守气

神，广义是指机体生命活动的外在表现；狭义是指大脑功能的反映，包括意识、思维、情志等精神活动。在针灸康复治疗的整个过程中需注重守神，主要体现在两个方面：一是指在针灸操作过程中，医者专心致志，意念集中，患者神情安定，感受经气的传导；二是指在施治前后注重患者的精神调摄。《素问·诊要经终论》强调"刺针必肃"，要求医者在患者面前要严肃、认真，在施术过程中，保持注意力集中，取穴准确，操作谨慎，做到"必一其神，令志在针"。

气，这里主要指经气，经气的虚实是脏腑、经络功能盛衰的标志。守气，意即守住所得之气。守气需先调气。《灵枢·刺节真邪》说："用针之类，在于调气。"调气包括得气、气行、气至病所等，而得气的快慢、气行的长短、气至病所所产生的效应，通常与患者的体质、患者穴位敏感度、医者取穴的准确性，以及针刺的方向、角度、深度、强度及补泻手法等因素密切相关。同时，医者的专一其神，往往在诱发经气、加速气至、促进气行和气至病所中具有关键作用。患者的意守感传，亦能为守气打下良好的基础。

治神守气需要医者、患者双方的积极参与和配合。医者需端正医疗作风，认真施术，潜心尽意，正神守气；患者需正确对待疾病，配合治疗，安神定志，意守感传。治神守气既有助于针灸作用的发挥，提高治疗效果，又能有效地防止在针灸治疗过程中出现意外事故。

（二）补虚泻实

1. 虚则补之，陷下则灸之 "虚则补之"就是虚证采用补法治疗。针刺补虚主要是通过针刺手法中的补法操作和腧穴配伍等实现的。如在有关脏腑经脉的背俞穴、原穴施行补法，可改善脏腑功能，补益阴阳、气血；选用偏补功能的腧穴如关元、气海、足三里等穴，也可起到补益正气的作用。"陷下则灸之"，意即气虚下陷的治疗以灸法为主。当气虚出现陷下证候时，采用温灸的方法可起到温补阳气、升提举陷的作用，如子宫脱垂灸百会、气海、关元等。

2. 实则泻之，菀陈则除之　"实则泻之"就是实证采用泻法治疗。针刺泻实主要是通过针刺手法中的泻法操作和腧穴配伍等而实现的。如在穴位上进行捻转、提插、开阖等泻法操作，可以起到祛除人体病邪的作用；选用偏泻功能的腧穴如十宣、水沟、素髎等，也可发挥祛邪的功效。"菀陈则除之"。"菀"有瘀结、瘀滞之义。"陈"即陈旧，可引申为病久之义。"菀陈"泛指络脉瘀阻所引起的病证；"除"即清除，采用刺血疗法以清除瘀血等。即对于络脉瘀阻不通引起的病证，可采用三棱针点刺出血，达到活血化瘀的目的。如闪挫扭伤、丹毒、红丝疔等引起的肌肤红肿热痛、青紫肿胀、体表红丝窜行等，可在局部络脉或瘀血部位施行三棱针点刺出血，以产生活血化瘀、解毒泻火、消肿止痛的功效。对于病情较重者，可点刺出血后加拔火罐，以排出更多恶血，促进病愈。另外，腱鞘囊肿、小儿疳证等分别在局部阿是穴、四缝穴点刺治疗也属此范畴。

3. 不盛不虚，以经取之　"不盛不虚"，并非指病证本身无虚实之分，而是脏腑、经络的虚实表现不太明显，主要是脏腑、经脉本身的病变，而不涉及其他脏腑、经脉，属本经自病。治疗应按本经循经取穴，针刺时，多采用平补平泻的手法。

（三）清热温寒

"清热"是指热性病证治疗用"清"法；"温寒"是指寒性病证治疗用"温"法。《素问·至真要大论》提到"寒者热之，热者寒之，温者清之，清者温之"，此为清热温寒原则的最早记载。而《灵枢·经脉》曰："热则疾之，寒则留之。"这是分别针对热性病证和寒性病证制定的针灸操作方法。

1. 热则疾之　即对于热性病证，多采用浅刺疾出或点刺出血，手法当轻而快，可以不留针或针用泻法，以清泄热毒。例如，风热感冒者，取大椎、曲池、合谷、外关等穴浅刺疾出，即可起到清热解表的作用；若伴有咽喉肿痛者，可用三棱针在少商穴点刺出血，以加强泄热、消肿、止痛的作用。

2. 寒则留之　即对于寒性病证，多采用深刺而久留针，以达温经散寒的目的。因寒性凝滞而主收引，针刺时不易得气，故应留针候气；加艾灸更能助阳散寒，使阳气得复，寒邪乃散。如寒邪在表，留于经络，艾灸法较为相宜；若寒邪在里，凝滞脏腑，则针刺应深而久留，或配合"烧山火"针刺手法，或加用艾灸，以温针法较为适宜。

（四）治病求本

治病求本就是在治疗疾病时需辨别其发生的根本原因，采取针对性的治疗方法。"标""本"是一个相对的概念，可用来反映病变过程中各种矛盾的主次关系。如从正邪双方而言，正气为本，邪气为标；从病因与症状而论，病因为本，症状为标；从疾病的先后来看，旧病、原发病为本，新病、继发病为标。在临床上，治病求本是一个基本法则，当遇到疾病的标本缓急等特殊情况时需灵活掌握，处理好治标与治本的关系。

1. 急则治标 即当标病处于紧急的情况下，首先要治标。这是在特殊情况下采取的一种权宜之法，目的在于抢救生命或缓解患者的紧急症状，为治本创造有利条件。例如，不论任何原因引起的高热抽搐，应当首先针刺大椎、水沟、合谷、太冲等穴，以泻热、开窍、息风止痉；任何原因引起的昏迷，都应先针刺水沟以醒脑开窍；当患者出现小便潴留时，应首先针刺中极、水道、秩边，先利小便，然后再根据疾病成因从本论治。

2. 缓则治本 即在通常情况下，需根据引起疾病发生的根本原因予以治疗。坚持"治病求本"，尤其对慢性病和急性病的恢复期有重要的指导意义，正如《素问·阴阳应象大论》中所说："治病必求于本。"正虚者应固本，邪盛者当祛邪；治其病因，症状可除；治其先病，后病可解。这就是"伏其所主，先其所因"的深刻含义。例如肾阳虚引起的五更泄，泄泻是其症状表现，为标，而肾阳不足为本，治宜灸气海、关元、命门、肾俞以温肾止泻。

3. 标本同治 即在标病和本病并重的情况下，采取标本同治的方法。如体虚感冒，应当益气解表，益气为治本，解表为治标，可采用补足三里、关元，泻合谷、风池、列缺的针灸治疗。

（五）三因制宜

"三因制宜"是指因时、因地、因人制宜，即根据患者所处的季节（包括时辰）、地理环境和个人的具体情况，制订适宜的治疗方案。

1. 因时制宜 四时气候变化对人体的生理功能和病理变化有一定的影响。在应用针灸治疗疾病时，需要考虑季节气候和时辰因素。春夏之季，阳气升发，人体气血趋向体表，病邪多在体表；秋冬之季，人体气血潜藏于内，病邪多位于深部。故治疗上春夏宜浅刺，秋冬宜深刺。古代医家还根据人体气血流注盛衰与一日不同时辰的相应变化规律，创立了子午流注针法等。另外，因时制宜还包括根据某些疾病的发作或加重规律而选择有效的治疗时机。如精神疾患多在春季发作，故应在春季之前进行治疗；乳腺增生症患者常在经前乳房胀痛较重，故治疗应在经前1周开始。

2. 因地制宜 由于地理环境、气候条件不同，人体的生理功能、病理变化也有所区别，治疗应有所差异。如在寒冷地区，治疗多用温灸，并且所用灸炷壮数较多；而在温暖地区，多用针刺，少用灸法。正如《素问·异法方宜论》所指出的："北方者……其地高陵居，风寒冰冽，其民乐野处而乳食，脏寒生满病，其治宜灸焫。南方者……其地下，水土弱，雾露之所聚也，其民嗜酸而食腐，故其民皆致理而赤色，其病挛痹，其治宜微针。"

3. 因人制宜 是指根据患者性别、年龄、体质等的不同而选择适宜的治疗方法。由于男女在生理上有不同的特点，如女子以血为用，在治疗妇科病时可多选择冲脉、任脉上的腧穴。年龄、体质不同，针刺方法也有差别。《灵枢·逆顺肥瘦》曰："年质壮大，血气充盈，肤革坚固，因加以邪，刺此者，深而留之……婴儿者，其肉脆血少气弱，刺此者，以毫针，浅刺而疾发针，日再可也。"

三、针灸康复法的分类与应用

（一）针刺疗法

针刺疗法是在中医基础理论指导下，应用毫针等针具刺激人体经络腧穴，运用各种针刺手法来激发经络气血，调节脏腑，平衡阴阳，最终达到治疗疾病、促进康复、强身健体的目的。根据针刺器具、针刺部位和针刺方式等的不同，针刺疗法主要分为以下几类。

1. 毫针法　毫针是临床应用最为广泛的一种针具，毫针法是针刺疗法的主体。为了适应不同穴位和病情的需要，毫针有长有短，有粗有细。施治时，强调辨病辨证而取穴，并结合相应手法，以增强疗效。毫针疗法具有调理全身气血阴阳、疏通经络、扶正祛邪等作用，操作方便，起效迅速，可用于多种疾病的康复。如胃痛、偏瘫、面瘫、痿证、痹证、头痛、眩晕、失眠等病证的康复均可采用毫针疗法。

注意事项：①患者过于饥饿、疲劳、精神过度紧张时，不宜立即进行针刺。②对于身体瘦弱、气虚血亏者，针刺时手法不宜过强，并应尽量选择卧位。③妇女怀孕3个月以内者，不宜针刺其小腹部的腧穴；怀孕3个月以上者，其腹部、腰骶部腧穴也不宜针刺。另外，怀孕期妇女应禁刺三阴交、合谷、昆仑、至阴等一些通经活血的腧穴。④妇女行经期，除调经外，亦不应针刺。⑤小儿囟门未合时，头顶部的腧穴不宜针刺。⑥有自发性出血倾向或皮肤破损后出血不止者，不宜针刺。⑦皮肤有感染、溃疡、瘢痕或肿瘤的部位，不宜针刺。⑧针刺眼球周围和项部的风府、哑门等穴位以及脊椎部的腧穴，要注意掌握一定的角度，不要大幅度提插、捻转，以免损伤重要的组织器官。

2. 电针法　电针法是指针刺得气后，在针柄上通以微量电流以加强刺激，从而达到治疗目的的一种疗法。其在针刺腧穴的基础上，加以脉冲电的治疗作用，具有提高疗效、准确掌握刺激参数、代替手法行针、节省人力等优点。电针的适应证与毫针刺法基本相同，治疗范围同样较为广泛。临床上常用于各种痛证、痹证、痿证、脏腑器官的功能失调、肌肉关节损伤性疾病、神志病等。对急性病可加强脉冲电刺激以缓急，对慢性病可进行轻而持续时间长的刺激，以提高疗效。

注意事项：①使用电针仪时应注意检查电针仪性能是否良好，避免发生触电事故。②电流量调节应由小到大，切忌突然增大电量，以免引起患者的不适和紧张感，出现晕厥、弯针、断针等异常现象。③对于针感较敏感者需慎用电针疗法。④患有严重心脏病者，在应用电针时应严加注意，避免电流回路通过心脏。⑤在邻近延髓、脊髓部位使用电针时，电流的强度宜小，切不可强电刺激，以免发生意外。

3. 耳针法　耳针法是指使用毫针或其他坚硬的小颗粒如莱菔子、王不留行子等，刺激相应的耳穴来治疗疾病、促进疾病康复的一种方法。根据生物全息理论，人体的耳郭犹如一个倒立的胎儿，各内脏、肢体及其他组织器官，在耳郭上都有相对应的部位。因此，耳针不仅具有调理全身各部功能的作用，还可用于多种疾病的康复治疗，如各种痛证、过敏性疾病、内分泌紊乱、心血管疾病、肥胖症等。

注意事项：在进行耳针操作时要求严格消毒，有炎症或冻伤的部位禁用。

4. 头针法　头针法又称头皮针疗法、颅针疗法，是根据大脑皮层的功能定位理论，将头皮划分出皮层功能相应的刺激区，在相应刺激区进行持续快速捻针以治疗疾病的方法。头针具有醒脑开窍、镇静息风、活血化瘀、通络止痛的作用，主要用于脑源性疾病的康复，如中风偏瘫、面瘫、小儿脑瘫、失语、眩晕、舞蹈病、帕金森综合征、痴呆等各种神经系统的疾病，对于心血管系统疾病、消化系统疾病以及多种神经痛、遗尿等也有较好疗效。头针的取穴方法较多，如头皮针标准线取穴法、头穴透刺法、头穴丛刺法等。

注意事项：①人体头部因长有头发，针刺时容易感染，应注意严格消毒。②头皮血管丰富，容易出血，起针时要注意使用棉球按压以止血。

5. 皮肤针法　皮肤针又称七星针、梅花针，指用特制的针具浅刺人体皮肤以疏通经络、调节脏腑，达到疾病康复的一种特殊针刺疗法。皮肤针适用于多种疾病的康复，如头痛、偏瘫、面瘫、痿证、失眠、高血压、近视、脱发等。皮肤针在使用时应根据疾病的性质和轻重选择不同的刺激强度。对于虚证、久病和体质虚弱者，应轻轻叩击局部皮肤至出现潮红；对于实证、新病和体质强壮者可重叩至局部皮肤出现大量红点甚至微微出血。

注意事项：①使用皮肤针时应认真检查针具，严格执行无菌操作。②皮肤局部有溃疡或破损者不宜操作。

6. 三棱针法　三棱针法是指通过特殊的针具三棱针刺破特定部位的浅表血管和深层组织，放出适量的血，达到通经活络、开窍泄热、消肿止痛目的的一种针刺康复方法。三棱针法操作时刺激感较强，常用的方法有点刺法、散刺法、挑刺法等，适用于各种痛证及实热证的治疗。一般具有较为明显的瘀血内阻、经脉不通的病证都可以使用此法，如顽固性痹证、急性腰扭伤、中风偏瘫、肢体麻木等病证的康复。

注意事项：①由于三棱针的刺激感较强，需对患者做好必要的解释工作，消除思想顾虑。②要严格消毒，防止感染。③手法要轻稳准快，不可用力过猛，以防止创伤过深。④身体瘦弱、气血亏虚、有自发性出血倾向者，不宜使用本法。

7. 水针法　水针法又称穴位注射，是指将药物注入人体特定穴位、压痛点或反应点，通过针刺和药物的双重作用，调整相应脏腑功能，改善病理状态，促进疾病康复的方法。常用的注射药物主要包括当归、红花、丹参、川芎等中药注射液和链霉素、普鲁卡因、维生素 B_1、维生素 B_6、地塞米松等西药注射液。水针适用于体表各部位的疼痛，包括神经、肌肉、关节等各组织器官疾病所引起的疼痛。某些炎症、感染或其他原因引起的功能障碍，如面瘫、头痛、胃痛、急性腰扭伤、颈椎病等病证也可采用水针治疗。

注意事项：①使用水针时应注意掌握药物的功能、剂量和过敏反应等。②在进行注射时，需注意避开神经干和大的血管。

8. 火针法　火针疗法是指将特制的金属针用火烧红，迅速刺入一定部位后快速退出以治疗疾病的一种针刺康复方法。本法具有温经散寒、通经活络、去腐生新等作用，临床常用于治疗痹证、胃下垂、胃脘痛、泄泻、痢疾、阳痿、瘰疬、风疹、月经不调、痛经、小儿疳积及扁平疣、痣等。

注意事项：①应用火针后，皮肤上可能会遗留小瘢痕，因此面部应用火针要慎重。②血管和主要神经分布部位不宜施用火针。③针刺后，局部出现红晕或红肿未能完全消失时，应注意卫生，以防感染。④针刺后出现局部发痒的情况，不要用手搔抓，以免发生感染。⑤针刺后，若针孔较深，需用消毒纱布贴敷，以防感染。

9. 指针法　指针法是指针法以指代针，又称点穴法。用拇指或食指指尖对选用的穴位进行按压、揉动，使之产生酸、重、胀、麻等类似针感的反应，是一种刺激比较柔和的非侵入性方法，其作用比针刺弱，适宜老年、妇儿等体弱及畏针者。由于指针具有自用的特点，故多用于自我康复预防，如指针少海穴可预防或减少心痛的发生。

10. 杵针法　杵针法是指用特制的工具，不刺入人体肌肤之内，通过一定的手法，刺激人体体表腧穴，作用于经络、脏腑，以调和阴阳、扶正祛邪、疏通经络、行气活血，达到治病强身、康复保健目的的一种针刺方法。临床多用于心血管疾病、脑动脉硬化症、慢性阻塞性肺疾病以及各类痛证，对血管性头痛、神经官能症等也有一定的疗效。

11. 磁针法　磁针法是磁场疗法和针灸相结合的新疗法，指用不同的针具将外磁场作用于穴位中的一种方法，是使一定的磁场能量通过穴位作用于经络来调整人体气血和脏腑功能。本法具有镇痛、消肿、消炎、降压、止泻等作用，可用于各种急慢性疼痛性疾病、关节炎、扭挫伤、高血压病及各种运动系统疾病的康复治疗。

12. 埋针法　埋针法又称皮内针法，是以特制的小型针具固定于腧穴的皮内或皮下，进行较长时间埋藏的一种方法。埋针法可对机体产生弱而长时间的刺激，以达到调整阴阳、疏通经络、行气活血的作用，可用于某些慢性疾病或顽固性疾病的康复，如面肌痉挛、慢性腰肌劳损等。

（二）艾灸疗法

艾灸疗法是通过艾绒燃烧产生的热量来烧灼、温熨特定穴位，以达到温通气血、调整脏腑、扶正祛邪、益寿延年目的的一种康复治疗方法。艾灸疗法既可用于久病体虚之人的康复，又可强身健体，是独特的中医调摄方法之一。古代养生家对于艾灸调摄有着十分丰富的临床经验。《本草从新》记载："艾叶苦辛，生温，熟热，纯阳之性，能回垂绝之阳，通十二经，走三阴，理气血，逐寒湿，暖子宫……以之灸火，能透诸经而除百病。"艾灸疗法的治疗范围十分广泛，一般以虚证、寒证及阴证为主，由于其操作方便简单，深受广大群众欢迎。艾灸疗法种类很多，常用方法见图 2 - 1。

1. 艾炷灸　用手工或器具将艾绒制成圆锥或圆柱状，称为艾炷。将艾炷置于穴位或病变部位上，点燃施灸的方法称为艾炷灸。每点燃 1 个艾炷，称为灸 1 壮。艾炷灸可分为直接灸与间接灸两类。

（1）直接灸　是将艾炷直接置于皮肤上施灸的方法，故又称为着肤灸。根据施灸后皮肤是否留有瘢痕，直接灸可分为瘢痕灸和无瘢痕灸两种。

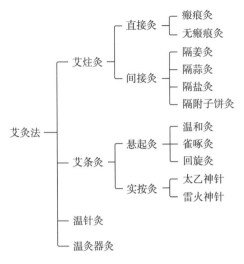

图 2 – 1　常用艾灸疗法

①瘢痕灸：施灸前先将少量大蒜汁涂抹于拟施灸部位，以增强黏附和刺激作用。然后将大小适宜的艾炷置于施灸部位，从上端点燃施灸。每壮艾灸燃尽除去灰烬后，易炷再灸，直至拟灸壮数灸完为止。施灸时，由于会直接烧灼皮肤，因此会产生剧烈的疼痛。此时可在施灸部位周围轻轻拍打，以缓解疼痛。正常情况下，灸后 1 周左右，施灸部位无菌性化脓（脓液色白清稀）形成灸疮，经 5～6 周，灸疮自行痊愈，结痂脱落后留下瘢痕。临床上常用于治疗哮喘、风湿顽痹、瘰疬等慢性顽疾。由于瘢痕灸会损伤皮肤，因此在施灸前需征得患者同意。在灸疮化脓期间，需嘱患者注意局部清洁，避免继发感染。

②无瘢痕灸：施灸前在拟施灸部位涂抹少量凡士林，以便于艾炷黏附。然后将大小适宜的艾炷置于施灸部位，从上端点燃施灸。当艾炷燃烧剩余 1/3 左右患者感到微有灼痛时，立即用镊子将艾炷移走，易炷再灸，直至拟灸壮数灸完为止，以艾灸局部皮肤出现红晕而不起疱为度。因皮肤无灼伤，故灸后不化脓，不留瘢痕。此法适用于各虚寒性疾患的治疗。

（2）间接灸　间接灸是指在艾炷与施灸部位之间用药物或其他物质隔开而施灸的方法，故又称为隔物灸。根据所用药物或材料的不同，间接灸一般分为以下几种。

①隔姜灸：将姜片切成直径 2～3cm、厚度约 0.3cm 的薄片，中间以针刺数孔，置于拟灸部位，再将艾炷放在姜片上点燃施灸。若患者有灼痛感，可将姜片夹起，使其离开皮肤片刻后再继续灸治。艾炷燃尽后，易炷再灸，直至灸完应灸壮数。一般以局部皮肤出现红晕而不起疱为度。此法有温胃止呕、散寒止痛的作用，常用于因寒而致的呕吐、腹痛及风寒痹痛等。

②隔蒜灸：将鲜大蒜切成厚度约为 0.3cm 的薄片，中间以针刺数孔，置于拟灸部位，再将艾炷放在蒜片上点燃施灸。操作方法同隔姜灸。此法有清热解毒、杀虫的作用，多用于治疗瘰疬、肺结核及肿疡初起等。

③隔盐灸：将干燥的食盐填敷于脐部，或于盐上再放置薄姜片，然后放置大艾炷进

行施灸。此法有回阳、救逆、固脱之功，多用于治疗伤寒阴证或吐泻并作、中风脱证等。隔盐灸施灸时无固定壮数，以患者脉起、肢温、证候改善为度。

④隔附子饼灸：将附子研成粉末，用酒调和做成直径约 3cm、厚度约 0.8cm 的药饼，中间以针刺数孔，置于拟灸部位，再放置艾炷点燃施灸，直至灸完应灸壮数。此法有温补肾阳等作用，多用于治疗命门火衰而致的阳痿、早泄、宫寒不孕或疮疡久溃不敛等。

2. 艾条灸　是指将艾绒卷制成条，将一端点燃施行灸法的艾灸操作方法，具有操作简便、安全无创的特点，可自行操作。艾条灸主要分为悬起灸和实按灸两种方式。

（1）悬起灸　是指将艾条的一端点燃，悬于施灸部位一定距离，使热力较为温和地作用于施灸部位。根据操作方法的不同，可分为温和灸、雀啄灸和回旋灸，其中温和灸多用于慢性病的灸治，雀啄灸、回旋灸多用于急性病的灸治。

①温和灸：施灸时，将艾条燃烧的一端对准应灸部位，距离皮肤 2～3cm，使患者局部感觉温热而无灼痛为宜。一般每处灸 10～15 分钟，以皮肤出现红晕为度。对于昏厥、局部知觉迟钝的患者，施术者可将食指、中指分开置于施灸部位两侧，以感知患者局部皮肤受热程度，以便及时调节艾条高度，防止患者烫伤。

②雀啄灸：施灸时，艾条燃烧的一端与应灸部位皮肤的距离并不固定，而是远近移动如鸟雀啄食一样，直至皮肤出现红晕为度。

③回旋灸：施灸时，艾条燃烧的一端与施灸部位皮肤保持一定距离，做往复运动和旋转运动。

（2）实按灸　是指将点燃的艾条隔数层布或棉纸实按在穴位上，使热力透达深部，火灭或热减后重新点火按灸。若患者感到按灸局部灼烫、疼痛，可移开艾条，并增加隔层厚度。此外，还可在艾绒里另加药物制成艾条施灸，根据药物的不同，可分为"太乙神针"和"雷火神针"。

3. 温针灸　是指毫针留针时在针柄上放置艾绒或艾炷施灸的方法。操作时，先将毫针刺入腧穴，得气并施以适当的补泻手法后，将艾绒包裹于针柄或将 2～3cm 长的艾炷插在针柄上，点燃施灸，待艾绒或艾条燃尽后除去灰烬，将针取出。应用时需注意防止艾绒脱落烧伤皮肤。

4. 温灸器灸　是指采用专门施灸的器具进行艾灸操作。施灸时，将艾绒或艾条装入温灸器，点燃后置于施灸部位进行热熨，以所灸部位的皮肤出现红晕为度。临床上需要灸治者，一般均可采用此法。

5. 注意事项

（1）面部穴位、乳头、大血管等处均不宜使用直接灸，以免烫伤形成瘢痕。关节活动部位亦不宜使用化脓灸，以免化脓溃破，不易愈合，甚至影响功能活动。

（2）空腹、过饱、极度疲劳者慎施灸。

（3）孕妇的腹部和腰骶部不宜施灸。

（4）施灸过程中要注意防止燃烧的艾绒脱落烧伤皮肤和衣物。

（5）施灸过量，时间过长，局部会出现水疱，只要不擦破，可任其自然吸收。若水疱较大，可用无菌毫针刺破，放出水液，再涂以烫伤油或消炎药膏等。

（6）瘢痕灸者，在灸疮化脓期间要保持局部清洁，并用敷料保护灸疮，以防感染。若灸疮脓液呈黄绿色或有渗血现象者，需用消炎药膏或玉红膏涂敷。

附1：拔罐疗法

拔罐疗法是指用加热、抽气等方法使杯、筒、罐等器具内气压低于普通大气压，令其吸附于体表疼痛部位或穴位以治疗疾病的方法。由于拔罐可以改变皮肤温度，形成局部充血或瘀血，故又将拔罐疗法称为瘀血疗法。拔罐疗法具有温经散寒、活血通络、平衡阴阳、扶正祛邪等作用，适用于风湿性关节炎、肩周炎、腰背肌肉劳损、感冒、发热等病证。

一、拔罐疗法的分类

拔罐疗法主要包括火罐、水罐和抽气罐。火罐是指利用燃烧时火焰的热力，排去空气，使罐内形成负压，将罐吸附于皮肤表面。水罐是利用水加热罐体排出罐内空气，使罐内形成负压，将罐吸附于皮肤表面。抽气罐是指利用抽气装置抽走罐内空气，使罐内形成负压，将罐吸附于皮肤表面。

二、拔罐疗法的操作方法

（一）留罐法

留罐法又称坐罐法，是指罐具吸拔到皮肤上留置5～15分钟，然后将罐起下。此法是最常用的拔罐方法，一般疾病均可应用。

（二）走罐法

走罐法又称推罐法，即先在拟操作部位涂上凡士林等润滑剂，再用上述方法使罐吸附于皮肤表面，然后施术者手握罐体，均匀用力，将罐沿着一定路线往返推动，直至走罐部位皮肤红润、充血甚至瘀血时，将罐起下。此法适用于脊背、腰臀、大腿等面积较大、肌肉丰厚的部位。

（三）闪罐法

闪罐法是将罐吸附于相应部位，立即拔下，再迅速吸附、拔下，如此反复，直至皮肤潮红。闪罐动作要迅速、准确，手法要轻巧，吸附力适中，多用于局部皮肤麻木、疼痛或功能减退等疾患，尤其适用于不宜留罐的部位及儿童患者。

（四）刺络拔罐法

刺络拔罐法又称刺血拔罐，是指在刺络之后再进行拔罐，以吸出少量血液的一种治疗方法，多用于治疗软组织劳损、扭伤、腰腿风湿痛、神经性皮炎、皮肤瘙痒等疾病。

三、拔罐疗法的注意事项

1. 拔罐时，要保持适当体位，选择肌肉相对丰满的部位。若体位不当、移动，骨骼凹凸不平或毛发较多，易致罐体脱落。

2. 拔罐手法要熟练，动作要轻、快、稳、准。用于燃火的酒精棉球，不可吸含过量酒精，以免拔罐时酒精滴落到患者皮肤上形成烫伤。使用水罐时，需注意避免罐上的热水烫伤患者皮肤。

3. 留罐过程中如出现拔罐局部疼痛，可减压放气或立即起罐。起罐时不可硬拉或旋转罐具，以免引起疼痛，甚至损伤皮肤。

4. 留针拔罐时，所选择的罐具宜大，毫针针柄宜短，以免吸拔罐具时碰触针柄而致损伤。

5. 对贫血和有出血倾向的病证不宜使用刺络拔罐法，大血管所在部位也须慎用。

附 2：刮痧疗法

刮痧疗法是指用边缘光滑的硬物器具，例如嫩竹板、瓷匙、古钱、玉石片、瓷器片等，蘸上食用油、凡士林、白酒或清水，在人体表面特定部位由上而下、由内向外反复刮动，使皮肤表面形成瘀血点、瘀血斑或点状出血，通过刺激体表皮肤及经络，改善人体气血流通状态，从而预防疾病及促进机体康复。

一、刮痧疗法的分类及操作

刮痧疗法分为直接刮法和间接刮法两种。

1. 直接刮法　是指在施术部位涂上刮痧介质后，用刮痧工具直接接触患者皮肤，在体表的特定部位反复进行刮拭，直至皮下出痧为止。操作时手持刮痧板，蘸上润滑剂，然后在患者体表的一定部位按一定方向进行刮拭。刮痧时用力要均匀，一般采用腕力，同时要根据患者的病情及反应调整刮拭的力量。适用于感冒发热、咳嗽气喘、腰背肌肉劳损等病证。

2. 间接刮法　是指先在患者需刮拭部位处放一层薄布，然后再用刮拭工具在薄布上进行刮拭。此法可保护皮肤，适用于儿童、年老体弱、高热、中枢神经系统感染、抽搐及某些皮肤病患者。

二、刮痧疗法的注意事项

1. 刮拭手法要用力均匀，以能忍受为度，达到出痧为止。

2. 婴幼儿及老年人刮拭手法用力宜轻，不可一味追求出痧而用重手法或延长刮痧时间。

3. 出痧量受多方面因素影响，一般情况下，血瘀者出痧多；实证、热证出痧多；

虚证、寒证出痧少；服药过多者，特别服用激素类药物不易出痧；肥胖者与肌肉丰满的人不易出痧；室温低时不易出痧。

第五节　推拿康复法

推拿疗法是在中医基础理论和现代解剖学指导下，应用推拿手法或借助一定的器具，刺激患者穴位、经络或体表特定部位，从而达到防治、康复疾病和强身健体的一种外治方法，古称"拊""按摩""按""乔摩""案杌"等。治疗范围涉及内、外、妇、儿、骨伤与五官、眼等各科病证，具有操作方便、适应证广、疗效显著、易于推广等特点，是一种能够体现中医特色的疗法。

一、推拿康复法的作用

推拿治疗疾病的效果主要是通过推拿手法来实现的。手法在推拿治疗中起着关键作用。推拿手法作用于人体体表的特定部位而对机体生理、病理产生影响。推拿的作用原理主要有疏通经络、调和气血，平衡阴阳、调节脏腑，理筋整复、滑利关节等。

（一）疏通经络，调和气血

推拿手法可直接刺激腧穴或经络，激发气血流通，起到疏通经络的作用。《素问·血气形志》曰："形数惊恐，经络不通，病生于不仁，治之以按摩醪药。"最早提出了按摩疏通经络的作用。推拿手法作用于体表的经络穴位上，可引起局部经络反应，激发和调整经气，并通过经络影响到所连属的脏腑、组织、肢体关节的功能活动，进而调节机体的生理、病理状态，达到百脉疏通、五脏安和、使人体恢复正常生理功能的目的。中医推拿在治疗上非常重视经络辨证，主张"推穴道，走经络"，其理论依据就是"经脉所过，主治所及"。同时，通过手法在体表经穴、部位的直接刺激，使局部毛细血管扩张，肌肉血管的痉挛得到缓解或消除，经脉通畅，血液循环加快，促进气血的运行，而达到行气活血的作用。

（二）平衡阴阳，调节脏腑

推拿治病遵循《黄帝内经》"谨察阴阳所在而调之，以平为期"的原则，根据辨证分型，采用或轻或重，或缓或急，或刚或柔等不同刺激的手法，使虚者补之，实者泻之，热者寒之，寒者热之，壅滞者通之，结聚者散之，邪在皮毛者汗而发之，病在半表半里者和而解之，以改变人体内部阴阳失调的病理状态，从而达到恢复阴阳的相对平衡、邪去正复之目的。推拿对脏腑功能的调节作用主要表现在两个方面：一是直接作用，即通过手法刺激体表直接影响脏腑功能；二是间接作用，即通过经络与脏腑的联系而发挥作用。经络内属脏腑，外络肢节，推拿手法通过作用于相应经络、腧穴，可以改善脏腑功能，激发正气，增强抗病能力，从而达到扶正祛邪的治疗效果。

（三）理筋整复，滑利关节

中医学所说的筋骨、关节，包括筋膜、肌肉、肌腱、腱鞘、韧带、关节囊、滑膜、椎间盘、关节软骨等人体软组织，这些组织可因直接、间接外伤或长期劳损产生一系列病理变化。筋骨关节受损，必累及气血，以致脉络损伤，气滞血瘀，肿胀疼痛，从而影响肢体关节的活动。

各种原因导致的软组织损伤称为筋伤或伤筋，筋伤会不同程度地影响骨及关节功能，产生"筋出槽、骨错缝"等一系列病理变化，出现诸如关节错缝（脱臼滑脱、不全脱位）、椎骨错缝（小关节紊乱）、椎间盘突出、肌肉筋膜或韧带撕裂等症。临床上运用适当的按、揉、推、擦等手法，可将部分轻度撕裂的肌肉、肌腱、韧带组织抚顺理直而消肿止痛；运用适当的拨、推、扳等手法，可将滑脱的肌腱恢复到正常解剖位置；运用适当的屈伸、旋转、牵拉等手法，可解除关节交锁现象，使移位嵌顿的关节回纳；运用适当的牵引、拔伸、扳法、按压法、摇法等手法，可改变椎管内凸出物与神经根的位置关系；运用适当的脊柱旋转复位法、脊柱旋转拔伸复位法、脊柱斜扳法等，可调整脊柱小关节紊乱。理筋整复可使经络关节通顺，即顺则通。

二、推拿康复法的手法分类

推拿手法是指用手或肢体的其他部位，按照各种特定的技巧和规范化的动作在体表进行操作，用以防治疾病和强身健体的一种技巧动作。推拿手法的分类主要根据其手法操作的动作形态、用力方向、应用对象、手法组合等不同特点进行划分，常见的分类有以下几种。

（一）根据手法的动作形态分类

1. 摩擦类手法　是指手法操作过程中，施术者着力部位与被施术者部位的皮肤之间产生明显摩擦的一类手法，如推法、摩法、擦法等。

2. 摆动类手法　是指以前臂的主动运动带动腕关节摆动来完成手法操作的一类手法，如㨰法、揉法等。

3. 挤压类手法　是指单方向垂直向下或两个方向相对用力的一类手法，如按法、点法、拿法等。

4. 振动类手法　是指术者以特定的肌肉活动方式使被施术者产生明显振动感的一类手法，如抖法、振法等。

5. 叩击类手法　是指以一定的节律，富有弹性地击打机体表面的一类手法，如拍法、击法、叩法等。

6. 运动关节类手法　是指运用一定的技巧在生理范围内活动被施术者关节的一类手法，如摇法、扳法、拔伸法等。

（二）根据手法的应用对象分类

1. 小儿按摩手法　主要用于小儿的一类手法，如运法、掐法、捏脊法等。

2. 成人按摩手法　主要用于成人的一类手法，如揉法、滚法、压法、扳法等。较小儿按摩手法的刺激量大，但手法名称等并无严格的区别。

(三) 根据手法的组合成分分类

1. 单式手法　又称基本手法，讲求单一、准确、规范，如推法、拿法、按法、摩法等。

2. 复合手法　把两种或两种以上的基本手法结合起来操作，就形成了复合手法，如拿揉法、推摩法、拨揉法等。

3. 复式手法　也称特定手法，指把一种或几种单式手法在一定穴位或部位上按照特定程序操作的组合型手法。此类手法在小儿按摩中使用的较多，如打马过河、黄蜂入洞等。

此外，还有根据手法流派分类的，如一指禅按摩手法、滚法流派按摩手法、内功按摩手法等，也有根据学习环节与应用目的对象分为基础手法、练习手法和临床手法等。

三、推拿康复法的运用原则与注意事项

选用何种手法、施术的部位或穴位、手法力量的大小、操作时间的长短等，都应当贯彻辨证论治的精神，因病变个体和时间、地点的不同而灵活运用，充分发挥手法的治疗作用。

(一) 运用原则

一般说来，手法的操作要求主要包括辨证施治、补虚泻实以及因人、因病、因时、因地制宜等几个方面。

1. 辨证施治　推拿手法的施术与中医内治疗法一样，也应以中医基本理论为指导，遵循辨证论治的原则。正如《理瀹骈文》所云："外治之理即内治之理。"又说："外治必如内治者，先求其本，本者何也，明阴阳识脏腑也。"辨证是治疗的前提和依据，只有明确病变的阴阳、表里、虚实、寒热等属性，才能从复杂多变的疾病现象中抓住病变的本质，把握病证的标本、轻重、缓急，从而采取相应的手法以扶正祛邪、调整阴阳，使气血复归于平衡。因此，手法的施术不仅是对症的局部治疗，而且始终贯穿着辨证论治的思想。

2. 补虚泻实　补虚泻实是中医治病的基本法则之一，也是手法的施术原则之一。推拿治疗疾病，虽然不同于中药、针灸，但同样非常重视补泻。正如《医宗金鉴》所云："一推一拿，视其虚实酌而用之，则有宣通补泻之法。"临床施术时，根据患者体质的强弱和证候的虚实，具体分析，区别对待，采取不同的手法技术，作用于患者特定的部位或穴位，虚则补之，实则泻之，从而起到扶正祛邪的作用。一般情况下，顺着人体经络走向、向心、用力轻柔、速度和缓的推拿手法，适用于虚证；逆着人体经络走向、离心、用力稍重、速度稍快的推拿手法，适用于实证。

3. 因人、因病、因时、因地制宜　因人、因病、因时、因地制宜是指治疗疾病时要根据不同对象、不同病证及不同的时间、地理环境制定相应的治疗方法。

（1）因人制宜　由于推拿手法的治疗效果受人体诸多因素的影响，包括患者的年龄、性别、体质、生活习惯、痛阈等，因此，手法的选择及临床具体运用应有所不同。

（2）因病制宜　推拿治疗采用什么手法，应视疾病和功能障碍的性质、部位、程度，辨证辨病选择。

（3）因时制宜　手法操作时要考虑到时间和季节因素。

（4）因地制宜　手法的施术亦应根据地理环境的不同灵活选择。如中国北方寒冷，北方人体格多壮硕，肌肤腠理致密结实，施术时手法宜深重才能有效；南方多热多湿，南方人体型多瘦小，肌肤腠理薄弱，推拿治疗时手法宜相对轻柔。

（二）注意事项

1. 明确诊断　施用手法前要对病情进行充分了解，并要有明确诊断。诊断应以中医基础理论为指导，参考西医学理论，通过望、闻、问、切四诊合参，结合必要的西医学检查方法，全面了解患者的全身情况和局部症状，对患者的病理状态进行综合分析，从而得出合理诊断，并在此基础上以辨证论治和辨病施治相结合的原则为指导，选择相应的手法进行治疗。在诊断未明确之前，不宜随便施术，特别是一些刺激量较大或运动幅度较大的正骨手法和腰背胸腹部的重按法等。同时应严格掌握推拿手法的适应证和禁忌证。

2. 全神贯注　医生在治疗过程中态度要严肃认真，精力集中，操作仔细，并密切注意患者对手法治疗的反应（如面部表情的变化、肌肉的紧张度及对被动运动的抵抗程度等），询问患者的自我感觉，若有不适，应及时调整手法刺激的方法与强度，避免增加患者的痛苦和不必要的人为损伤。

3. 手法准确　医生应准确掌握每一手法的动作要领，严格按照规范化的动作进行操作，在治疗过程中具体运用什么手法，应根据疾病的性质、病变的部位而定。

4. 轻重适宜　手法操作必须具备一定的力量，达到一定的刺激阈值，才能激发人体的应答功能，获得良好的治疗效果。力量太过或不及均会影响疗效，故在施用手法时必须根据患者体质、病证、部位等不同情况而灵活地增减，施加适当的力量。

5. 体位得当　手法操作要选择适当的体位。患者宜选择肌肉放松、呼吸自由，既能维持较长时间，又有利于推拿医生手法操作的体位。对医生来说，宜选择有利于手法操作、力量发挥的体位，同时也要做到意到、身到、手到、步法随手法相应变化，保持整个操作过程中身体各部动作的协调一致。

6. 时间灵活　手法操作时间的长短对疗效有一定的影响。时间过短，往往达不到疗效。时间过长，局部组织有可能产生医源性损伤，或令患者疲劳。所以，操作的时间要根据患者的病情、体质、病变部位、所应用手法的特点等因素灵活确定。每次治疗一般以 10～20 分钟为宜。

7. 操作卫生　医生必须经常修剪指甲，保持双手清洁；手上不应戴有其他饰品，以免擦破患者皮肤和影响治疗。冬天治疗时，双手要保持温暖，以免治疗部位受到凉的刺激而引起肌肉紧张。另外，除少数手法如擦、推、捏等法直接接触患者皮肤操作外，治疗时必须用治疗巾覆盖被治疗的肢体或局部。

8. 推拿疗法的禁忌证　推拿疗法的禁忌证是指不适宜或暂不适宜进行推拿疗法的情况，一般来说，有以下情况者不适宜或暂不适宜选用推拿治疗。

（1）未经诊断明确的各种急性脊柱损伤或伴有脊髓症状者，如脊髓肿瘤、脊柱结核、脊髓或椎管内血肿等。

（2）由结核菌、化脓菌所引起的运动器官病证不宜进行推拿治疗，如骨结核、化脓性关节炎。此时，推拿的运用可使感染扩散。

（3）各种骨折及严重的老年性骨质疏松病患者，推拿会导致骨质破坏。

（4）严重的心、肺、脑、肾等器质性疾患不宜进行推拿治疗。

（5）体质虚弱，身体承受不起手法的患者，不宜使用推拿手法。

（6）皮肤破损、感染，皮肤病的病损局部不宜采用推拿治疗。

（7）各种急性传染病及胃、十二指肠溃疡急性出血期，不应使用推拿，以免贻误病情。

（8）有出血倾向或血液病的患者，推拿有可能会加剧局部组织内出血。

（9）推拿部位有皮肤病变损害、烧伤、烫伤处不宜进行推拿治疗，因为推拿手法可刺激皮肤，加重皮肤损伤。

（10）妊娠3个月以上妇女的腹部、腰骶部不宜施行推拿手法，以免出现流产和出血过多现象。

（11）精神病患者或情绪过于激动不能配合医生操作的患者不宜采用推拿治疗。

（12）过饥、过饱、疲劳、精神紧张者，应慎用手法或暂缓治疗。

四、推拿康复法的常用手法

（一）摆动类手法

1. 揉法　以指、掌、小鱼际、前臂尺侧或肘尖等为着力点，在治疗部位带动受术皮下组织一起做环旋动作的手法。其中，根据着力部位的不同，可以分为指揉法、掌揉法、小鱼际揉法、膊揉法、肘揉法、拳揉法等。

（1）操作要领

①所施压力要适中，以受术者感到舒适为度。动作要灵活连贯而有节律性。

②频率每分钟120～160次，对面部腧穴、胃脘部等部位可酌情缓慢施术。

③鱼际揉法腕关节自然放松，掌揉法腕关节松紧适度，指揉法腕关节须保持一定紧张度。

④揉动时要带动皮下组织一起运动，不可在体表形成摩擦运动。

（2）临床应用　本法是推拿手法中常用手法之一，具有疏通经络、行气活血、消肿止痛、宁心安神、宽胸理气、健脾和胃等功效，临床常配合其他手法来治疗脘腹胀满、胸闷胁痛，以及组织损伤引起的红肿疼痛等症，也常用于小儿推拿和面部美容。如脑卒中用掌根揉瘫痪一侧的面颊部，并重点揉风池穴；脊柱损伤从上至下揉按患者脊背部，点揉督脉和足太阳膀胱经在背部的穴位；颈椎病用拇指或中指或小鱼际点按揉肩井、天宗、阿是穴、臑会、曲池、手三里、阳溪等穴位；肩周炎早期点揉肩周穴位；退行性膝关节炎主要选取下肢膝髌周部位的腧穴，如内外膝眼、梁丘、血海、阴陵泉、阳陵泉、足三里、委中、承山、太溪等；高血压用揉攒竹、擦鼻、鸣天鼓、手梳头、揉太阳、按揉脑后等方法；冠心病按揉双侧心俞、肺俞、膈俞、内关、神门、通里、膻中、肾俞；小儿脑瘫按揉足太阳膀胱经背部第一侧线和第二侧线。

2. 擦法 用手掌尺侧面的背部及掌指关节背侧凸起处，在操作部位做来回翻掌、旋转动作称为擦法。

（1）操作要领

①前臂旋转与腕关节屈伸这二者动作一定要协调。即前臂旋前时，腕关节一定要伸展，以小鱼际肌为着力部位。反之在前臂旋后时，腕关节一定要屈曲，以第五、第四掌骨的背侧为着力部位。如此在体表部位上产生持续不断地来回滚动。

②频率为每分钟 120~160 次。

③动作协调连贯，有节奏感，压力适中；压力、频率、幅度均匀。向外滚动和向内回滚用力大小的比例约为 3∶1。

④腕关节要放松，屈伸幅度要大，约120°（屈腕约80°，伸腕约40°）。

⑤擦法突出的是"擦"字。忌手背拖来拖去摩擦移动、跳动、顶压及手背撞击体表治疗部位。

⑥手指均须放松，任其自然，不要有意分开，也不要有意握紧。

（2）临床应用 此法刺激面积大，作用强，深透作用明显。具有舒筋通络、祛风散寒、温经祛湿、活血化瘀、松解粘连、滑利关节的作用。本法适用于半身不遂、小儿麻痹症、周围神经麻痹、口眼㖞斜、各种慢性关节疾病、腰部疾病、腱鞘炎、肩关节周围炎症、颈椎病、腰椎间盘突出症、头痛、胸胁痛，以及颈、肩、腰背、臀和四肢关节等扭挫伤。此外，也适用于斜颈、马蹄形足等畸形的矫治。

（二）摩擦类手法

1. 摩法 术者用手指指面、大鱼际肌腹或手掌面在治疗部位做有节奏的直线或环形平移摩擦的手法，称摩法。根据着力面不同，可分为指摩法、鱼际摩法与掌摩法。

（1）操作要领 肩关节放松，肘关节自然屈曲，以上肢自身重力作为预应力按放在治疗部位。指摩法时，腕关节略屈并保持一定的紧张度，适合在面积较小的部位操作；掌摩法适宜在面积较大的部位施术，以全掌贴压在治疗部位。各式摩法在做圆周摩转时，要求在四周均匀着力。操作时，仅与皮肤表面发生摩擦，不宜带动皮下组织。一般操作频率在每分钟100~120次，指摩法动作轻快，而掌摩法宜稍重缓。《石室秘录》曰："摩法，不宜急，不宜缓，不宜轻，不宜重，以中和之义施之。"根据摩法的操作频率和运动方向，决定手法的补泻作用，例如急摩为泻、缓摩为补，顺摩为泻、逆摩为补。

（2）临床应用　摩法主要适用于胸胁、脘腹部，也可用于头面部，具有疏肝理气、温中和胃、健脾助运、消积导滞、调节肠胃蠕动、镇静安神等功效，常用于治疗中焦虚寒、脘腹胀满、肠鸣腹痛、胸闷气滞、胁肋胀痛、泄泻、便秘、下元虚冷、面瘫、面肌痉挛等病证。在少腹部操作时，顺时针方向摩运可通调肠腑积滞，起到泄热通便的作用；而逆时针方向摩运则能温中止泻、发挥温补下元的功效。

2. 擦法　用手掌紧贴皮肤，稍用力下压并做直线往返摩擦运动的手法称为擦法。有掌擦法、鱼际擦法和指擦法之分。

（1）操作要领

①上肢放松，腕关节自然伸直，用全掌或大鱼际或小鱼际为着力点，作用于治疗部位，以上臂的主动运动带动手做上下方向或左右方向的直线往返摩擦移动，不得歪斜，更不能以身体的起伏摆动去带动手的运动。

②摩擦时往返距离要尽量拉长，而且动作要连续不断，不能有间歇停顿。如果往返距离太短，容易擦破皮肤；如动作有间歇停顿，就会影响到热能的产生和渗透，从而影响治疗效果。

③压力要均匀而适中，以摩擦时不使皮肤起皱褶为宜。

④施术时不能操之过急，呼吸要自然调匀。

⑤摩擦频率一般每分钟 80~120 次。

（2）临床应用　擦法适用于全身各部。其中，小鱼际擦法适用于脊柱两侧、肩胛、肋部；鱼际擦法适用于四肢部位；掌擦法接触面积大，适用于肩背部、胁肋部、胸腹部等部位；指擦法适用于四肢小关节及胸骨部、锁骨下窝等处。此法有健脾和胃、温阳益气、温肾壮阳、祛风活血、消瘀止痛的作用。主治体虚乏力，脘腹胀痛，月经不调，腰背风湿痹痛。如高血压擦涌泉；小儿脑瘫擦肾俞、命门和八髎穴，以热为度。

3. 抹法　用拇指指腹或手掌面紧贴皮肤，略用力做上下或左右缓慢的往返移动。常用于头部、颈项及胸腹部。

（1）操作要领

①用单手拇指罗纹面或双手拇指罗纹面紧贴于治疗部位，稍施力做单向或往返移动；其余四指轻轻扶住助力，使拇指能稳沉地完成手法操作。

②手法要平稳缓和、灵活、力量均匀。

③频率在每分钟 60~120 次。

④可在操作部位涂以润滑介质。

（2）临床应用　具有开窍醒神、清醒头目、行气散血等作用。拇指抹法用于治疗头晕、头痛、失眠等症；四指抹法常用于治疗脘腹胀痛、呃逆返酸等症；掌抹法常用于治疗腰背酸痛等症。骨折术后早期可以使用摩擦类手法的抹法，手法宜轻柔，顺经络方向或沿淋巴回流方向，可以缓解肢体肿胀；高血压抹额头；失眠抹头面部穴位。

4. 搓法　搓法是医者用双手掌面着力，对称地夹住或托抱住患者肢体，双手交替或同时相对用力做相反方向来回快速搓揉，并同时做上下往返移动。此法属推拿手法中一种辅助手法，常作为四肢、胁肋部、腰背部推拿治疗的结束手法。

（1）操作要领

①搓动时双手动作幅度要均等，用力要对称。

②搓揉时频率要快，但在上下移动要缓慢，做到"快搓慢移"。

③双手夹持肢体时力量要适中。

（2）临床应用　搓法是较为温和的一种手法，是一种辅助手法，常与抖法配合作为推拿治疗的结束手法使用。主要用于四肢、腰胁部，具有疏通经络、调和气血、放松肌肉的作用。常用于配合治疗肢体酸痛、关节活动不利及胸胁伤等病证。如肩周炎、颈椎病、退行性膝关节炎，在患肢行搓法以放松。

5. 推法　用指、掌、拳、肘面等部位紧贴治疗部位，运用适当的压力，进行单向直线移动的手法称为推法。

（1）操作要领

①肩及上肢放松，着力部位要紧贴体表的治疗部位。

②操作向下的压力要适中、均匀。

③肘推法刺激最强，应根据病情需要和受术者的耐受性选择运用，老弱瘦小者慎用。

④用力深沉平稳，呈直线移动，不可歪斜。

⑤推进的速度宜缓慢均匀，每分钟 50 次左右。

⑥临床应用时，在施术部位涂抹少许介质，可使皮肤有一定的润滑度，利于手法操作，防止破损。

（2）临床应用　推法具有行气止痛、温经活络、调和气血的功效，全身各部均可适用。一般拇指平推法适用于肩背部、胸腹部、腰臀部及四肢部。掌推法适用于面积较大的部位，如腰背部、胸腹部及大腿部等。拳推法刺激较强，适用于腰背部及四肢部的劳损、宿伤及风湿痹痛而感觉较为迟钝的患者。肘推法刺激最强，适用于腰背脊柱两侧华佗夹脊及两下肢大腿后侧，常用于体型壮实，肌肉丰厚，以及脊柱强直或感觉迟钝的患者。推法操作方式与擦法有相似之处，都为直线运动，但平推法是单方向移动，对体表压力较大，推进速度也缓慢，不要求局部发热，其意在于推动气血运行。如脑卒中用指推印堂至神庭；颅脑损伤头部可做前额分推、枕后分推法。

（三）挤压类手法

1. 按法　以指腹、手掌、肘尖着力，先轻渐重，由浅而深反复按压治疗部位的手法称为按法，可分为指按法、掌按法、肘按法等。

（1）操作要领

①按压力的方向要垂直向下。

②用力要由轻到重，稳而持续，使刺激感觉充分达到机体深部组织。切忌用迅猛的暴力。

③按压后要稍作片刻停留，再做第二次重复按压。

④临证时需根据受术部位及受术者个人体质的强弱与耐痛的程度，辨证选用各种按法。

⑤按法结束时，不宜突然放松，应逐渐递减按压的力量。

（2）临床应用 主要作用于腰背部、腹部等体表面积大而又较为平坦的部位，有疏松筋脉、温中散寒、活血祛瘀、理筋正骨、解痉止痛等功效。主治腰背疼痛、脊柱侧突、脘腹疼痛等症。如冠心病手掌揉按上背部数次，按压身柱、肺俞及痛点处，使之有酸感，以放射到胸部为好；小儿脑瘫可采取指按法或掌按法刺激背俞穴；肿瘤点按肾俞、命门、血海、膈俞，以提高人体的免疫功能。

2. 捏法 即用拇指和食指、中指相对，用力挤捏肌肤的手法。

（1）操作要领

①捏动时以腕关节用力为主，指关节做连续不断、灵活轻巧的挤捏，双手同时操作要协调。

②用力均匀柔和，动作连贯有节律性。

③两指相对不要拧转，不要抠掐皮肤。

（2）临床应用 多用于脊部、背部膀胱经、督脉，具有调和阴阳、增补元气、健脾和胃、通经活络、行气活血、解除疲劳的作用。常用于治疗颈椎病、肩周炎、四肢酸痛、面瘫、肌肉劳损、风湿痹痛、腹胀痞满、月经不调症。颈椎病用双手拇指或小鱼际置于颈后两侧；肩周炎早期宜采用轻手法，可用提捏拿肩周肌肉；小儿脑瘫用捏法于膀胱经和督脉；肿瘤捏脊增加机体免疫力。

3. 拿法 用拇指和食指、中指，或用拇指和其余四指的指腹，或全掌缓缓地相对用力，将治疗部位捏而提起的手法。

（1）操作要领

①拿法操作时肩臂要放松，腕要灵活，以腕关节和掌指关节活动为主，以指峰和指面为着力点。

②操作动作要缓和，有连贯性，不能断断续续。

③拿取的部位要准，指端要相对用力提拿，带有揉捏动作，用力由轻到重，再由重到轻，不可突然用力。

④拿后可配合揉摩，以缓解刺激引起的不适。注意拿捏时间不宜过长，次数不宜过多。

⑤可沿肌筋走行方向边拿边移动，也可在局部反复操作。

（2）临床应用 主要用于颈项部、肩背部及四肢部，有舒筋通络、行气活血、解表发汗、软坚散结、解痉止痛、开窍提神的功效。拿法刺激量较强，常与其他手法配合应用，治疗头痛、项强、落枕、四肢关节肌肉酸痛、软组织损伤、肩周炎、半身不遂、骨化性肌炎、运动性疲劳、腹痛。颈椎病可提拿颈后、颈两侧及肩部的肌肉；肩周炎早期宜采用轻手法，可用提捏拿肩周肌肉；慢性粘连期或中末期，用提捏拿揉等手法放松三角肌、胸肌、冈上肌、冈下肌、斜方肌、大小圆肌等肩周肌肉；失眠拿五经，拿风池，拿肩井。

（四）振动类手法

1. 抖法　指用双手或单手握住患肢远端做小幅度的上下连续颤动的手法。

（1）操作要领

①操作时要连续、轻松，双手不要握得太紧，否则动作呆滞。

②患肢要伸直，自然放松，不要牵拉太紧。

③振幅由大到小，频率要快。

④术者呼吸自然，不要屏气。

（2）临床应用　抖法可用于四肢部，以上肢为主。有舒筋活血、通络解痉、滑利关节、松解粘连、消除疲劳的功效，多用于腰、肩、肘等关节处之软组织损伤，或腰椎间盘突出症治疗与康复。临床上常与搓法配合，作为治疗的结束手法，治疗作用与搓法相同。如肩周炎和颈椎病多以抖法为结束手法。

2. 振法　是用指端或手掌按压在治疗部位上做连续不断有节律的颤动，使治疗部位发生幅度很小而速度较快的振动。主要有掌振法与指振法。

（1）操作要领

①用手指或手掌着力在体表，前臂和手部的肌肉强力地静止性用力，产生震颤动作，每秒 8～11 次。

②前臂、掌指部必须静止性用力，即手部及前臂肌肉绷紧，而外观无大幅度的关节运动。

③操作时力量要集中于指端或手掌上，振动的频率较快，着力稍重。

④意念集中在指端或掌心，呼吸自然匀称，不可屏气。

（2）临床应用　振法一般常用单手操作，也可双手同时操作，适用于全身各部位和穴位，具有祛瘀消积、和中理气、消食导滞、调节肠胃功能等作用。常用于治疗胸腹胀痛、消化不良、失眠、焦虑紧张等症。

（五）叩击类手法

1. 拍法　操作者用拇指指腹或手掌腹面着力，五指自然并拢，掌指关节微屈，使掌心空虚，然后以虚掌有节律地拍击治疗部位。临床上常分为指拍法、指背拍法和掌拍法三种。

（1）操作要领

①指实掌虚，利用气体的振荡，虚实结合，做到拍击声声清脆而不甚疼痛。

②拍法要动作轻巧平稳而有节律。

③腕关节动作幅度不可过大，手指不可甩动。

（2）临床应用　适用于肩背、腰骶、股外侧、小腿外侧诸部，有行气活血、舒筋通络功效。主治风湿酸痛、重着麻木、肌肉痉挛等症。拍法为治疗各种疾病的辅助手法，亦用于保健放松。如颈椎病，术者握拳或用空心掌拍打、叩击项背部和肩胛部。

2. 击法　是指术者用拳、指尖、手掌侧面、掌根或棒状工具击打一定部位或穴位上，可分为拳击法、掌击法、指击法、棒击法等。

（1）操作要领

①操作时应提前告知受术者，注意轻重节奏。

②频率由慢而快，或快慢交替。

③击打动作要协调、连续、灵活。

（2）临床应用　适用于全身各部，以头顶、肩背、腰臀、四肢多用，有舒筋通络、缓解痉挛、消瘀止痛等功效。临床配合其他手法可治疗各种痹证、痿证、筋伤、关节疼痛及活动不利、颈椎病、肩周炎、肌肉劳损、退行性脊柱炎、腰椎间盘突出、失眠、抑郁等症。

（六）运动关节类手法

1. 摇法　使关节产生被动性的环形运动，称为摇法。根据部位不同，又分为颈部摇法、肩关节摇法、髋关节摇法、踝关节摇法、腰椎摇法、肘关节摇法、腕关节摇法、膝关节摇法。

（1）操作要领　施行本类手法时，按杠杆原理，以受术关节为阻力点；术者一手为制动（固定）手，握点在受术关节近侧的近关节处为支点；一手为动作（动力）提点在关节远侧的远端为作用力点，组成省力型单臂杠杆。而在做颈椎、坐位腰椎及腕关节摇法时，由于脊柱关节链的下端与髋关节的近侧可由受术者自身体重固定，所以，此时术者的双手为动作手，故要注意双手动作的配合与协调。操作时速度宜慢，尤其是起始操作时速度要缓慢，摇动幅度由小渐大，如受术关节周围病理性约束力较大时，要先行软组织的放松手法，以使本法在最大的可动范围内进行。

（2）临床应用　本法主要适用于四肢关节、颈项、腰部等，具有滑利关节、舒筋通络、预防和解除粘连、改善关节运动功能等作用。常用于颈椎病、落枕、肩周炎、四肢关节扭挫伤等各关节疼痛、屈伸不利等症。如肩周炎和颈椎病，术者用摇法帮助患者做外展、上举、内收、前屈、后伸等动作；退行性膝关节炎用摇法松解。

2. 屈伸法　缓慢、反复地屈伸关节，使其关节周围软组织得到伸展，并使关节活动度增加的手法，称为屈伸法。

（1）操作要领

①关节的屈伸法有以伸为主和以屈为主之不同，要针对性选择。

②熟悉各关节的生理活动范围，以免造成损伤。

③屈伸幅度应由小到大。

④对痉挛性瘫痪肌张力亢进者，在伸展其关节时要小心缓慢，逐步拉开。

⑤对于肌张力下降的患者，做屈伸关节手法时，动作不宜过快。

⑥将痉挛的肌肉拉长，最好同时伸展两个关节。如在伸腕的状态下伸肘、在伸指的同时伸腕等。

（2）临床应用　多应用于肩、肘、膝、踝等关节，具有疏通经络、松解关节的作用，适用于各种伤损后的关节屈伸及外展内收的活动障碍，筋肉挛缩，韧带及肌腱粘连，关节强直。

3. 拔伸法　即术者紧握关节或肢体远端，沿其纵轴进行平稳而有力拔拉的手法。

（1）操作要领

①施行本法时，双手的握点、受术者及其受术关节的预备姿势、体位要准确，确保上下拉伸力的拉力线通过关节轴心，以达到理想的使受术关节对位对线的良好治疗效果。

②拔伸时动作要平稳和缓，用力要均匀持续。用力要由小到大逐渐增加，待拔伸力达到一定程度后保持稳定的持续牵引力，并维持足够的拔伸时间。

③对需用大力牵引的拔伸手法，操作时不要用蛮力，要注意对握力点部位与邻近组织的保护，不要抠掐。

④要注意掌握四肢关节与脊柱拔伸时不同的操作要领。

（2）临床应用　该方法常用于肘膝关节、头颈、手指关节等，具有滑利关节、疏通经络、解痉止痛等功效，可用于治疗落枕、颈部扭挫伤、颈椎病、膝关节骨性关节病及膝关节交锁等。如在骨折术后中后期行拔伸法，可松解粘连，解除交锁；颈椎病用双手置于枕后、颌下部，缓慢向上提颈或牵伸。

4. 扳法　术者用双手向同一方向或相反方向用力，使关节伸展或旋转，进行扳动肢体的方法，称为扳法。扳法可分为旋转扳法、侧扳法、屈伸扳法等。

（1）操作要领　扳法的动作幅度较摇法大，操作要求精确到位。运动幅度不足则治疗无效，过大又易造成关节损伤，严重的手法性损伤可危及生命，故扳法在被动类手法中，动作技术的难度大、要求高，临诊时要严格掌握其操作要领。

①扳法操作时，术者双手握持的方法、原理及双手的作用与摇法相同，但是由于本法在发力扳动瞬间的扳动作用力较大，故此时作为杠杆系统中支点的制动手不能退让，而是要与动力手做相反方向的用力，使治疗环节牢固稳定，以保证扳动应力准确传递到受术关节。

②扳法动作起势时，要稳妥缓和，待受术关节的运动范围达到某一运动轴方向的病理位或功能位之后有一阻挡感的位点，即"扳机点"时，再发力扳动。扳机点又称扳法的"发力点"，是把握与确定扳法发力时机的重要依据。

③在扳动时，术者需双手配合、协调准确；操纵手必须动作果断，用瞬间快速而有控制的推冲力，使受术关节的被动运动幅度控制在安全范围内。一般而言，在常态关节条件下，从功能位之后的"扳机点"开始，再扩大$5° \sim 10°$即可到达其生理位；对病态关节，每次可允许的最大扳动幅度要根据患者的实际情况而定。如果全身情况比较好，无严重慢性疾病，对疼痛的耐受性较高，则每次扳动幅度可大一些；反之，每次扳动幅度要控制在其可承受范围内。扳动的最大幅度不得超越关节运动的生理位。

④扳动的方向，无论是对单轴关节还是多轴关节，每一次扳动时只能选择一个运动轴所限定的方向施术。

⑤在扳动的瞬间，受术关节往往会发出一个响声。这种关节的扳动响声在病态关节是来自粘连组织被断开时的"撕裂声"或关节错位的"复位声"；而在常态关节则是

"关节弹响声"。

扳动响声的出现表明扳动应力到位，手法整复成功，但在实际操作中不一定每个人每次都会有此反应，特别当关节处于保护性或病理性软组织紧张、痉挛及无菌性炎症的状态时，由于关节周围病理性约束力等原因，就不一定会产生扳动响声。因此，临诊时的"到位有效"原则应该是把握扳法治疗效果的依据，即只要扳动方向正确、幅度到位，治疗就会有效，不能以扳动响声作为手法成功的唯一标准，更不能盲目地通过扩大扳动幅度来追求扳动响声，以免因过度牵拉而造成关节损伤。

⑥临床施行扳法时，应先选用各种具有放松作用的软组织类手法在受术关节周围操作，待痉挛的肌肉放松，挛缩的韧带、筋膜软化及痛势缓解后，再用扳法整治患病关节。此时，因为受术关节周围各种病理性约束力的缓解或消除，可提高扳法的成功率与安全性，并使术者省力，受术者也可少受痛苦。

（2）临床应用　常用于四肢及颈腰部，有舒展筋脉、滑利关节、松解粘连、帮助复位等作用。主治关节错位或关节功能障碍，如颈椎病、肩周炎、胸腰椎小关节错位、腰腿痛等。在骨折术后中后期行扳法可松解交锁；腰椎间盘突出症行腰部斜扳和旋转复位手法，有助于调整关节紊乱，相对扩大椎间孔。

第六节　中药康复法

中药康复法包括内治和外治两方面，它们的康复作用基本一致。清代医家吴师机在《理瀹骈文·略言》中指出："外治之理即内治之理，外治之药亦即内治之药，所异者法耳。"因此无论内治、外治，均要遵循辨证论治的指导原则，结合患者精神、神志、体质情况，注意形神兼顾。

一、中药内治法

中药内治康复法是在中医药理论的指导下，以辨证康复为原则，针对患者体质特征和证候类型，通过中药内服，减轻和消除患者形神功能障碍，促进其身心康复的一种方法。

不同的中药由于其偏性和归经的差异而有着不同的治疗作用，不同的配伍方式也使得各种方剂有其特定的功效。中药康复法正是针对康复对象阴阳失调、气血亏虚、血瘀痰阻以及脏腑经络功能失调等病理特点，根据中药性味、功能特性以及方剂的配伍组成进行调治，通过药物及其配伍后具有的补虚泻实以及祛痰化瘀、通经活络等作用，使脏腑功能协调，机体阴阳平衡，气血充足调畅，从而达到消除形神功能障碍的目的。

中药内治康复法具有"治未病"的特点，即对某些疾病的前期表现或危险因素进行干预，以预防疾病造成身体结构损伤的发生，达到"未病先防"；在疾病发展期间，可以调整气血阴阳和脏腑经络功能，限制或逆转由身体结构损伤造成的活动受限或残疾，促使疾病有良好转归，达到"既病防变"；在疾病的后期，通过补虚泻实、祛痰化瘀、通经活络等方法，使正气恢复，邪去正安，防止疾病复发，达到"病后防复"的目的。

（一）中药内治法的运用原则

药物内治是根据康复对象的具体情况和康复治疗目标，恰当地选方遣药，制成汤、丸、散、膏等内服，以达到协调阴阳、恢复脏腑经络气血功能之目的。在康复临床的应用中，需把握三方面原则。

1. 康复求本，重视体质

（1）辨证康复　"证"是中医学特有概念，是指在疾病发展过程中某一阶段病因、病位、病性以及邪正盛衰变化的病理综合性概括。"证"能揭示病变的机理和发展趋势，是中医学确定治法、处方遣药的依据。中药内治法是根据中药性味、归经、升降、补泻的特性以及方剂的配伍组成原则，在辨证立法的基础上，针对康复对象的证候类型而施治。如骨质疏松症肾阴不足证可用左归丸加减；肾阳亏虚证可用右归丸加减；脾气亏虚证可用参苓白术散加减；气滞血瘀证可用身痛逐瘀汤加减。药物在康复医疗中的辨证运用有共同的特点。首先，康复对象包括急性伤病及术后患者、残疾者、慢性病患者、年老体弱者，其病理特点是以虚证为多，常兼有气滞血瘀、痰瘀郁阻，故药物内治常在补益法的前提下，适当配合疏通祛邪之法。其次，康复对象不仅有形体之伤，而且常常伴有神情之损，药物治疗当形神兼顾。如对冠心病患者的康复治疗，当活血化瘀、理气化痰与养心安神同用，以使形神俱复。

（2）辨病康复　"病"是对某种特定疾病全过程的特点与规律所做出的概括，代表着该种病的基本矛盾。任何一种疾病，在其发生和发展过程中，其证候和症状虽然可以千变万化，但总有基本矛盾贯穿于疾病的始终，只要能抓住这一基本矛盾，予以针对性的药物治疗，就可收到较好的疗效。

中医学经过长期的临床实践认识到，某些药物对某些疾病具有特殊的疗效。如清代医家徐大椿在《医学源流论·药性专长论》中指出："同一解毒也，而雄黄则解蛇虫之毒，甘草则解饮食之毒，已有不可尽解者。至如鳖甲之消痞块，使君子之杀蛔虫，赤小豆之消肤肿，薏仁生服不眠、熟服多睡，白鹤花之不腐肉而腐骨，则万不可解者。此乃药性之专长，即所谓单方秘方也。"中医在长期医疗实践中积累了大量针对某些疾病具有特定疗效的方药，如伤食治以保和丸，肺痈治以苇茎汤，破伤风治以玉真散；又如黄疸用茵陈，高血压用决明子。现代药理学研究提示，某些特定药物可以改善生化指标，改变疾病病理形态，如五味子可降转氨酶、石见穿可恢复胃黏膜的肠上皮化生等，这些药物可以通过辨病的方式加以选用。在辨证康复的前提下，结合辨病康复，临证因病选药，取其专能，根据疾病的不同而选用不同的方药，能在一定程度上增强康复疗效。正如徐大椿《兰台轨范·序》所言："欲治病者，必先识病之名……一病必有主方，一病必有主药。"

（3）辨质康复　是指根据康复对象的体质进行康复。体质是人体生命过程中，在先天禀赋和后天获得的基础上所形成的形态结构、生理功能和心理状态方面综合的相对稳定的固有特质。这种特质往往决定着个体对某些致病因子的易感性以及产生病变类型的倾向性。不同的个体在形质、功能和心理等方面存在着各自的特殊性，对疾病的发生和治疗应答、功能转归产生不同的影响，即所谓体质差异。体质不同，就应采取不同的康复治疗方法。因此，辨别患者的体质倾向，选择性地利用中医康复方法，改善或弥补体质上的某些偏颇或缺陷，不仅对疾病的康复有着重要意义，对于个体增进健康、延缓衰老、预防疾病亦具有十分重要的意义。

以儿科疾病康复为例，小儿属"稚阴稚阳"之体，而辛热之属易损真阴，苦寒之品易伐小儿生生之气，故不论使用温热药或苦寒之药，均应注意中病即止。又如老年人，"男子向老，下元先亏"，六旬以后主要表现为下元肾衰，因此在治疗上应重视调补肾阴肾阳，康复过程中应审体质，保真元，慎劫夺，不可过清过消，妄汗妄下。

中医康复学既重视辨证，也重视辨病，主张辨病与辨证相结合，同时兼顾辨质。辨病可以从总体上把握疾病的发展过程以及预后、转归，确定整体的康复治疗方案和最终目标；辨证则是在辨病明确的基础上，对疾病现阶段病变本质的把握，并以此确定现阶段的康复治疗方法；辨质是以体质作为认知对象，从体质状态及不同体质分类的特性，把握其健康与疾病的整体要素与个体差异，从而选择合适的康复措施。辨证、辨病、辨质是从三个方面、不同角度、不同层面对疾病的本质、规律与特征的做出反映，综合实施，充分体现了中医临床思维多元性和复杂性的特点。

2. 形神并重，体用合一 形与神是相互制约、相互为用所进行、不可分割的统一体。"形"指形体，亦即身体，包括五脏、六腑、肌肤、肢节、筋骨、五官九窍等组织器官。狭义的"神"，主要指精神、意识和思维活动，广义的"神"则是人体生命活动机能的总称。形为神之宅，神为形之主，形是基础，神是主导。无神则形不可活，无形则神无所附。形体决定精神，精神意识反过来作用于形体，又对形体的健康产生影响。疾病所导致的机体不得康复，不外乎重在伤形，或重在伤神，或由形及神，或由神及形，或形神俱损。刘河间在《素问病机气宜保命集·原道论》中提及："全生之术，形气贵乎安，安则有伦而不乱。精神贵乎保，保则有要而不耗。故保而养之，初不离于形气精神。"因此，中药内治康复强调"形神共养"，即不仅要注意形体的保养，还应注意精神的调摄，使得形体健康，精神健旺，身体和精神都得以均衡发展，以达到形与神共养。正如《素问·上古天真论》所云："形与神俱，而尽终其天年。"如心血管疾病患者，在中药内治康复时可活血化瘀与养心安神同用，活血化瘀治其形，养心安神调其神，如此方获良效。

中药康复亦重视"体用合一"。所谓"体"即形体，包括五脏六腑、五官九窍、五体等组织器官，以及构成这些组织器官并维持其功能活动的物质基础；所谓"用"即功能用，即形体所产生的一切功能活动。人体脏腑皆有体用，藏居于内的有形的脏腑组织器官为体，显现于外的脏腑功能活动的征象为用，体是用的基础，用是体的外在表现，体用协调统一。如李东垣在《脾胃论·五脏之气交变论》中说，"鼻乃肺之窍，此体也；其闻香臭者，用也"，明确指出人之形体官窍是"体"，其具备的相应功能是"用"。"体""用"之间，相互对立，又相互依存。人体的各种功能活动均以体内物质为基础，没有物质的运动，就无以产生功能活动；而功能活动一方面消耗着物质和能量，另一方面促进着物质的新陈代谢，有助于物质的摄入和能量的贮存。如肝藏血而主疏泄，肝脏疾病中药治疗时当兼顾体用，一方面养阴、养血以补肝体，一方面疏肝理气以理肝用，刚柔并济，甚是和谐。

3. 守法守方，痼疾图缓 守法守方是指在诊察入微、辨证得当的基础上，针对病机所在，采用相应的治法和方药，并在一段时间内坚持运用，直到病理因素得以消除为止。治慢性病证重在守法守方，是因为慢性病病情缠绵，日积月累，急切难愈，欲求疗效，唯守法守方，方克有济。康复对象多属久病，其证候病机在一定阶段较为固定，往往非旦夕之间能毕其功，难在短时间内完全治愈，故治疗时应以某方为主，大法基本不变，辅药随症加减，以体现变中有不变、不变中有变的规律。因此，对于病残诸症，守法守方非常重要，康复过程中切不可主方、大法变动不休。只要辨证准确，遣方用药得当，应坚持守方，切忌朝令夕改，信手易法更方。如岳美中所言："治急性病要有胆有识，治慢性病要有方有守。"但需注意的是，如果病程中病机有变，则当治随证转，不可拘守法守方而一成不变。此外，汤药虽然效速，但长期服用有诸多不便，往往难以坚持。因此，药物多可依法制成丸、散、膏剂，长期服用，以缓缓收功，缓图其本。

（二）中药内治法的康复作用

中药内治法康复作用一般可归纳为补益和调理两类，通过药物合理配伍后一般具有补虚固损、调理疏郁的功效。

1. 补虚固损 康复对象多为久残多虚，病久亦虚，大病瘥后或年高脏腑气血阴阳不足，故康复病证多为脏腑亏损、正气虚弱、气机郁滞所致的各种慢性虚损性疾患。这类疾病以形神不足、五脏皆虚为特征。因此，通过内服中药的手段，可帮助正气复原，康复形神功能。

（1）补虚 是针对形神受损，脏腑、气血、阴阳诸虚不足，通过药物内服，康复形神功能，主要用于老弱病残者的慢性虚损痼疾。根据气血阴阳偏衰之不同，可分为补气、养血、补阳、滋阴等不同治法。在补虚时，根据患者病证体质，可结合其他治法而达到不同的康复目的。如温补法是补法与温法相结合的药物内治法，老弱虚残类康复者，脏腑功能衰退，神气不足，形体皆虚，多表现为阳气功能不足，尤以心、脾、肾为重，当以温补法治之。如康复对象多因元气虚损，肾阳不足，命门火衰或久病或大病后形损神疲，表现为腰膝软弱、步履艰难、畏寒肢冷者，宜温补肾阳，以右归丸、肾气丸为代表方药；康复对象多因气虚血弱、心阳不足而致"脉结代，心动悸"，表现为心慌、气短、头昏、肢冷、舌淡脉弱等心阳虚损病证，则以炙甘草汤、桂枝甘草汤为代表方药。

（2）固损 固损法是损伤后期常用的药物内治法，主要针对的是损伤所致的形体伤残患者。因形体伤于外，而脏腑经络、气血津液损于内，"久伤多虚"，故据《内经》"损者益之"治则，应以补为主，康复治疗中重在补气养血，健脾养胃，补益肝肾。若损伤日久，易感风寒湿邪，则需温通经络，扶正祛邪。残疾者，多因内伤气血，外损筋骨，活动受限，久病后身体虚弱，出现气血亏损、筋骨痿弱等伤残证候，故补益气血为基本治疗法。肝主筋，肾主骨，因此补益肝肾可强壮筋骨。尤其是老年人群，肝肾亏虚，精血不足，常见肢体痿软无力、腰膝酸软等症，或中风后遗症与慢性骨关节病变，均宜用此法。如病损日久，气血凝滞，寒湿入络，每遇气候变化则出现痹痛或麻木者，可根据《内经》"劳者温之"的治则运用温经通络法，使经络通畅，以通为补。大活络丹祛风扶正、通络止痛，为其代表方药，可用于中风瘫痪、痿痹痰厥、拘挛疼痛、痈疽流注，或跌打损伤等症。

此外，固损法常配合健脾养胃法，使气血生化有源，以固筋骨肌肉，促进肢体功能尽早康复。

2. 调理解郁　调理解郁法是指通过药物内服手段，以和法为核心，配合脏腑补泻等治法，达到调和形神功能、理气解郁的治疗方法。老弱病残者，久病病情复杂，往往寒热错杂、虚实并见或内外合病，致气郁、血瘀、痰滞、湿停、食积，导致脏腑功能失常。尤其是内伤七情、气机郁滞常可导致精神神志病证，此类患者均宜用调理解郁法。

（1）调理　是通过调理气血阴阳的药物，调和脏腑，以达到康复目的的内治法。病残诸症患者可使用活血化瘀法、宁心安神法、调和脏腑法。如老残病弱者，由于久病入络形成血瘀证候，多属"虚中夹瘀"，治宜补虚化瘀，"疏其血气，令其调达"。如中风后遗症，常见气虚血瘀证，症见半身不遂，口眼㖞斜，语言謇涩，口角流涎，当补气活血通络，以补阳还五汤为代表方药。在临床应用中，还常见气血两虚兼瘀证，可用益气补血化瘀法。

康复对象常年痼疾，脏腑功能不足从而引起全身功能失调，呈现虚实错杂、寒热并见、气机升降失常的复杂状态，中药康复中治宜调理脏腑。如脾虚不运，影响肝之疏泄，肝脾不和者，治宜补脾调肝，以白术芍药散为代表方药；热病后胃阴亏损，肝风内扰的患者，以养胃汤或益胃汤为代表方药调补；若损伤中阳，少阳邪热乘虚内陷，导致胃气不和，肠胃功能失调者，可以半夏泻心汤为代表方药，寒热平调，辛开苦降，散结除痞，使邪去正复，升降复常，则痞满可除，诸症悉平。

（2）解郁　是指通过疏肝解郁药物，促进精神情志康复的内治方法。康复对象在长期痼疾的情况下，常伴见精神神志病变，多由于内伤七情，气机郁滞而成。若迁延失治，由气及血，"久延血分，而为郁劳沉疴"，影响脏腑气血阴阳的平衡。治宜疏肝解郁法，以逍遥散为代表方药。若久郁伤神，营血亏损，心神失养，多见气郁血虚类精神证候，如脏躁证，则宜甘麦大枣汤养心安神，和中缓急，或归脾汤养心宁神，益气补血。

（三）中药内治常用治法

治法是指治疗方法，是根据患者的临床表现，通过辨证求因、审因论治而拟订的。方剂则是在辨证立法的基础上，按照组方原则，将药物合理地组合配伍在一起，用于防治疾病的制剂，是体现和验证治法的主要手段。中医内治法的内容极为丰富，历代医家在长期的医疗实践中不断发展完善，逐渐形成了完整的中医治法体系。其中具有代表性的当推程国彭的"八法"。程氏在《医学心悟·医门八法》中云："论病之源，以内伤、外感四字括之。论病之情，则以寒、热、虚、实、表、里、阴、阳八字统之。而论治病之方，则又以汗、和、下、消、吐、清、温、补八法尽之。"他把内治法概括为"八法"，成为中药治疗方法的纲领。药物内治法是在汗、吐、下、和、温、清、补、消八法的基础上，多以两种或两种以上相配合而确立的，如补法与温法结合为温补法，宜于"损者益之""虚者补之"，而温法又宜于"形不足者，温之以气"，故老弱虚残者多用温补并用之法。临证中，病情复杂，常需数法合用，故"一法之中，八法备焉；八法之中，百法备焉"，只有多种治法结合，灵活运用，才能达到预期的康复目的。

1. 汗法 汗法是指通过宣发肺气、开泄腠理、调畅营卫的方药，使在表之邪随汗而解的一种治法。治疗的病证部位表浅，根据"其在皮者，汗而发之"的原则立法是该法的功用特点。汗法主要用于外邪入于肌表，如感冒初起症见发热、恶寒、头痛、身痛、脉浮以及麻疹、疮疡初起，水肿初期兼有表证或风湿在表者。邪在肌表有风寒、风热之分，因而汗法也有辛温、辛凉不同，且常与补法、下法、泻法、温法、清法等治法合用。

2. 吐法 吐法是指运用具有涌吐作用的方药以涌吐痰涎、宿食、毒物的一种治法。吐法具有引导、促使呕吐之功，适用于停留于咽喉、胸胁、胃脘的有形实邪。此类疾患的特点是发病部位偏上，邪气多有上逆趋势，治疗宜顺应病势，故常选用吐法，祛除病邪，以达愈病之目的。吐法是一种救急之法，易伤胃气，体虚气弱之人当慎用。

3. 下法 下法是以泻下药为主组成，具有通导大便、荡涤肠道积滞等作用，使停留在肠胃的有形积滞从大便排出的一种治法。适用于胃肠积滞、大便不通、结痰停饮、虫积或腹水等病证。由于积滞有寒、热之分，病情有缓、急之别，因此下法分为寒下、热下、润下、逐水和攻补兼施等法。根据临床需要，亦可与清法、温法、补法、消法等其他治法合用。

4. 和法 和法是运用具有和解、调和作用的药物，使半表半里之邪，或脏腑、阴阳、表里失和之证得以解除的一种治法。其中，和解法称为和解少阳法，适用于半表半里之证；调和法的适应范围比较广泛，包括调和肝脾、疏肝和胃、分消上下、调和肠胃等方法。

5. 温法 温法是以辛热或甘温药物组成，具有温中、回阳、祛寒等作用，用以治疗脾胃虚寒、寒凝经脉及肾阳虚衰等里寒证的一种治法。温法可温散寒邪，扶助阳气，专治里寒证。根据里寒证的轻重缓急不同，本法有强弱缓峻之别，分为温中祛寒、温经散寒、回阳救逆三类。寒邪往往损伤阳气，使里寒与阳虚并存，故温法往往与补法并用。

6. 清法 清法是以寒凉药为主组成，具有清热泻火、凉血解毒等作用，用以治疗温热、热毒等里热证的一种治法。《素问·至真要大论》中"热者寒之""温者清之""治热以寒"即清法的理论依据之一。由于里热证有热在气分、营分、血分、热甚成毒以及热在某一脏腑之分，因而清法之中又有清气分热、清营凉血、气血两清、清热解毒，以及清脏腑热之不同。清法的运用范围较广，尤其治疗温热病中更为常用。火热易伤津耗液，大热又能伤气，所以清法中常配伍生津、益气之品。若温病后期，热灼阴伤，或久病阴虚而热伏于里又当清法与滋阴并用，不可纯用苦寒直折之法。外感六淫之邪的表热证，当用辛凉解表法治疗，不在此例。

7. 消法 消法是通过消食导滞、行气活血、化痰利水和消坚散结等方法，对气、血、痰、食、水、虫等积聚而成的有形之结，使之渐消缓散的一种治法。由于消法治疗的病证较多，病因也各不相同，所以消法又分为消导食积、消痞化癥、消痰利水、消疳杀虫、消疮散痈等法。消法与下法虽同是治疗有形之邪的方法，但在具体运用中却有所不同。下法所治病证，大抵病势急迫，形证俱实，并且可以从下窍而出；消法所治，主要是病在脏腑、经络、肌肉之间渐积而成，来势较缓，且多虚实夹杂，尤其是气血积聚而成的癥瘕痞块难以迅速消除，必须渐消缓散。消法也常与补法或下法配合运用，但仍然是以消为目的。

8. 补法 补法是以补养、强壮类药物为主组成，以恢复人体正气，用于治疗各种虚证的一种治法。虚证为正气虚弱所致，包括脏腑气血阴阳的不足。补法通过补益气血阴阳、改善机体虚弱状态、提高抗病能力为目的。由于虚证有气、血、阴、阳的偏虚以及气血两虚、阴阳俱虚的不同，因此补法又可分为补气、补血、补阴、补阳以及气血双补、阴阳并补。根据脏腑虚损的不同，又有补心、补肝、补肺、补脾、补肾的不同。此外，有峻补、缓补、温补、清补的区别。

（四）中药内治法常见剂型和方药

1. 常见剂型 剂型是在方剂组成之后，根据病情的需要和药物的不同性能，加工制成的一定形态的制剂形式，常见的有汤、丸、散、膏、酒、丹、锭等剂型。

（1）汤剂 又称煎剂，古称汤液，是将药物饮片加水或酒浸泡后，再煎煮一定时间，去渣取汁而制成的液体剂型。

（2）丸剂 是将药物研成细粉或使用药材提取物，加适宜的黏合剂所制成的球形固体剂型。丸剂与汤剂相比，吸收较慢、药效持久、节省药材、便于服用与携带。但也有部分丸剂药性比较峻猛，多为芳香类药物或毒性较大的药物，不宜作汤剂煎服，如安宫牛黄丸、三物备急丸等。常用的丸剂有蜜丸、水丸、糊丸、浓缩丸等。

（3）散剂 内服散剂一般是将药物研成细粉，混合均匀，制成粉末状制剂，以温开水冲服，量小者亦可直接吞服，如七厘散。亦有制成粗末，以水煎取汁服者，称为煮散，如银翘散。散剂的特点是制作简便、吸收较快、节省药材、便于服用和携带。

（4）膏剂 膏剂是将药物用水或植物油煎熬去渣而制成的剂型。内服膏剂有流浸膏、浸膏、煎膏3种。其中煎膏又称膏滋，是将药物加水反复煎煮，去渣浓缩后，加炼蜜或炼糖制成的半液体剂型。其体积小、含量高、便于服用、口味甜美，有滋润补益的作用。

（5）酒剂 酒剂又称药酒，是将药物用白酒或黄酒浸泡，或加热隔水炖煮，去渣取液以供使用的剂型。酒剂有活血通络、易于发散和助长药力的特性。

（6）丹剂 内服丹剂无固定剂型，有丸剂，也有散剂，每以药品贵重或药效显著而名之曰丹，如至宝丹、活络丹等。

（7）锭剂　锭剂是将药物研成细粉，加适当的黏合剂所制成规定形状的固体剂型。内服以研末调服或磨汁服，常用的有紫金锭、万应锭等。

（8）茶剂　茶剂是将药物经粉碎加工而制成的粗末状制品，或加入适宜黏合剂制成的方块状制剂。用时以沸水泡汁或煎汁，不定时饮用。常用于感冒、食积、腹泻等病证。

（9）露剂　露剂亦称药露，是选取新鲜并含有挥发性成分的药物，用蒸馏法制成的具芳香气味的澄明水溶液。一般作为饮料及清凉解暑剂，药露气味清淡，口感适宜。

此外，目前临床尚有糖浆、口服液、胶囊、冲剂、片剂等剂型可供选用。

2. 常用方药

（1）补虚类方药　适用于正气不足，气血阴阳亏虚，脏腑虚损的患者，通过中药内治，达到形神功能康复的目的。

①补气：常用方药包括补益脾胃的四君子汤、参苓白术散；补中升阳的补中益气汤、举元煎；固表止汗的玉屏风散；益气生津的生脉散等。

②养血：常用方药包括补血调血的四物汤；养血调经的胶艾汤；养血安神的酸枣仁汤；健脾养心的归脾汤等。

③滋阴：常用方药包括滋阴补肾的六味地黄丸；滋阴降火的大补阴丸、知柏地黄丸；养阴益胃的益胃汤；滋阴疏肝的一贯煎；增液润燥的增液汤等。

④补阳：常用方药包括补肾助阳的肾气丸；温补肾阳的右归丸；温补脾阳的理中汤、小建中汤；温补心阳的桂枝甘草汤、桂枝甘草龙骨牡蛎汤等。

⑤益气养血：常用的气血双补方药有八珍汤、十全大补汤、炙甘草汤、人参养荣汤等。

⑥补益脏腑：常用方药包括补益肝肾的虎潜丸、独活寄生汤；补益肺肾的人参蛤蚧散；补脾益肺的琼玉膏；益脾固肾的玉液汤。

（2）调理类方药　适用于虚实夹杂而出现气郁、血瘀、痰阻、湿滞，引起经络气血不通，脏腑功能失调，精神情志异常者。

①行气：常用方药包括疏肝理气、和胃止痛的木香顺气丸；行气化痰、通阳散结的瓜蒌薤白白酒汤；行气消痞的枳术汤、枳实消痞丸等。

②活血：常用方药包括养血活血的桃红四物汤；行气活血的血府逐瘀汤、膈下逐瘀汤；补气活血通络的补阳还五汤；疏肝活血通络的复元活血汤；温经活血化瘀的温经汤等。

③化痰：常用方药包括燥湿化痰、理气和中的二陈汤；理气化痰、清胆和胃的温胆汤；滋肾润肺、化痰止咳的百合固金汤；润肺清热、理气化痰的贝母瓜蒌散等。

④祛湿：常用方药包括燥湿运脾、行气和胃的平胃散；解表化湿、理气和中的藿香正气散；清热化湿、理气和中的连朴饮；温阳化饮、健脾利水的苓桂术甘汤等。

⑤解郁：常用方药包括疏肝解郁、养血健脾的逍遥散；疏肝解郁、清肝泻火的丹栀逍遥散；行气解郁的越鞠丸、柴胡疏肝散；行气解郁、化痰散结的半夏厚朴汤等。

（五）中药内治法注意事项

1. 合理配伍，如补益类膏剂中，应酌加健脾助运之品，以免滋腻碍胃。注意用药禁忌，避免药物配伍中出现"十八反""十九畏"。

2. 根据病情、体质及自身耐受情况合理选择药物剂型。如严重肝、肾功能不全及对酒过敏者忌用酒剂；外邪未尽的情况下，不宜过早使用膏剂，以免"闭门留寇"，留邪为患。

3. 具有毒性药物需掌握合理药量和服用时间，注意"中病即止"。

4. 根据病情和药物作用确定服药的合适时间。急性病可不拘时间，慢性病应定时服药。解表类、清热类药物可随时服用；泻下类、滋补类药物宜早晚空腹服；对胃有刺激的药物宜饭后半小时左右服；安神助眠药宜在临睡时服。

5. 汤剂注意煎煮方法，正确掌握先煎、后下、包煎和另煎等要求。茶剂注意冲泡或煎煮时间不宜过长，冲泡一般以沸水冲泡后加盖焖 5 ~ 30 分钟为宜，煎煮以煎沸 5 ~ 20 分钟为宜。

6. 服药期间注意饮食禁忌。如服含有黄芪、人参等补气作用的药物时，应忌食萝卜；阳虚证、寒凉病证患者应忌食生冷寒凉食物；阴虚火旺证、温热病患者忌辛辣刺激食物。

二、中药外治法

中药外治法是指根据患者的实际病情，筛选适当的中药，经过特定的炮制加工后，采用熏、洗、敷等形式对全身或病变局部进行治疗，达到养生康复目的的一种方法。与内治法相比，外治的药物不需要经过消化、吸收、输布等过程，可直接作用到疾病部位。因此，较为安全、有效，尤其对老幼虚弱之体、拒绝服药之人、不能服药之病证更为适宜。

中药外治法的应用在我国历史悠久，积累了丰富的经验。马王堆汉墓出土的成书于战国时期的《五十二病方》中记载了熏洗疗法的临床应用，《仙授理伤续断秘方》介绍了外治疗法在骨关节损伤中的应用，《备急千金要方》中记载了中药蒸气熏蒸法、淋洗法、浴洗法、坐浴法、浸洗法等多种外治法，宋代《太平圣惠方》《圣济总录》全面系统地介绍了中药外治的方药，其中《太平圣惠方》记载熏洗方剂 163 首。直至清代，吴师机完成了中药外治疗法专著——《理瀹骈文》，提出"外治之理即内治之理，外治之药即内治之药，所异者法耳"。指出外治法适应范围广泛。可见从古至今，中医一直将中药外治法作为疾病治疗和康复的重要手段。

（一）中药外治法常用的剂型

1. 散剂　散剂是将药物研为极细粉末，过 80 ~ 100 目筛，混合均匀后，用水调和成团，根据具体需要，涂在不同大小的胶布面上，直接贴敷于患处或穴位上。此方法制作简便，可根据病情变化随时增减药味和药量，储存方便，临床应用较广泛。

2. 糊剂　糊剂是将粉碎过筛的药末，加入酒、醋、姜汁、鸡蛋清、水等赋形剂调为糊状，敷贴于穴位上，外用纱布、胶布固定。糊剂可使药物缓慢释放，延长药物作用的时间，缓和药物毒性。

3. 饼剂 饼剂是将药物粉碎研细过筛后，加入适量面粉等黏合剂搅拌均匀，压制成小饼状，或入笼蒸熟，然后贴敷于穴位上。有些药物本身具有黏稠性，也可直接捣成饼状贴敷。使用量应根据疾病轻重和患处部位而定。

4. 软膏 软膏是将药物粉碎过细筛或经提取浓缩后的浸膏，加入适宜的基质调匀并熬成膏状，使用时摊贴于患处。该剂型的渗透性较强，药物释放慢，具有黏着性和扩展性。

5. 硬膏 硬膏是将药物放入麻油或豆油内浸泡 1～2 日，将油放锅内加热，炸枯后过滤，药油再熬至滴水成珠时，加入铅丹或广丹，摊涂于厚纸、布等材料中央做成固体膏剂。使用时可直接贴用或加热后贴于患处。该剂型作用持久，保存方便。

6. 橡胶膏 橡胶膏是以橡胶为基质的含药硬膏剂，黏着力好，成品稳定性高，使用方便。但制备工艺较复杂，成本也较高。

7. 涂膜 涂膜是利用现代工艺，以高分子聚合物为成膜材料制成的含药涂膜剂，为一种新颖的骨架型经皮给药剂型，使用时涂于患处或皮肤特定穴位上。不易贴敷的皮肤皱褶等或关节部位可以选择。

8. 丸剂 丸剂是将药物粉碎过细筛后，拌和适当的黏糊剂而制成，可直接外敷于患处或特定穴位，便于应用。

9. 锭剂 锭剂是将药物研碎过筛后，加水或面糊等赋形剂适量，制成锭形，晾干，临床使用时加水或醋磨糊，涂敷于患处。其可减少配制过程的麻烦，方便储存，适用于慢性疾病的保健。

10. 贴膏 贴膏是采用高分子材料作基质而制成，具有药物容量高，剂量准确，透皮性、贴敷性、保湿性好，贴着舒适，不污染衣物等特点。

11. 药袋 将应用药物粉碎过细筛后，放入布袋，混以水、醋、酒或其他赋形剂，放笼上蒸热后，趁热放于特定穴位或患处，冷后更换。

（二）中药外治法的分类及应用

1. 熏蒸疗法 熏蒸疗法是利用中药煎煮后产生的温热药气熏蒸病患身体，以达到治病养生目的的一种方法。其通过温热与药气共同作用于病患体表，致毛窍疏通，腠理开发，气血调畅，使郁者得疏，滞者得行，而起到温经散寒、活血通络、化瘀消肿、宣水利湿的功效。

临床应用时根据不同症状、不同部位选取不同方药，灵活应用。如风寒湿痹证可选用风湿痹痛方；痿证、瘫证、痹证、伤筋等可选用活血化瘀方。若周身多处疼痛痿软，则可熏蒸全身，某一肢体或局部为患则宜熏蒸局部。凡患有心脏病、高血压病、肺结核、肝炎、肿瘤等疾患或孕妇、女子月经期间，均不宜采用熏蒸疗法。

2. 膏药疗法 膏药疗法古称"薄贴"，是将药粉配合香油、黄丹或蜂蜡等基质炼制而成的硬膏，再将药膏摊涂在一定规格的布、皮、桑皮纸等上面而成。膏药黏性较好，使用方便，药效持久，便于贮存和携带，适合治疗多种疾病。

外用膏剂又分为软膏和硬膏两种。软膏又称药膏、油膏，是用适当的基质与药物混合制成一种容易涂于皮肤、黏膜的半固体外用制剂，具有一定的黏稠性，涂于皮肤或黏膜上能渐渐溶化，有效成分可被缓慢吸收，持久发挥疗效。硬膏又称膏药，系用油类将药物煎熬到一定程度，去渣后再加入黄丹、白蜡等收膏，呈暗黑色，涂布于布或纸等裱褙材料上，用于贴敷皮肤的外用剂型，亦称黑膏药。常温下呈固体态，36～37℃时，则溶化而释放药力，起到局部或全身的治疗作用，同时亦起机械性保护作用。

膏药应用于中医康复医学，根据其功效可分为改善形体功能和调理脏腑虚实两类。

改善形体功能类：这类膏药具有祛风除湿、温经通络、消肿止痛、坚骨续筋、活血化瘀的功能，能消除肢体、关节、筋骨的运动功能障碍，主要用于伤筋、骨折、痹证、痿证等病证的恢复期，以促进其功能的恢复。例如，风寒湿痹、肢体拘挛麻木、关节屈伸不利者可选用万应膏、宝珍膏、狗皮膏、温经通络膏、舒筋活络药膏以及麝香追风膏等；跌打损伤而致筋伤者，可选用伤药膏、损伤风湿膏、损伤膏、消肿止痛膏、跌打风湿膏药等；损伤与风湿合并出现者，可选用伤湿止痛膏、麝香止痛膏；骨折恢复期，可选用乌龙膏、接骨续筋膏、万灵膏以及坚骨壮筋膏等；风瘫、肢体痿废不用者，可选用风痰膏、祛风愈瘫膏及健步膏等；陈旧性损伤所致血脉郁滞、筋膜粘连、软组织硬化者，可选用化坚膏、膜韧膏等。

调理脏腑虚实类：这类膏药补虚扶弱或祛除病邪，具有协调脏腑气机、消除阴阳偏盛偏衰、恢复脏腑功能的作用。例如，肺热咳嗽可用清肺膏；心虚有痰火、神志不安者，可用养心安神膏；脾阳不运、完谷不化或噎塞饱闷者，可用健脾膏；胃寒不纳、呕吐泄泻、痞胀疼痛者，可用温胃膏；男子阴虚火旺、妇人骨蒸潮热，可用滋阴壮水膏；元阳衰耗、脾胃寒冷者，可用扶阳益火膏。

3. 烫洗疗法　烫洗疗法是指选配某些中草药制成煎剂，趁热进行局部或全身浸洗，以促进病患康复的方法，又称药浴疗法，古称浸渍法。它既具有热水浴的作用，又包括了药物的治疗功用。其浸洗、沐浴方式与矿泉浴基本相同，但以坐浴和局部浸浴为主。烫洗时间可视具体病情而定，一般以20～25分钟为宜。常用烫洗方及适应证如下。

（1）蠲痹止痛类　主要用于慢性风湿病、类风湿关节炎、慢性腰痛等。如八仙逍遥汤、防风根汤，可用于风寒湿痹、软组织损伤后的肿痛；乌附麻辛草姜汤、腰伤二方，可用于风寒湿痹证及慢性腰痛；五宝浴液，可用于风湿性关节炎、坐骨神经痛等。

（2）和血理伤类　主要用于软组织损伤所致的瘀肿疼痛、筋肉拘挛、骨折或关节脱位后期筋肉挛痛等。如散瘀和伤汤、海桐皮汤，可用于治疗跌打损伤瘀痛；骨伤科外洗一方，可用于治疗损伤后筋肉拘挛、关节活动不利、肢体酸痛麻木；骨伤科外洗二方，可用于治疗损伤后期肢体冷痛、关节功能欠佳；化坚汤，可用于陈旧性损伤所致的局部软组织粘连、筋膜增厚，或软组织钙化，或骨质增生而出现的筋膜板硬、拘挛不舒、关节僵硬、摩擦弹响、运动障碍等。此外，还有风瘫方，可用于瘫证、痿证；罗布麻叶方，可用于高血压病。

4. 熨敷疗法　熨敷疗法是指用中草药熨敷于患部或一定的穴位，在热气和药气的双重作用下，温通经脉，畅达气血，协调脏腑，达到康复目的的一种方法。常用的熨敷方药及适应证有：熨风散，可用于风寒湿痹所致的筋骨疼痛；保元熨风方，可用于寒痹麻木肿痛，或遍身肩背骨节痛；御寒膏，可用于风冷肩背腰膝痛证；葱白方，可用于小便不通；韭菜叶方，可用于胁痛等。此外，还可采用葱熨法、蚕沙熨法、盐醋熨法等。

5. 贴敷疗法 贴敷疗法是以中医基本理论为指导，将中药制成丸、散、膏、糊、饼等剂型，施于皮肤，敷贴于患处、孔窍或腧穴等部位的治病方法。这种方法充分应用药物的效力，既可以直达病所，在局部患处迅速发挥疗效，也能够使药性通过皮毛腠理由表入里，循经络传至脏腑，达到调节脏腑气血阴阳、治愈疾病的目的。在中医康复中，常应用于痹证、痿证、骨折、伤筋等病的恢复期，亦可用于脏腑功能失调的病证。

6. 中药离子导入疗法 中药离子导入疗法是利用直流电使中药离子进入人体，以达到治疗目的的方法。它的特点是操作简便、作用独特、行之有效。中药离子导入疗法多应用具有疏通经络、活血止痛作用的中药，同时结合临床辨证，配以具有补气血、益肝肾、祛风湿、强筋骨之类的中药，针对症状和证候来治疗。

本法可将中药离子直接导入治疗部位，使局部有较高的药物浓度，适合于浅部治疗，同时离子导入不损伤皮肤，不引起疼痛或胃肠刺激。但本疗法也有一定的局限性，导入药物量小，不能精确计算导入剂量，作用较慢，不易深达。在中医康复临床中，本法常用于脑卒中恢复期，腰椎间盘突出症术后康复，膝骨关节炎、肩周炎等的康复治疗。

7. 药枕疗法 药枕疗法是中医康复的一种传统方法，是将具有芳香开窍、活血通络、镇静安神、益智醒脑等作用的药物碎断成块状或研粗末装入布袋内作枕头，用以防治疾病和延年益寿的一种自然疗法。药枕疗法融芳香醒神、辟秽行气于一体，将治疗融入日常生活中，既经济又无痛苦，适用于各种经络阻滞、气血不通、瘀血内停等病证，如颈椎病、失眠、郁证、胸痹、心痛等。

（三）中药外治法的注意事项

中药外治虽具有诸多优势，但在临床使用中仍需注意各种毒副作用的预防，例如含汞类中药如轻粉、朱砂等外用时可透过皮肤，造成汞的蓄积毒性，引起皮炎、外周血管病变、湿疹、毛囊炎、黑变病及皮肤角化等疾病。引起外用给药毒性的途径可能是由于中药外用目前没有明确规范的剂量标准，局部剂量过大使中药在透过皮肤、黏膜等进入局部组织或血液，产生局部或全身性药理效应的同时产生了不良反应，或者用药时间过久，药物局部浓度过高，产生蓄积性中毒，还有毒性药物未经规范炮制直接打粉敷于患处引起的中枢神经中毒。因此临床使用时应该严格把控药物的使用剂量，患者也应该谨遵医嘱，避免长时间、大面积用药。

第七节 自然康复法

自然康复法是指运用自然环境所存在的物质与条件，促进患者身心疾病康复的一类方法。人体具备一定的自愈能力和促进自身恢复整体功能平衡的驱动力，能够通过各种自然环境中的条件，促进身心功能的提升与修复。时至今日，自然康复法衍生出不同的种类，例如运用空气、日光、泉水、森林等自然资源实现康复作用。自然康复法的主要目标是促进并维持患者的平衡健康状态。

一、空气疗法

空气疗法是充分利用自然界新鲜清新空气，促进身心疾病康复的方法。人通过呼吸，吐故纳新，明代龚廷贤在《寿世保元》中说：“呼出脏腑之毒，吸采天地之清。”经常呼吸清新空气，能够神清气爽，醒脑提神，提升精神状态。

清新空气的定义，一般认为空气中每立方厘米负离子含量需要达到 1500 个，空气综合指数 AQI 要低于 50。空气主要由氧、氮、水、二氧化碳及多种稀有气体组成。氮气（78%）和稀有气体是惰性气体，通常不与其他元素发生反应。当空气电离时，由于氧气和二氧化碳俘获电子的能力较强，而氧气在空气中的比例约为 21%，二氧化碳仅占 0.03%，所以自由电子大部分会被氧气获得，形成负氧离子。

（一）适应证

慢性阻塞性肺疾病等肺系疾病患者可通过空气疗法促进康复。此外对于高血压、失眠等患者也适用空气疗法。

（二）方法

1. 空气浴　根据患者的病情、体质和气候情况，与自然界的空气接触，充分利用大气中的成分对人体的综合作用。空气浴的时间一般在 30～60 分钟，每日 1～2 次，1 个月为 1 个疗程。

2. 深呼吸　采用鼻吸口呼法。在空气清新的场所，坐位或站位，用鼻吸气，由浅逐渐加深，吸气时腹部膨起，持续 2 秒，然后用口慢慢呼气，呼气时腹部下陷，持续 4 秒，如此反复。持续进行 10～15 分钟，根据体力情况，每日 2～3 次。

（三）注意事项

1. 空气疗法作用较缓和，适宜长期坚持。
2. 空气浴时注意保护腹部，避免受凉。
3. 关节病患者应做好关节部位防护。

二、日光疗法

日光疗法是按照一定的方法使日光照射在人体的适当部位，通过日光的生物效应，促进身心疾病康复的方法。太阳光谱中的各种光线作用于机体会产生不同的康复作用，红外线能深透人体肌肤，温暖身躯，扩张器官组织深层血管，加快血液流通，提高代谢率，起到消炎及镇痛作用。紫外线则能抑制细菌，刺激骨髓的造血功能，促进对钙磷等物质的吸收，防治佝偻病和骨质疏松症；还能刺激皮肤产生黑色素，增强皮肤对外界各种刺激的屏障作用。古人有“负日之暄”的日光疗法记载。所谓“负日之暄”，即背向太阳晒背部取暖。清代曹庭栋《老老恒言》中指出："背日光而坐，列子谓'负日之暄'也，脊梁得有微暖，能使遍体和畅。"

（一）适应证

适用于阳虚体弱、寒湿为患的患者，以及痹证、腰痛、痿证、小儿佝偻等病证。

（二）方法

1. 地点　应选择阳光充足，空气清新、污染少的地点，如海滨湖畔、江河岸边、山区林间等。

2. 时间　在春秋两季，以上午 9～11 时、下午 2～4 时为宜；夏季日照时间较春、秋两季时间适当缩短，以上午 8～10 时较合适；冬季以中午 11～13 时为宜。

3. 部位　有局部和全身两种不同方式，局部日光疗法是使日光照射于局部患处，全身日光疗法照射部位顺序以及持续时间，应根据患者体质、病情、季节而定。

4. 设施　包括日光浴床或睡椅、遮阳帽、太阳镜、毛巾、水等。头部不可久晒，可戴遮阳帽遮盖，眼部也不可让阳光直射，可戴墨镜避光。在日照过程中，应注意饮水，以补充水分。

（三）注意事项

1. 空腹和进食后不宜立即进行日光疗法。

2. 因长时间日光照射对皮肤有害，所以日光疗法的时间不宜过长。

3. 如在进行日光疗法过程中出现头晕、头痛、恶心、心悸、食欲减退、体力下降、皮肤脱屑等不良反应，应立即停止。

三、矿泉浴疗法

矿泉浴是外浴含有一定量的矿物质且具有治疗作用的地下水，以促进人体疾病康复的方法。早在汉代张衡的《温泉赋》就有描述："有疾厉兮，温泉泊焉……"现代研究表明，泉水的温度、浮力、压力及所含化学成分作用于人体，有促进康复的作用。明代李时珍的《本草纲目》已将我国矿泉分为热泉、冷泉、甘泉等不同种类。

矿泉浴疗法治病主要有化学和物理两方面的作用。其物理作用可分温度和机械两种。温度主要表现在对皮肤的作用，如寒冷可限制渗出，抑制炎症的发展扩散，提高肌肉功能和新陈代谢，降低体温；温热可促进炎症的分解，刺激组织再生，增强发汗，减轻疼痛。矿泉水有浮力，其微粒运动对皮肤具有按摩作用。但是，矿泉水的治疗作用不是单一的而是综合的，只有选择适当的方法及部位，临床才能起到很好的作用。

（一）适应证

由于各种矿泉的化学成分及含量有所不同，在适宜范围上也有区别。

1. 淡泉浴　其中温泉浴适用于神经系统、心血管系统、内分泌系统等疾病的康复治疗；微温泉浴对中风后遗症有促进康复作用；而热泉浴多用于运动系统和神经系统疾病。

2. 碳酸泉浴 最常用于皮肤病的康复医疗，如慢性湿疹、银屑病等，还可用于早期高血压病、周围血管循环障碍等病患。

3. 硫化氢泉浴 适用于疥癣、痤疮等多种皮肤病，以及多种慢性关节病变。

4. 氡泉浴 适用于高血压病、动脉粥样硬化等病患。

（二）方法

根据浸浴部分分为全身浸浴和局部浸浴。

全身浸浴：沐浴时要求浴者安静地仰卧浸泡在浴池内，水面不要超过乳头水平。在全身浸浴时还可进行水下按摩、水中运动等，由于水的浮力作用，对于缓解肌肉紧张、减轻关节疼痛和恢复运动功能有较好作用。

局部浸浴：根据病变部位，浸泡身体局部，如坐浴、足浴和手臂浴。

矿泉浴每次 15～20 分钟，每日 1 次，连续浴疗 2～3 日后，间隔 1 日，20～30 日为 1 个疗程。

根据浸浴时间长短可分为短浴法和长浴法。

短浴法：在水温 38～39℃中，1 次入浴 10～20 分钟，或在水温 42℃左右，入浴几分钟即出浴，休息片刻，再入浴，反复 2～3 次。

长浴法：水温 35～37℃，1 次入浴 1～6 小时或 10 小时以上。

（三）注意事项

1. 沐浴要适时 空腹时和饱食后均不宜沐浴，一般饭后 1～2 小时入浴较为适宜。每次入浴时间长短，以浴后感觉舒适为准。

2. 水温要适当 一般适宜温度为 38℃～42℃，但也因泉水中矿物质不同和医疗目的不同而有所区别。如碳酸泉、硫化氢泉温度不能太高，一般在 37～38℃。

3. 浴中防意外 对年老体弱、高血压、低血压患者，矿泉浴时间不宜过长，水温不宜过高。最好先局部浸浴，然后过渡到全身浸浴，以免发生头晕、心悸、恶心等不良反应。

4. 浴后防受凉 浴后应很快擦干全身，并及时穿衣，休息 15～30 分钟后才可离去。浴时若出汗较多，可适量喝些饮料。

四、森林疗法

森林疗法是利用森林环境的影响，促进人体康复的方法。森林的绿色环境、林中的鸟语和潺潺的流水能陶冶情操，使人心旷神怡，消除人体疲劳。而新鲜、湿润的空气使人头脑清醒，能增强体质，促进康复。明代龚廷贤就有"山林逸兴，可以延年"的描述。

（一）适应证

适用于多种肺系疾病或因情志刺激、劳倦过度引起的病证，如慢性阻塞性肺疾病、心脏病、高血压病、失眠等。

（二）方法

可采用在森林中居住一段时间的方法，结合患者的病情、体力和爱好，医护人员需有针对性地制订合理的康复方案。如果患者不能留居森林，可在医护人员的指导下，每天定时或定期到森林中进行适宜的康复活动。

森林疗法最理想的季节是夏季和秋季（5~10月），时间为上午10时至下午4时。气温一般在15~25℃。患者可在森林中散步10分钟左右，并做深呼吸，然后做一些非对抗式的体育活动，如打太极拳、八段锦等。第1次时间为15分钟，以后每次增加5~10分钟，逐步增加到60~90分钟1次。每日两次，1个月为1个疗程。

（三）注意事项

森林中的住所应选择环境幽静、风景秀丽、气候适宜、无瘴气毒虫之处。

五、香花疗法

香花疗法是利用鲜花的颜色、形态和自然香气，及其对环境的美化、净化作用，促进人体身心疾病康复的方法。香花是通过其色、气、形等方面影响人的情绪而起到调节心理活动与生理活动平衡作用的。例如，艳丽的牡丹花使人兴奋欢快；素雅的兰花、茉莉花使人沉浸安宁；傲雪斗霜的梅花，可激发人坚强勇敢之志。正如吴师机在《理瀹骈文》中所言："七情之为病，看花解闷……有胜于服药者也。"

（一）适应证

根据香花产生的不同作用，选择用于多种病证。具有解郁作用的鲜花，多用于情志抑郁、忧愁寡欢者；具有宁神定志的鲜花，多用于情绪急躁者；有散寒作用的鲜花，多用于虚寒者；有清热作用的鲜花，多用于瘟后余热未尽者。

（二）方法

在室内摆放数盆鲜花，或建议患者去花园，在花园中观赏、散步、下棋、阅读、歌咏等；还可与其他康复方法结合使用。茉莉花的香味可以减轻头痛、鼻塞、头晕等症状；丁香的香味能净化空气，并能杀菌，有助于改善哮喘症状；菊花含有龙脑、菊油环酮等芳香物质，能缓解头痛、感冒和视力模糊等症状；玫瑰花、栀子花香味对咽喉痛和扁桃体炎有一定的治疗作用；桂花的香味可消除疲劳，有助于改善支气管炎症状；百合的香味可使人兴奋，能净化环境；天竺花的香味有镇静安神、消除疲劳、促进睡眠的作用，有助于治疗神经衰弱；夜来香的香味可清除不良气味；郁金香的香味可用于焦虑症和抑郁症的辅助治疗；牡丹花的香味可使人产生愉快感，并有镇静和催眠作用。

（三）注意事项

特殊体质的患者、对某些花粉有过敏史者应慎用香花疗法。

六、热砂疗法

热砂疗法是利用天然热砂，以促进人体某些疾病康复的方法。热砂外用，可对人体产生温热和机械刺激，具有热疗和局部按摩的作用。《本草纲目》在论及热砂疗法时指出："风湿顽痹不仁，筋骨挛缩，冷风瘫缓，血脉断绝，六月取河砂，烈日曝令极热，伏坐其中，冷即易之。"

（一）适应证

热砂疗法适用于风寒湿痹、颈椎病、骨折、腰痛、肩周炎等病证。

（二）方法

1. 全身疗法　患者躺在热砂上，用旁边的热砂覆盖除头面、颈部、胸部以外的全身各部，其厚度一般是四肢为 10～20cm，腹部为 6～8cm。头部用遮阳伞遮挡，适当饮水。治疗时间开始为 20 分钟，以后逐渐延长至 60～90 分钟。治疗结束后，用温水冲洗。隔日 1 次，15～20 次为 1 个疗程。

2. 局部疗法　患者坐于热砂上，然后用热砂覆盖腰以下部位。也可将热砂装入布袋，放于身体患处。

（三）注意事项

1. 热砂疗法所用沙质应纯净，不含泥，颗粒均匀，温度在 40～50℃。
2. 身体虚弱、空腹及有心血管疾病患者不宜全身热砂疗法。

第八节　娱乐康复法

娱乐康复法是指采用音乐、舞蹈、书画、琴棋等多种情趣高雅、生动活泼、轻松愉快、内容健康的娱乐活动，影响并调节人的身体和精神状态，促进身心康复的一类方法。在疾病康复的过程中，患者会遇到很多难以完全靠药物缓解的功能障碍，这些障碍影响其日常生活活动能力和劳动能力，使他们出现抑郁、焦虑、恐惧、孤独等心理状态，严重影响患者的生存质量。娱乐康复法因其形式贴近生活，活动内容丰富多彩，不仅可使患者的业余生活充满情趣，还能通过这些活动愉悦心神，调节情绪，陶冶情操，锻炼身体。身心功能障碍者选择适宜的项目，置身于充满趣味的娱乐活动中，充分利用其自身的调节能力，有助于改善其心理状态，达到身心功能康复的目的。

一、娱乐康复法的作用

（一）怡情畅志，促进心主神明

娱乐康复法作用于人体脏腑，从而发挥其调节情绪的作用。"音乐通神明"，"心为声音之主"，"乐者本于声，声音发于情"，各种娱乐活动多与心神相关。听乐赏曲使人的精神陶醉于作品的境界中，有助于抒发情感，排遣烦恼，释放内心的压抑；歌咏是主动歌唱或吟诵自己喜爱的作品，能调动积极向上的健康情绪，使人心情愉悦，使疾病不药而愈；舞蹈以美的视觉和听觉形象，使人沉浸在愉快、和谐的气氛中，从而激发人们对生活的热爱；书画艺术有其独特的高雅情趣和艺术魅力，能使人摆脱不良心理状态的影响；弹琴可安定情志，弈棋可健脑益智。"七情之为病也，看花解闷，听曲消愁，有胜于服药者也"。娱乐康复法不仅能转移患者异常的情志反应，而且能调节情绪，更好地促进心主神明功能的发挥，是精神康复的重要方法。

（二）舒筋活血，改善形体功能

娱乐活动能够通过人体各部位的运动，促进气血运行，恢复形体功能。舞蹈可使全身得到锻炼，特别是能增强心肺功能，促进血液循环，增加肺活量；歌咏通过调气，可改善肺的通气功能；弹琴能促进手指关节活动，改善眼手协调性，还能增强大脑的认知功能；练习书画能增强上肢肌肉力量和各关节的活动度，使气血流通，筋骨和畅。

二、娱乐康复法的运用原则

（一）根据功能障碍情况，选择合适的娱乐康复法

针对不同的功能障碍情况选择相应的娱乐康复法，这是以辨证施治原则为基础的。如各种病证中出现的情绪焦虑、紧张，可通过选听音乐康复法中具有镇静安神作用的乐曲来减轻和消除；疾病、外伤导致的上肢痿软，可采用书画康复法增强其形体功能；琴棋康复法对记忆功能障碍的患者有增进智力的作用；肺功能下降者，可通过歌咏康复法提高其呼吸功能。

（二）根据不同的康复对象，选择合适的娱乐康复法

娱乐康复法因其需要通过欣赏而发挥康复作用，故与康复对象的文化程度、艺术修养、个人喜好、年龄及生活状态关系密切。因此，不同的康复对象应选择与之相适应的娱乐活动。如艺术文化欣赏程度高的人，可通过古典高雅的乐曲促使其康复；普通大众当以欣赏普及歌曲为宜。

三、娱乐康复法的种类

（一）音乐康复法

音乐康复法是综合音乐、医学、心理学等多学科，应用音乐作用于人体，使人的行为、情感及生理功能产生变化，促进身体和心理功能恢复的康复方法。

1. 音乐康复法的作用

（1）音乐的生理作用　音乐声波传入人体，能调节人体的呼吸频率和心率，促进

神经内分泌系统分泌生命活性物质，促进人体的新陈代谢。音乐与机体的反应状态密切相关，节奏平缓的音乐可使呼吸道平滑肌松弛，减少呼吸的阻力，改善气喘症状，使高血压患者血压下降，而节奏明快的音乐能加快心率和脉搏。音乐声波作用于大脑，能提高神经细胞的兴奋性，通过神经和体液调节，增强人体的免疫功能。

（2）音乐的心理作用　音乐对人体情绪活动有明显的调节作用。音乐能保持心理平衡，缓解患者焦虑和紧张的情绪。音乐还有良好的疏泄作用，把心中的不良情绪宣达发泄出去，以尽快恢复心理平衡。音乐的感染力很大，激昂的音乐能消除抑郁、焦虑等不良情绪，人们在音乐中寄托情怀，怡养心神，排除不良情绪的干扰。活泼、轻松、欢快、悠扬婉转的音乐能消除悲愁、抑郁的心情，稳定患者情绪，防止紧张，减轻疼痛。庄重平和的乐曲具有安神、改善患者睡眠状态的作用。

2. 音乐康复法的种类

（1）接受式音乐康复　接受式音乐康复是选择合适的康复乐曲，让患者聆听音乐的声音进入自身体验的精神活动中，达到心理疏导、促进身心康复的目的。音乐欣赏应结合冥想，排除杂念，体会音乐表现的意境，做到身心平静。乐疗的音量控制在25分贝左右，以患者感觉舒适为宜。常用的音乐康复曲目有以下几类。

①抗抑郁类：宜选择旋律欢快、活泼轻松的乐曲，如《喜洋洋》《步步高》《星期六的晚上》《心花怒放》等。

②抗焦虑类：宜选择使人镇静、放松的乐曲，如《江南好》《平沙落雁》《春江花月夜》等。

③增强食欲：宜选择曲调沉静、庄重的乐曲，如《花好月圆》《北国之春》《欢乐舞曲》等。

④改善睡眠类：宜选择具有镇静安神作用的乐曲，如《摇篮曲》《汉宫秋月》《二泉映月》等。

⑤老年益智类：宜选择老人在年轻时喜欢的乐曲，边听边回忆，有助于唤起失去的记忆，延缓大脑衰老，改善痴呆患者的认知功能。乐曲如《浏阳河》《茉莉花》《南泥湾》等。

（2）演奏音乐作品　演奏音乐作品是音乐康复中主动康复的形式，包括演奏现有的音乐作品和即兴演奏。这种方法能提高患者的生活兴趣，促进视听等运动协调，提高自信力，培养积极参与的精神，有利于病情的好转。选择不需要较高演奏技巧、操作简单的乐器，以打击乐器为主，如鼓、木鱼、铃鼓等，在医生指导下进行集体音乐演奏。这种音乐康复方法能起到情感宣泄、自我表现的心理康复作用。选择演奏的曲目难度不可太大，应注意循序渐进。

（3）其他形式的音乐康复法　临床上还有音乐与其他疗法结合的康复法。如音乐电疗康复法和音乐气功康复法。

①音乐电疗康复法是音乐与电流结合的综合应用，即在患者听音乐的同时，将音乐与电流输出机联接，用仪器将音乐信号转换成电流，使输出的电流随音乐的旋律、节奏和音高的变化而变化，再将这些音乐信息放大功率后输出，经电极导入人体，使电和声

两种物理因子同时作用于人体，达到康复目的。一方面，听觉器官听音乐，大量接受声音的信息，调节人体的心理功能；另一方面，音乐旋律转换为电流作用于运动神经和感觉神经，可使肌肉收缩，恢复肢体运动。音乐电疗康复法对肌肉和神经组织都有良好的康复作用。

②音乐气功康复法是指在做健身功法时辅以音乐，有助于从生理和心理两方面调节患者的功能。常用的医疗保健功法都配有音乐，患者在全身运动的同时，听音乐以调节精神状态，更易于进入气功锻炼状态。

3. 音乐康复法的注意事项

（1）选择合适的康复乐曲　音乐的形式多种多样，对人体的影响也不尽相同。人体素质各有差异，对音乐的理解能力也有不同。进行音乐康复法前，必须对乐曲进行严格的选择。中医乐疗的选曲原则是以五脏与五音相对应的理论为基础，根据五音的表现特点，分别对应相应的脏腑，达到一定的康复作用。比如以"土"为特征的音乐具有稳定情绪、促进消化功能的作用，对胃肠道功能障碍者有良好的康复疗效；土乐对肺气虚弱、卫外功能降低者也有调节作用。不合适患者的音乐可能会造成人体损伤。节奏过快、声音嘈杂的乐曲不仅使神经系统受到刺激，还会使人心率加快，血压升高。

（2）营造良好的音乐康复环境　环境对人的感官有刺激作用，可使人出现相应的心理活动。鸟语花香让人心情舒畅，大小合适的空间给人情绪稳定、舒适的感觉。音乐康复的场地应整洁、安静、美观，避免噪声污染。色彩是与乐疗密切相关的一个环境因素，对患者的情绪也有很大的影响。暖色调使人感到温暖，心情愉悦，冷色调给人以镇静的感觉。乐疗房间的墙面、窗帘、治疗床、盆景花卉的色彩都要营造一个适合病情、促进患者康复的色彩环境。

（二）歌咏康复法

歌咏康复法是通过歌唱和吟唱自己喜爱的作品，促进身心康复的方法。歌咏康复法强调利用发声，讲究运气，调节身体姿态来畅通气道，加深呼吸，调整呼吸方式，加强腹式呼吸，用于呼吸系统疾病，如慢性阻塞性肺疾病患者缓解期的呼吸功能锻炼。"长歌以舒怀"，歌咏康复法利用作品的艺术感染力来改善患者的精神状态，除却忧郁和悲伤，怡养性情，增强患者的抗病信心。适用于伤病、残疾后情绪抑郁、低落者。

（三）舞蹈康复法

舞蹈是通过有节奏、经过组织的人体动作和造型来表达思想感情的行为和艺术。舞蹈康复法是通过让患者参加舞蹈活动，促进身心康复的方法。相传大禹创造的"阴康氏舞"，能伸展筋骨关节，起到祛病健身的作用。《儒门事亲》亦有"治人之忧而心痛者"，则以"杂舞治之"的方法，或是亲身参加，或是在旁观赏，达到形体与精神同治的目的。

舞蹈康复法可用于情志病证，如情绪忧郁、悲伤、焦虑者，或神经衰弱、智力障碍、痴呆者。因其消耗能量，能够锻炼肌肉和活动关节，故对心血管疾病、呼吸系统疾病、消化系统疾病、肥胖症等都有一定的防治作用。

（四）书画康复法

书画康复法是让患者通过观赏、习练中国国画与毛笔书法，促进身心康复的方法。书画的过程是锻炼肢体的过程。执笔时不仅需要指力和腕力，还要用到臂力和腰力，使骨骼肌肉与关节得到良好的锻炼，对手腕、肘部、上肢运动功能障碍者均具有良好的康复作用。同时，练书画与练太极拳有相似之处，要排除杂念，调节呼吸，心平气和，运气于笔端，达到宁神定志、消除疲劳的目的，对心理疾病有很好的防治作用。

（五）琴棋康复法

弹琴是通过演奏乐器达到调气养神、练指运脑的康复作用。演奏乐器时要求心志安定，这时机体的内环境保持稳定平衡，能增强抵御致病因素侵害的能力。音乐演奏对人体的视、听、运动觉的能力训练是综合性的，手指的感觉、运动觉的反应和视觉对乐谱的把握要一致，而听觉则可检验这三者的正确性，这对大脑是一种有效的锻炼，能促进智力发育，增强记忆力，延缓衰老。各种病证所致的手指屈伸不利也可通过弹琴减轻功能障碍。

弈棋具有开发智力、修身养性的作用。棋局的变化，盘面的严谨构思需要大脑周密的思考。弈棋能够锻炼记忆力、计算能力、独立思考和判断能力以及随机应变能力，尤其适合小儿智力发育迟缓者和老年智力减退者。弈棋时精神集中，深思熟虑，身心处于和谐状态，有助于慢性病患者的康复。当然，弈棋要注意适度，不可耗神太过，也不能计较输赢，应以健脑益智为要。

第九节　其他康复法

中医康复技术内容丰富，种类多样，临床应用简便有效，除了上述的康复治疗技术外，还包括热疗、蜡疗、香气疗法、色彩疗法等。

一、热疗

热疗是指在人体一定部位用温热或火烤的物理作用施治，利用其温热之性作用于机体，而达到康复治疗目的的一种传统的物理疗法。热疗的应用以《内经》中"寒者热之"为理论依据和指导原则，分别起到温阳散寒、活血通络、引热外出的作用，适用于脏腑虚寒、风寒湿痹、内有郁热等证。

本法的产生历史悠久，早在原始社会，先民们已学会用兽皮或树皮包上烧热的石块或砂土，贴附于身体以取暖或防治腹痛、关节痛等，此为热疗之萌芽。《史记·扁鹊仓公列传》中记载："扁鹊……乃使子豹为五分之熨，以八减之齐和煮之，以更熨两胁下，太子起坐。"《肘后备急方》《丹溪治法心要》《外科大成》《医宗金鉴》等都有关于热疗法的记载。由于本法简便易行，收效甚捷，故一直沿用至今。清代吴师机的《理瀹骈文》集热疗之大成，总结出了烤、浴、浇、敷、熨、熏、照等各种方法。

（一）热疗的康复机理

热疗是根据《内经》"寒者热之"和"热因热用"的治疗原则而创立的，对人体有助阳散寒、温通经络、使气血"得热则行"的作用。正如《素问·调经论》所说："血气者，喜温而恶寒，寒则泣不能流，温则消而去之。"因为寒为阴邪，其性凝滞，而采用灸、熨、熵、蒸等治法，可助阳退阴，调和阴阳，使慢性痼疾渐次康复，故有"无阳者宜蒸"之说。热疗的作用机理以去除寒邪、恢复人体阳气为宗旨。《素问·举痛论》曰："寒气入经而稽迟，泣而不行，客于脉外则血少，客于脉中则气不通，故卒然而痛。"风湿痹痛因"皮肤不营，故为不仁"，故见肢体筋骨、关节、肌肉疼痛、重着、麻木。热疗能使"气暖而血自运动"，气血运行，经络疏通，通则不痛，肌肤不仁和筋骨失用的肢体可得阳气的温养而恢复功能。痼疾体虚者得热则气血通畅，经络脏腑功能协调，形体功能得以恢复。

（二）热疗的康复方法

1. 热浴（洗）法　热浴（洗）法是采用全身淋浴和局部洗涤的方式而达到治疗目的的一种传统物理疗法。其中，浴在四肢者称"漯渍"，浴在腹背称"淋射"，浴在下部者称"浴渍"。如《本草纲目》载："热汤能通经络，患风冷气痹人，以汤渫脚至膝上，浓覆取汗周身。"借热气以治之，针对不同病情，采取局部浸渍和全身淋浴，多用于风湿顽痹、慢性痼疾。

（1）全身热浴法　将患者全身浸浴于浴盆中，或以热水淋浴全身，令其微汗出为度。适用于风湿痹痛、筋骨挛缩、风寒证候或阳虚患者。

（2）半身浴法　将下半身齐胃脘部浸入热水中，上半身以毛巾覆盖；或双上肢浸浴于热水盆内；或双下肢浸浴于热水桶内。适用于四肢痿痹、下肢寒冷、伤残、术后康复患者以及阳虚或中焦虚寒所致腹痛、腹泻等。

（3）坐浴　将臀部及会阴部慢慢浸于热水中，可先熏后洗。每次浸浴 20～30 分钟为宜，每日 1 次，入睡前浴之。适用于前后阴诸症。

2. 热熨法　热熨法是将热熨用物在一定穴位或患部慢慢地来移动熨烫而达到治疗目的的一种传统物理疗法。常用的方法有汤熨、盐熨、葱熨、姜熨、药熨、砖熨、蚕沙熨等法。

（1）汤熨法　用汤壶或热水袋盛热水，布包外熨。如《理瀹骈文》言："风寒入骨，滴醋，湿青布铺患上，再用砂壶装炮子酒，炖热熨布上。"水温应维持在 50～60℃，若太热则应外裹两层以上布，尤其对于肢体不仁者，以防止烫伤皮肤。用于慢性虚寒腹痛、胃痛，宜选气海、关元、神阙、胃脘诸穴熨之；熨四肢可治痿痹、偏瘫、寒湿诸痛、腰腿痛等。

（2）盐熨法　用颗粒大小均匀的青盐或海盐 500～1000g，炒热布包熨患处或胸、腹、腰背等部位，冷即易之。用于慢性胃痛、寒性腹痛、腹泻、腰腿疼痛等。凡痿证、痹证、筋骨疼痛等可直接熨患处；癃闭宜熨神阙、小腹和会阴部；足心烫熨有温壮阳气之功。

（3）葱熨法　取新鲜葱白500g捣碎炒热，用布包熨患处或胸、腹、腰背等部位，冷即易之。葱熨法具有开通关窍、祛风散寒等功效，用于癃闭，亦可用于痹、痿、瘫等证。

（4）姜熨法　取生姜500g，洗净捣烂，挤出姜汁，然后将姜末在锅内炒热，用布包后敷所需部位。待冷再倒入锅内，加姜汁，炒热后再敷。姜熨法具有较好的温里散寒功效，适用于寒性诸症。

（5）蚕沙熨　将适量蚕沙蒸热，以布袋盛装，外熨患处，冷即易之。用于关节不利、瘫痪、手足不遂诸症。

（6）药熨法　选取祛风除湿、活血通络、辛香走窜类药物，置于锅中炒热，趁热用布包裹，外熨患处或穴位，或循经络施熨，冷即易之。用于痿痹、偏瘫、寒湿诸痛、关节不利等症。

（7）砖熨法　取砖头两块，用火烧热，泼以陈醋，趁热用布包裹，外熨患处，冷即易之。具有祛除寒湿、活血化瘀、舒经活络等作用。

3. 热敷法　热敷法是指将热熨所用之物，固定不移敷于患部或穴位处的方法。

（1）湿热敷　将纱布或毛巾叠成七八层，浸泡于热水或热药液中，5分钟后取出，拧去多余的水分，敷于所需部位。用于跌打损伤，或阳虚诸痛，以及其他需要进行热敷疗法的疾患。

（2）干热敷法　将热熨之药置于患处或穴位，固定不移，冷即易之。适应证与热熨诸证相同。

（3）热卧法　酒炒蚕沙铺床上，患者卧于其上；或以醋蒸黑大豆铺床上卧之；或将地烧热，喷以陈醋，置其席上卧之。适用于起卧不便以及患病范围较广的瘫痪、痹证患者。

（4）热坐法　将烤热之物，以布帛包裹两层以上，令患者坐其上。适用于痔漏手术后或前阴诸疾。

（5）坎离砂　将成品坎离砂，加适量醋拌匀，装入布袋中，待其发热后，放置患部，用棉被包裹保温，以能耐受为宜。适用于风寒湿痹、四肢麻木、关节疼痛、脘腹冷痛者。

4. 热熏法　取具有疏经通络、理气活血、祛风除湿的药物，煎煮药液置于特制的器皿内，上留一孔，将患处或特定穴位置于其上熏蒸，或以中药熏蒸治疗仪进行全身蒸气浴。适用于手足不遂、风湿痹痛、前后阴诸症或皮肤病患者。

5. 热烤法　即直接用火、电热如红外线等仪器烘烤患处或全身。《理瀹骈文》就有"围炉涂丹以坐向"的文字记载。适用于风湿痹痛、痿证、痹证、陈旧性伤残及阳虚者。

6. 爆灯火法　以灯心草蘸清油点燃，对准特定部位或穴位，迅速点灸皮肤，一触即起，火即熄灭。这种以火疗疾病的方法又称"灯火灸"，常用于痄腮、乳蛾、吐泻、惊风等病证。在太阳穴施术，用于头风头痛；关元穴施术，用于阴寒证候；神阙穴施术，用于慢性腹泻等。

（三）热疗的注意事项

1. 注意热敷温度，以患者能耐受为度，避免烫伤。
2. 热敷过程中，如感到不适或局部有不良反应，应立即停止。
3. 及时补充水分，防止患者因出汗过多而致虚脱。
4. 妊娠期妇女禁下腹部、腰骶部热敷，经期妇女慎用下腹部热敷。皮肤过敏者或皮肤感觉障碍者，不宜使用本法。
5. 高热、颅内占位性病变、肿瘤部位、结核、各种血液病和有出血倾向者禁用。

二、蜡疗

蜡疗是通过蜡对机体的作用以促进形体康复的一种疗法。历代常用蜂蜡、虫白蜡、黄蜡，现代多用石蜡、地蜡等。

（一）蜡疗的康复机理

蜡疗流传较久，经过历代医家的不断实践和总结，得到了较快的发展。蜂蜡有解毒生肌、止血定痛的作用。《本草通玄》中记载："贴疮生肌止痛。"李时珍在《本草纲目》中指出，蜂蜡"性啬质坚"，故能"续绝伤金疮"。虫白蜡有"生肌止血定痛、补虚续筋接骨"之效，且加热易于熔化，因此又是温热疗法的好材料。李时珍提倡加热"化贴并裹手足"，其质滑腻，有收涩润滑之效。清代吴师机也指出："若使皮肤皱揭，蜡润其肌。"可用于康复患者，消除瘢痕，润肌美容。清代祁坤的《外科大成》记载："凡痈疽发背，诸毒恶疮，先以湿面随肿根作圈，高寸余，实贴皮上，勿令渗漏。圈外再围布数重，以防火气烘肤，圈内铺黄蜡屑三四分厚，以铜漏杓盛桑木炭火，悬蜡上烘之，令蜡化至滚，再添蜡屑，随化随添，以井满为度。皮不痛者毒浅，灸至知痛为度；皮痛者毒深，灸至不知痛为度，去火杓，即喷冷水少许于蜡上，俟冷起蜡，蜡底之色青黑，此毒出之征也。"《本草纲目》记载治疗头风掣疼方："头风掣疼，用蜡二斤，盐半斤相和，于锼罗中熔令相入，捏作一兜鍪，势可合脑大小。搭头至额，其痛立止也。"对蜡疗的操作方法、适用范围及注意事项均有详细记载。蜡疗具有去瘀生新、利水消肿等功效，热蜡法还具有温通经脉、散寒止痛之功。古时用黄蜡进行康复治疗，现因其价格较昂贵，多改用石蜡。

（二）蜡疗的康复方法

操作前，患者选取合适体位，暴露需蜡疗的部位，局部清洗擦净，有毛发处可涂以凡士林。蜡疗可分为热蜡法、冷贴法。

热蜡法适用于风湿痹证、痿证、损伤后遗症、关节活动受限、运动损伤的康复治疗，以及瘢痕、手术后遗症等，尤其适用于虚寒性疼痛疾病。热蜡法在临床上使用较普遍，又分为溶贴法和溶裹法。溶贴法是将蜡熔化，趁热贴敷于所治部位，冷即易之。每日1次，每次15~20分钟。溶裹法是将蜡熔化后摊于纱布上，在患部趁热缠裹，冷即易之，使用方法同前。

冷贴法适用于烧烫伤、金疮瘢痕的康复。冷贴法是将蜡熔化放冷，摊于纱布上，贴于患处系定，3日一换。

现代多用石蜡作为蜡疗原料，地蜡疗法的操作方法与石蜡相同，常见的有刷蜡法、浸蜡法和蜡饼法。

刷蜡法是取55~65℃的蜡液，用毛刷蘸取后，迅速在需治疗的部位上均匀地涂搽几层薄蜡，冷却后凝成导热性低的保护层。再将蜡液反复涂刷在保护层外，厚约0.5cm。外面包热蜡饼，再用塑料布、棉垫包裹保温。每次20~30分钟，每日或隔日1次，10~20次为1个疗程。

浸蜡法是将蜡熔化并恒温在55~60℃，先将需治疗的手或足按刷蜡法涂抹形成蜡膜保护层，浸入蜡液并立即提出，反复浸入、提出多次，直到体表的蜡层厚达0.5~1cm成为手套或袜套样，然后再持续浸于蜡液中。每次治疗的时间、疗程与刷蜡法相同。

蜡饼法是取一搪瓷盘或铝盘，盘内铺一层塑料布，将熔化的蜡液倒入，厚2~3cm，冷却成表面温度45~50℃左右的蜡饼。患者体表垫棉垫与塑料布，取出蜡饼敷于体表，最后塑料布、棉垫包裹保温。治疗次数与时间同上。

治疗完毕，将体表蜡饼及蜡膜层取下，冲洗后放回蜡槽内。

（三）蜡疗的注意事项

1. 高热、恶性肿瘤、活动性结核病、有出血倾向的疾病、脑动脉硬化、心衰、肾衰者均禁用此法。皮肤感觉障碍者、对蜡过敏者、婴幼儿及妊娠妇女不宜用此法。

2. 蜡的加热采用隔水加热的方法，以免烧焦或燃烧。施行热蜡法时，需注意掌握温度，一般以患者能耐受为度。面部涂蜡时，口、鼻、眼不能涂蜡。

3. 蜡的温度要因人因部位制宜，对温热耐受力差者，宜用蜡饼敷贴法。

4. 使用过的石蜡，可塑性及黏滞性会降低，影响效果，重新使用时必须加入15%~25%的新蜡。如用于创面和溃疡面的蜡不可再次应用。

5. 热蜡结束后，应揩去蜡，用干毛巾擦去汗液，休息15~30分钟。出汗过多者应及时补充盐水饮料和水分。

三、香气疗法

香气疗法又称芳香疗法，是患者通过嗅闻具有康复作用的天然植物香料或提取出的芳香精油的香气，以促进身心调畅的一种方法。香气疗法历史悠久，结合了艺术与治疗的双重功能，一般取单味天然香料产生香气，亦有采取多种香料加工制作成复合香气防治疾病、调理身心者。

历代古籍中均有关于芳香药物和香气疗法的文字记载。如殷商甲骨文中记载了熏燎、艾蒸和酿制香酒的使用与操作，周代有佩带香囊和沐浴兰汤等风俗习惯的记载，在《山海经》《神农本草经》《新修本草》《备急千金要方》等古籍中均收载了芳香药物及其使用方法。我国第一部海药专著《海药本草》对香药在分类、性状、功能、主治及炮制进行了详尽的记录。明代《普济方》专列"诸汤香煎门"，收集 97 首方药，分"诸汤""诸香""诸煎"三部分，较为全面地总结了明以前芳香疗法的经验。《本草纲目》记载多种"香木""芳草"，并介绍了多种香气疗法的给药方式。

（一）香气疗法的康复机理

香气多具辛香走窜之性，故具有芳香除湿、宁神益智、疏通经络、活血止痛及醒脑开窍等功效。如清代徐大椿编撰的药学著作《神农本草经百种录》记载："香者气之正，正气盛，则自能除邪辟秽也。"说明香气可以芳香辟秽。《景岳全书》指出："必令卧室洁净馨香，使气血流畅。"说明香气有疏经通络、促进气血通畅之功。《遵生八笺》记载瞿仙异香方时认为"焚之以助清气"。李时珍云："木香乃三焦气分之药，能升降诸气。诸气膹郁，皆属于肺，故上焦气滞用之者，乃金郁则泄之也。中气不运，皆属于脾，故中焦气滞宜之者，脾胃喜芳香也。"故香气还能升清降浊，醒脾开胃。

以常用芳香类药物丁香为例，丁香性辛，味温，无毒，用于薰衣、薰屋，可"温脾胃""能发诸香""杀虫辟恶去邪""去胃寒，理元气"。现代药理研究证实，丁香花蕾含挥发油，主要成分为丁香酚，具有解热、镇痛、抗炎、麻醉等疗效，此外还有抗细菌、抗真菌、抗氧化、驱蚊避虫等多种作用，外用时可抗炎杀菌，解热镇痛。随着现代科学研究的逐渐深入，芳香物质对人体身心的调节作用被逐步发掘。

芳香植物是具有香气并可提取芳香油类植物的总称。根据芳香植物气味释放器官或部位的不同，可分为香花植物、香草植物、香果植物、香木植物四类。香花植物的花具有香气，如玫瑰、薰衣草、茉莉等；香草植物的全株或地上部有芳香气味，如薄荷、罗勒、茴香；香果植物的果实有芳香气味，如柚子、柠檬；香木植物的木材能发出香气，如松树、香樟。

芳香物质以各种形式存在，其中最常见的是植物精油。植物精油是萃取植物特有的芳香物质，取自草本植物的花、叶、根、树枝、果实等以蒸馏、压榨方式提炼出来的，常被用于香熏、按摩。不同种类的芳香物质可起到不同效果，如佛手柑、橙花、柠檬等可放松精神，解压助眠；薄荷可振奋精神，清凉镇痛；薰衣草可提神镇静，缓解抑郁、焦虑等症状。香气的程度有浓淡之分，康复作用亦有强弱之别。一般而言，香气浓者疗效快而强，如麝香、檀香之类；香气淡者疗效慢而弱，如菊花、荷花之属。香气疗法主要用于多种慢性疾病患者，有助于防病防残，养病康复。

（二）香气疗法的康复方法

1. 佩戴法　佩戴法是选用香气原料加工后，佩戴在患者身上，使之充分发挥香气作用的一种方法。根据所选香料不同，其芳香开窍、醒脑益智、调摄情志功效各异。又因使用方式不同，其功效作用的部位、程度亦异，常采用香袋法和香衣法。

香袋法是选用具有康复治疗或"芳香辟秽"作用的香料，经加工后装入特制的小布袋内，令患者随身佩戴在胸前、腰际、脐中等处。此法通过香气的吸入和药物渗透作用，达到活血化瘀、祛寒止痛、燥湿通经的目的，产生康复治疗和预防作用。香袋法适用于荨麻疹、头痛、眩晕、鼻塞、智残等证，并适用于预防传染性疾病。

香衣法是用自然香水洒滴于衣服之上，或采取香料熏衣，或将香包放置于衣箱之中，使药性渗达于衣物之中，患者穿上香衣既舒爽身体，又醒脑益智、宁心悦神，同时借药物的挥发作用而达到其防治功能。香衣法适用于郁证、神志不宁、智残、失眠、健忘、头痛、眩晕等慢性病证，尤适于病后的康复调养。

2. 香身法 香身法是将香料物质加工后，让患者洒涂或搽抹于头、身等处，或令患者沐浴，使之发挥香气作用的一种方法。其又可分为香粉法、香脂法、香浴法等。

香粉法是将香料制成粉末令患者洗浴后，扑撒适量于身，使之气血畅通，且香气不绝的一种方法。香脂法是采用有康复作用的香料，加工制作成香脂，让患者搽抹于头面，以使"香气不绝"。香浴法是将香料加入水中，令患者洗头、沐浴、浴足，以使肌肤润泽，醒脑益智，适用于荨麻疹、皮肤瘙痒、阴痒等皮肤病证，同时有爽身润肤、泽发美容之效。

3. 香瓶法 香瓶法是用具有芳香醒脑、解毒辟秽的天然香料加工制成香粉、香脂或精油，盛于小瓶内，置于居室或随身携带时时取出闻嗅的一种方法。适用于头痛、鼻塞、智残、鼻炎、咽炎、支气管炎等病证的康复和预防。

4. 香居法 香居法是运用具有流通气血和馨香怡神作用的香料，加工制成线香、盘香，置于居室中燃点的一种方法，可使居室香气萦绕，有醒脑怡神、舒畅情志之效。适用于手术后遗症及瘫、痿、智残、神志不宁等症，亦可用于康复环境的美化。

5. 香枕法 香枕法是使用具有康复功效的香料加工制成枕芯，如菊花枕、艾叶枕等，以改善睡眠质量和其他慢性病康复的一种方法。如《医方类聚》有丁公仙枕可除百病、防病延年的记载。适用于眩晕、头痛、失眠健忘、神志不宁等症，亦可用于慢性病及老年病后的康复调理。

6. 香漱法 香漱法是使用无毒副作用的香料，让患者嚼汁含漱，或以香药浸酒，或泡水含漱的一种方法。有防治口腔疾病、促进心理康复之效。

7. 香花法 香花法是利用鲜花的颜色、形态和自然香气，以及对环境的美化、净化作用，促进身心康复的方法。香花可通过其味、色、形等多方面影响人的情绪，从而调节心理活动与生理活动的平衡。例如，艳丽的花朵使人兴奋、欢快；素雅的花朵使人沉静、安宁；傲雪斗霜的梅花，可激发人坚强勇敢之志。可在室内摆设数盆鲜花，或让患者去花园中观赏、散步、下棋、读书等，也可与其他康复方法结合使用。

目前临床还将香气疗法与其他康复手段联合使用，如芳香按摩疗法，即在人体体表、经络或穴位上运用各种手法，辅以植物精油进行透皮给药按摩，以达到强身健体和康复疾病的目的。

（三）香气疗法的注意事项

1. 对某些花粉有过敏史者应慎用香花疗法。

2. 部分香料忌光、忌高温且易氧化，须用深色瓶盛装，并储放在阴凉避光处。

3. 某些对中枢神经系统有强烈兴奋或抑制作用的精油，需严格控制用量。癫痫、哮喘等患者禁用。

4. 部分精油有明显的收缩血管作用，故孕妇、高血压、青光眼患者在选用时须谨慎。

5. 由于部分精油本身具有光毒性、光致敏和刺激作用，不当涂抹会引发皮炎和过敏反应，因此皮肤过敏者在使用香气疗法前应先做皮肤敏感测试，以避免使用时发生过敏反应。

四、色彩疗法

色彩疗法是通过让患者观看并感受某种色彩环境，从而产生对大脑以及情感的刺激，以此促进患者身心功能康复的一种治疗方法。该疗法通过悦目怡神、移情易性，以调和脏腑功能，可用于慢性疾病、情志病变以及康复调摄。

（一）色彩疗法的康复机制

《黄帝内经》中有"五色配五脏"的文字描述，即"青色入肝""黄色入脾""白色入肺""赤色入心""黑色入肾"，各种不同的色彩均有调治脏腑功能的意义，并以此促进疾病的康复。《本草纲目》记载："空青法木，色青而主肝；丹砂法火，色赤而主心；云母法金，色白而主肺；磁石法水，色黑而主肾；黄石脂法土，色黄而主脾。故触类而长之，莫不有自然之理也。"《景岳全书》云："以五色分五脏其理颇通。"因此，五色对应五脏，一方面可以利用不同颜色调整相应脏腑功能，如青色入肝，青、绿可疏肝解郁，红色入心，红、橙色可行气活血；另一方面，可以根据五行生克理论，通过不同颜色，调节五脏间的失衡，如肾为肝之母，肝虚者可用黑色，补母以滋水涵木。

色彩对于精神情志的影响机制，一方面是色彩本身通过视觉系统直接作用于人体，所有物体的形状位置等信息通过色彩与色彩的明暗关系由视觉器官输入脑，因此色彩通过眼、脑产生一种对光的视觉效应，向大脑传达信息后产生不同感受，即所谓"赋彩鲜丽，观者悦情"；另一方面是人们在接收到色彩刺激时，由于个人主观心理因素而产生某种带有特定感情的心理活动，从而形成相应的心理效应或心理变化。如在中国，常将红色与太阳、火焰、喜庆联系在一起，而产生"人心思火，久而体热"和"言喜则笑"的温暖喜乐的心理疗效；绿色常与森林、绿地、大海等联系在一起，产生恬静清凉的心理效应。因此通过调整生活中的色彩，营造合理的色彩环境，在一定程度上可以缓解身体与心理上的压力，提高生理功能，优化稳定情绪，促进心理健康。

（二）色彩疗法的康复方法

色彩疗法主要用于患者居住环境，如居室、用具、陈设、墙壁、灯光以及与康复工作人员的衣着等，根据需要，进行颜色布置和穿戴。有条件的康复中心，可设置色彩疗法治疗室。每日两次，每次 30~60 分钟的色彩治疗，7~10 天为 1 个疗程。

1. 暖色方 有红色、橙色、黄色等，具有温暖、兴奋、驱寒等作用。用于虚寒诸证、气血不足证及神情淡漠、少言寡语等郁证、嗜睡、痴呆等。

2. 冷色方 有青色、蓝色、绿色等，有清热、镇静、抑制的作用。用于阴虚阳亢诸证，如烦躁易怒、失眠、惊恐、狂证等。

3. 喜色方 如红色，使人喜悦，有制悲之效。用于悲伤忧虑、情绪低落、抑郁等。

4. 悲色方 有黑色或白色，有制止过喜的作用。用于过喜不休、狂证等。

5. 明目方 有绿色或青色，可收到明目护眼的功效。用于色盲、近视等。

6. 平肝方 使用粉红色进行色光浴疗，可收到平肝潜阳的功效。用于狂躁、惊恐证及神志不宁诸证。

（三）色彩疗法的注意事项

1. 色彩疗法一般以浅淡为宜。颜色过深会导致异常感觉的产生，如过冷的色调易使人忧郁、苦闷；过暖的色调易使人感到紧张、烦躁等。

2. 色彩的调和，应尽可能准确明了。颜色过多或杂乱无章，会使人产生烦躁的情绪。

3. 色彩调摄法的应用，除了以病情为主要依据外，还应考虑到患者的年龄、喜好、宗教习惯等其他因素，如儿童喜欢鲜艳的色彩，老人喜欢素净的色彩等。

4. 色彩疗法作为一种辅助治疗手段，不能代替正规治疗。

第三章　常见病证的中医康复 ▷▷▷▷

第一节　脑卒中

一、概述

脑卒中为脑血管疾病的主要临床类型，包括缺血性卒中和出血性卒中，以发病突然、迅速出现局限性或弥漫性脑功能缺损为共同临床特征，为一组器质性脑损伤导致的脑血管疾病，亦称脑血管意外，中医古称"中风"。其证候群主要包括偏瘫，脑神经麻痹引起的口眼㖞斜，以及感觉障碍、语言障碍、失认症、精神异常等。

偏瘫是指一侧肢体瘫痪不用，又称"半身不遂""偏枯""偏废"，常伴口舌㖞斜、言语謇涩、吞咽困难等。肢体偏瘫不仅影响患者的生活质量，而且给社会和家庭带来沉重的负担。中风是临床常见病和多发病，是人类三大死亡率最高的疾病之一，约有70%左右的患者遗留有偏瘫、失语等不同程度的残疾，给社会和家庭带来了沉重负担。为最大限度地改善患者的肢体功能，提高其生存质量，适时介入康复治疗，具有十分重要的意义。

中医学认为，本病的发生是积损正衰、情志过极、饮食不节、气虚邪中等多种致病因素长期作用于机体所导致的复杂的病理过程。本病病机复杂，归纳起来，不外风、火、痰、瘀、虚五端，在一定条件下各种致病因素相互作用，相互转化，引起虚气留滞，内风旋动，气血逆乱，横窜经络，直冲犯脑，从而导致血瘀脑脉或血溢脉外而发中风。气血不足或肝肾阴虚是致病之本，风、火、痰、瘀是发病之标。病位在脑，与心、肝、脾、肾密切相关。

二、康复适应证

循证医学研究表明，早期康复有助于改善脑卒中患者的受损功能，减轻残疾程度，提高生存质量。通常主张在生命体征稳定48小时后，无颅内压过高等严重的并发症，原发神经病学疾患无加重或有改善的情况下，开始进行康复治疗。脑卒中康复是一个长期的过程，病程较长的脑卒中患者仍可从康复中受益，但效果较早期康复者差。对伴有严重并发症者，如血压过高、严重精神障碍、重度感染、急性心肌梗死或心功能不全、严重肝肾功能损害或糖尿病酮症酸中毒等，应在治疗原发病的同时，积极治疗并发症，待患者病情稳定48小时后方可逐步进行康复治疗。

三、康复评定

（一）中医康复评定

1. 辨病期　中风的病期可以分为急性期、恢复期、后遗症期三个阶段。急性期是指发病后两周内，中脏腑可至 1 个月；恢复期是指发病两周后或 1 个月至半年以内；后遗症期指发病半年以上。

2. 辨病势　根据临床表现，凡半身不遂、口舌㖞斜、舌强语謇而神志清醒者为中经络。若有神志昏蒙者，则属中脏腑。鉴别要点是有无神志障碍。

若先中脏腑，神志逐渐转清，半身不遂未再加重或有恢复者，病由中脏腑向中经络转化，病势为顺，预后多好。若属中脏腑的重病，如神昏偏瘫症状在急性期，尚属顺境。如见呃逆频频，或突然神昏，四肢抽搐不已，或背腹骤然灼热而四肢发凉甚至手足厥逆，或见戴阳证及呕血证，均属病势逆转，病情危重，预后不良。

中风恢复期后仍有半身不遂、偏身麻木、言语不利、口舌㖞斜等症，均属中风后遗症范畴，多为虚实夹杂证。若渐而痴呆，或阵发癫痫，或抑郁不解等，则为中风继发症或并发症。

3. 辨证型

（1）中风偏瘫急性期　本病的发生，轻者仅限于血脉经络，重者常损伤相关脏腑，因此临床上将中风分为中经络和中脏腑两大类。

中经络：病情较轻，病邪较浅。主要表现为半身不遂，舌强语謇，口舌㖞斜，可伴头昏耳鸣，腰膝酸软等，脉弦或浮数。一般无神志改变。

中脏腑：病情较重，邪入脏腑。主要表现为突然昏仆，不省人事，或伴牙关紧闭，口噤不开，两手握固，肢体强直和痉挛，大小便闭；或肢体瘫软，口张目合，手撒肢冷，多汗，大小便自遗等。

（2）中风偏瘫恢复期

气虚血瘀证：半身不遂，言语謇涩或不语，口舌㖞斜，兼见形体虚羸，气短乏力，偏身麻木，肌肤甲错，或自汗出等，舌暗或有瘀斑，脉细涩。

肝肾阴虚证：半身不遂，言语謇涩或不语，口舌㖞斜，兼见头晕头痛，耳鸣盗汗，手足心热等，舌红绛或暗红，少苔或无苔，脉弦细数。

脾虚痰湿证：半身不遂，言语謇涩或不语，口舌㖞斜，兼见形体肥胖，头重如裹，倦怠乏力，脘痞纳呆，四肢不温，舌胖大或有齿痕，苔腻，脉弦滑。

（二）西医康复评定

1. 脑损害严重程度评定

（1）格拉斯哥昏迷量表（Glasgow coma scale，GCS）　判断脑损伤的程度通常采用格拉斯哥昏迷量表，以客观、定量评估患者的意识障碍程度，并且对预后也有估测意义。

（2）脑卒中患者临床神经功能缺损程度评分标准　该量表是我国学者在参考爱丁堡 - 斯堪的纳维亚评分量表的基础上编制而成的，它是目前我国用于评定脑卒中临床神经功能缺损程度最广泛的量表之一。其评分为 0 ~ 45 分，0 ~ 15 分为轻度神经功能缺损，16 ~ 30 分为中度神经功能缺损，31 ~ 45 分为重度神经功能缺损。

（3）美国国立卫生研究院卒中量表（NIHSS）　美国国立卫生研究院卒中量表是一种标准化的神经科检查，用于对卒中患者的神经功能缺损的描述，全面而客观地评估脑卒中患者的神经功能缺损。

2. 运动功能评定　运动功能评定主要包括痉挛、步态分析、平衡功能、运动模式等内容，多结合 Brunnstrom 偏瘫功能评价法、Fugl-Meyer 运动评定量表、上田敏偏瘫功能评定法、改良 Ashworth 分级评定法、徒手肌力评定法等进行全面评定。

3. 言语功能评定　失语症检查国内常采用汉语标准失语症检查（CRRCAE），国外多采用波士顿诊断性失语症检查（BDAE）中的失语症严重程度分级标准进行。

4. 认知障碍评定　采用简易精神状态检查量表（MMSE）、洛文斯顿作业疗法认知评定成套试验记录表（LOTCA）评定。

5. 心理功能评定　脑卒中患者可出现情绪和心理功能障碍，多采用汉密尔顿抑郁评定量表和汉密尔顿焦虑评定量表评定。

6. 平衡与步态功能评定　常采用三级平衡检测法，Ⅰ级平衡是指在静态不借助外力的条件下，患者可以保持坐位或站立位平衡；Ⅱ级平衡是指在支撑面不动（坐位或站立位）的条件下，患者身体某个或几个部位运动时可以保持平衡；Ⅲ级平衡是指患者在有外力作用或外来干扰的条件下，仍可保持坐位或站立位平衡。也可用 Berg 平衡量表、Tinetti 平衡与步态量表评定。

7. 日常生活活动能力评定　脑卒中患者常见 ADL 受损，通常采用改良 Barthel 指数评分法评定。

8. 并发症评定　除以上评定外，也常对脑卒中并发症如吞咽功能障碍进行评估。常用的吞咽障碍评估筛查有洼田饮水试验、反复唾液吞咽试验（repetitive saliva swallowing test，RSST）、多伦多床旁吞咽筛查试验（toronto bedside swallowing screening test，TOR-BSST）等。

四、康复治疗

偏瘫患者依其病情应尽早进行康复综合治疗，制定合理的治疗方案，以抑制异常运动模式、促进正常运动模式、调动患者主动参与的积极性为康复治疗原则；以促进肢体功能恢复、防治并发症、充分发挥残余功能、回归家庭和社会为目的。

中风急性期（通常指发病后的 1 ~ 3 周）治宜祛邪为主，采用平肝息风、活血化瘀、化痰通腑及醒脑开窍等方法治疗。闭证当醒脑开闭为主，脱证当益气固脱为主。恢复期（发病后两周或 1 个月至半年以内）及后遗症期（发病半年以上），治宜扶正祛邪，采用养阴息风、益气活血的方法。偏瘫常用治法有针灸、推拿、中药、饮食、运动及娱乐康复法，其中针灸及运动康复法对功能恢复有明显的疗效，尤其能提高肢体运动、语言及吞咽功能。

（一）急性期康复

1. 针灸康复 针灸选穴以阳明经为主，配以太阳、少阳经穴，也可以阳经为主，辅以阴经腧穴，同时可予醒脑开窍法，在针刺基础上可用电针治疗，硬瘫电针用连续波，软瘫用疏密波。针灸疗法通常在患者生命体征平稳后即可施治。

（1）体针

①中经络：治宜调神通络，行气活血，以针刺为主，平补平泻。本证常用的穴位有水沟或百会、内关、水沟、极泉、尺泽、委中、足三里、三阴交等。

兼症治疗：口舌㖞斜者，加合谷、颊车、地仓、阳白、风池、太阳、迎香；上肢瘫痪者，加肩髃、曲池、手三里、合谷、外关；下肢瘫痪者，加环跳、阳陵泉、阴陵泉、风市、足三里、解溪、昆仑等；便秘者，加丰隆、支沟；尿失禁、尿潴留者，加中极、曲骨、关元。留针20～30分钟，每次取3～5穴，交替使用。兼症也可配合头针治疗。

②中脏腑：治宜醒脑开窍，闭证兼开窍启闭，只针不灸，宜泻法；脱证兼回阳固脱，重用灸法，宜补法。本证常用的穴位有百会、内关、水沟、素髎。加减：闭证先开关醒神，可取十二井穴放血，水沟穴大幅度捻转提插，或加刺十宣、太冲、合谷；脱证加灸关元、气海、神阙。神清后用补法针刺足三里、太溪、中脘、内关，留针20分钟。每次取3～5穴，交替使用。

（2）电针 痉挛期可根据不同肌群的作用，应用电针刺激拮抗肌治疗，一般采用疏密波，如上肢肩髃与臂臑连接一组导线；刺激三角肌，使臂外展，拮抗肩内收；手三里尺骨侧0.5寸处与外关连接一组导线，刺激肘肌和旋后肌使手腕上扬及手指伸展，防止腕指屈曲；下肢仰卧位时髀关与血海连接一组导线，刺激股四头肌，保持膝关节的稳定性；侧卧位时承扶与委中连接一组导线，刺激股四头肌，使膝关节屈曲，防止下肢的伸肌痉挛模式；阳陵泉与悬钟连接一组导线，刺激胫前肌，使踝关节外展，足背屈，防止足内翻及垂足。刺激强度以患者能耐受为度，每次治疗30分钟，每日1次。痉挛较重的患者，可在四肢末梢（手、足）行温针灸。

（3）头针 运动功能障碍选运动区，感觉障碍选感觉区，下肢感觉运动功能障碍选足运感区，肌张力障碍选舞蹈震颤控制区，运动性失语选言语一区，命名性失语选言语二区，感觉性失语选言语三区，完全性失语选言语一区至三区，失用症选运用区，小脑性平衡障碍选平衡区。消毒后，针与头皮呈30°斜刺，快速刺入头皮下推进至帽状腱膜下层，待指下感到不松不紧而有吸针感时，可行持续快速捻转2～3分钟，每次留针30分钟，留针期间反复捻转2～3次。行针及留针时嘱患者活动患侧肢体（重症患者可做被动活动），以助于提高疗效。

2. 中药康复

（1）中经络

治法：平肝潜阳，息风通络。

主方：镇肝熄风汤加减。

常用药：牛膝、代赭石、龙骨、牡蛎、龟甲、芍药、天冬、川楝子等。

加减：肝风甚者，可加天麻、钩藤、菊花等；兼有痰热者，加胆南星、竹沥、川贝母；心烦失眠者，加栀子、黄芩、珍珠母、夜交藤、远志。

（2）中脏腑

治法：开窍息风。

主方：先灌服或鼻饲安宫牛黄丸或至宝丹，继而服用羚角钩藤汤合天麻钩藤饮。

常用药：羚角片、菊花、生地黄、白芍、天麻、钩藤、石决明、牛膝、栀子、桑寄生、夜交藤等。

（二）恢复期康复

1. 针灸康复

（1）体针　以疏通经络、调和气血为治疗大法，取手足阳明经穴为主，辅以太阳、少阳经穴。初病可单刺患侧，久病则刺灸双侧。初病宜泻，久病宜补。常用穴位有肩髃、曲池、合谷、外关、环跳、阳陵泉、足三里、解溪、昆仑等。气虚血瘀者，加气海、关元、血海、肾俞，用补法，起针后艾条熏灸各穴 10 ~ 15 分钟。肝肾阴虚者，加太冲、太溪、肾俞、命门等，太溪、肾俞，用补法，太冲用泻法。脾虚痰湿者，加丰隆、中脘、阴陵泉。起针后艾灸各穴 10 ~ 15 分钟。

临床上常结合兼证，可参考中经络进行穴位加减。

（2）头针　可取顶颞后斜线，取患肢对侧。头皮针，选健侧头部运动区、感觉区，配双侧足运感区。有舌强语謇者加语言区。用 1.5 ~ 2 寸毫针沿皮分段快速刺入，进针 1 ~ 1.5 寸。以每分钟 200 次的速度捻转 5 分钟，休息 10 分钟后，再捻转 5 分钟，重复 3 次后起针。每日 1 次，10 次为 1 个疗程。亦可用头针通脉冲电取代手捻转刺激。

2. 推拿康复　中风恢复期肢体偏瘫患者，以平肝息风、行气活血、舒筋通络、滑利关节为治疗原则。运用传统的推、拿、捏、按、摩等手法，主要是穴位推拿，以达到疏通经脉、缓解肢体痉挛、预防压疮、促进肢体运动功能恢复的目的。

软瘫期在对偏瘫患者肢体进行推拿时，以兴奋肌肉收缩能力的手法为主，防止肌肉萎缩和关节脱位，可选用深而有力的手法，时间宜短。痉挛期在对偏瘫患者肢体进行推拿时，以缓解患者肌张力、使痉挛肌群松弛为主，通常采用较均匀、柔和的手法，并根据患者对手法的反应缓慢操作，治疗时间适当延长。同时多进行关节的被动运动类手法，防止关节粘连。

常用穴位：大椎、肩井、肩髃、肩贞、臂臑、曲池、尺泽、大陵、手三里、合谷、环跳、居髎、委中、承山、太溪、昆仑、解溪、肾俞、大肠俞、梁丘、足三里、阳陵泉、涌泉、血海、命门、天柱、哑门、风池、百会、印堂、太阳等。

具体手法宜选用滚法、一指禅推法、揉法、指摩法、拿捏法、按法，每穴 5 分钟左右，以逐渐得气为宜。每日 1 次。手法要平稳，由轻而重，以不引起肌肉痉挛为宜。随着病情逐渐恢复，可让患者自我按摩。

3. 中药康复

（1）中药内治

①气虚血瘀证

治法：补气活血，通经活络。

主方：补阳还五汤加减。

常用药：黄芪、当归、川芎、桃仁、红花、赤芍、地龙、全蝎、地鳖虫等。

加减：上肢偏废者，可加桂枝、桑枝；下肢瘫软甚者，可加牛膝、杜仲、续断、桑寄生；大便秘结者，可加火麻仁、决明子；小便失禁者，可加桑螵蛸、益智仁、五味子、覆盆子。

②肝肾阴虚证

治法：滋补肝肾。

主方：杞菊地黄汤加减。

常用药：枸杞子、菊花、地黄、山茱萸、山药、泽泻、牡丹皮、茯苓等。

加减：心悸失眠者，可加酸枣仁、五味子、夜交藤等。

③脾虚痰湿证

治法：健脾化痰祛湿。

主方：半夏白术天麻汤加减。

常用药：半夏、白术、天麻、橘红等。

加减：脾虚重者，可加木香、砂仁、陈皮、半夏、人参、茯苓、白术；舌强语謇者，可加石菖蒲、郁金、远志。

（2）中药外治　可配合中药熏蒸、熨、洗，以温经通络，活血化瘀，常用中药如苏木、川椒、川乌、透骨草、伸筋草、威灵仙、荆芥、防风、桂枝、红花、当归、川芎、乳香、没药、木瓜、牛膝、桑枝等。每次30分钟左右，每日1~2次。对中风后手足挛缩效果更佳。

因偏瘫患者感觉功能减退，对热刺激不敏感，且耐受力亦差，故应注意温度调节，避免烫伤。药液冷却后需及时加热。

4. 饮食康复　脑卒中患者宜多食蔬菜、瓜果及粗杂粮，饮食宜清淡，少吃或不吃肥甘厚味之品，忌烟酒，以利于病体康复，也能防止病情的进一步发展。要注意限制钠盐和脂肪，特别是动物脂肪的摄入，以防止血压升高及肥胖、高脂血症的进一步发展。多食蔬菜、瓜果、豆类或豆制品、鱼类，以保证足够的营养，以降低血脂，防止动脉硬化，促进功能恢复。

可食小米粥、莲子粥等，并配用藕粉、豆浆、鲜果汁等。阴虚或阳虚不明显者，宜选用平补食物，如牛肉、牛奶、黑鱼、扁豆、芝麻、大枣、山药、芡实、木耳等甘平为主的食物。

5. 传统功法

（1）八段锦　八段锦是中国传统健身方法之一，共有8节动作。该功法具有"柔和缓慢、圆活连贯、松紧结合、动静相兼、神与形合、气寓其中"的特点。练习过程强调对躯干的控制，重视上下肢的协调配合，可以使偏瘫侧肢体的感觉、肌张力、肌肉运动控制能力得到改善，并可促进大脑功能的恢复，提高患者的活动能力和认知功能水平。

（2）五禽戏　五禽戏又称"五禽操""五禽气功""百步汗戏"等，是古代名医华佗根据中医学阴阳、五行、经络等理论，模仿虎、鹿、熊、猿、鸟（鹤）5种动物动作，在锻炼身体的传统做法基础上创编的世界上第一套医疗保健体操，是一种外动内静、动中求静、刚柔相济、内外兼练的中医养生功法。在常规康复训练的基础上增加五禽戏的训练，可改善脑卒中患者的运动功能。

（3）太极拳　太极拳是一种缓慢、均匀的全身整体运动，要求练习者情绪平稳、全身放松、注意力集中，主要动作均为双足支撑屈膝的闭链运动，动作之间的衔接由螺旋式旋转运动实现重心转移，重心转移缓慢，能较好地控制平衡。在常规康复治疗基础上辅以太极拳训练，对脑卒中偏瘫患者改善躯体功能、平衡功能、提高步行能力均具有显著促进作用。

（4）易筋经　易筋经集养生、保健、体疗于一体，注重"调身""调息""调心"三者配合。练习易筋经有助于促进人体气血运行，增强肢体力量和协调能力，提高柔韧性、平衡能力和核心稳定性，进而提高站立平衡及步行能力。同时也能调节心理、精神状态，达到情志调畅、气血畅通、脏腑协调的目的。在常规康复干预措施的基础上习练易筋经，可显著改善脑卒中恢复期患者的肢体运动功能，促进神经功能恢复，提高日常生活活动能力和独立生活水平。

6. 娱乐康复　中医学历来重视情志因素在疾病发生、发展及康复治疗中的重要作用。对于偏瘫患者，精神紧张是康复的最大障碍，选择适合的娱乐活动，如欣赏音乐歌舞、琴棋书画、益智游戏、养花、阅读等，有助于改善患者的身体功能，振奋精神和调节情绪，避免产生孤独寂寞感，从而达到调整脏腑、平衡阴阳、促进身心康复的功效。

（三）并发症康复

脑卒中患者康复治疗期间常常伴有多种并发症，应引起重视，如吞咽障碍、尿失禁等，此处主要介绍吞咽障碍的中医康复治疗，其余内容详见其他章节。

1. 针灸康复

（1）体针

主穴：颧髎（患侧）、下关（患侧）、外金津、外玉液、双吞咽穴、风池、翳风、完骨、"舌三针"。

操作：颧髎直刺0.5～1寸。下关直刺1.0～1.5寸。外金津、外玉液针向舌根方向刺入1.5寸。双吞咽穴为押手轻向外推开颈总动脉，针刺向内侧3分，可于得气后，采用电针疏密波，频率为15～20Hz，30分钟。风池穴、完骨穴针尖向对侧下颌角方向直刺、缓慢进针约30mm。翳风穴向对侧翳风穴透刺，进针约30mm，行小幅度的提插捻转，以针感传至咽喉部为佳，每10分钟行针1次，每次每穴行针约30秒。"舌三针"为廉泉穴及左右旁开各1寸。廉泉穴针刺时让患者稍稍头后仰，充分暴露颈部，针尖向舌根部直刺，进针约 40mm 即可，可不提插捻转，其余二穴操作同廉泉，留针 30 分钟。可以根据吞咽障碍分期情况，配合"面三针"（地仓透颊车、下关、牵正）和"喉三针"（天容、天鼎、人迎）。

（2）腹针

主穴：中脘、下脘、气海、关元。

操作：深刺，留针 30 分钟。

（3）电针　在体针、头皮针的基础上，选择 3~6 对穴位。波形为疏波，频率 1~2Hz，输出强度以肌肉规律性收缩为度。电针时间约 30 分钟。

（4）耳穴　耳穴可取心、肾、脑、皮质下、舌、咽、食道、胃等穴，每次取 2~3 个穴位，取王不留行粘贴相应耳穴，次日取下。隔日 1 次，15 次为 1 个疗程。

（5）灸法　艾灸对于神经源性吞咽障碍的患者可选用艾炷直接灸。常用穴位有耳前三穴：听宫、听会、耳门。每个穴位灸 2~3 分钟，每天 1 次。所选穴位具有温经通络、祛风散寒、提升阳气的作用。对于无法张口的患者尤其适于耳前三穴艾灸。

2. 推拿治疗　按揉双侧风池、翳风、廉泉；轻轻按揉舌骨下气管周围小肌肉，在舌骨处向上向后持续按压数秒，再沿甲状软骨到下颌上下擦皮肤；自上而下按揉拿胸锁乳突肌、肩胛提肌、斜方肌，并弹拨项韧带，最后用食指和拇指掐按住患者喉结两侧，稍用力，并嘱咐患者做吞咽动作；点按阳白、迎香、下关、颊车、地仓、阿是、合谷等穴。

风火上扰证，自上而下推桥弓，两侧交替进行，指按揉太冲、行间穴。痰瘀阻络证，指按揉丰隆、天突、合谷、膈俞穴。阴虚风动证，按揉三阴交、太溪、肾俞穴。气虚血瘀证，指按揉关元、气海、血海、足三里、脾俞、膈俞穴。阴阳两虚证，按揉神门、足三里、太溪穴，擦督脉，横擦腰骶部，以肾俞、命门为重点，以透热为度。

五、康复教育

（一）康复教育的内容

康复教育的内容主要包括以下几个方面。

1. 脑卒中危险因素　包括不可干预的危险因素（如性别、年龄、种族、遗传因素）和可干预危险因素（如高血压、糖尿病、吸烟、饮酒、心房颤动、饮食营养、超重肥胖等）。

2. 提高卒中急救意识　卒中的救治效果具有极强的时间依赖性，急性期脑卒中患者若能得到及时有效的治疗，可大大降低病死率和致残率。

3. 脑卒中的康复治疗　及早进行系统、规范的肢体功能训练、语言训练、生活活动训练、认知训练、心理康复和健康教育等康复治疗，以降低脑血管病致残率，提高患者生存质量。治疗师可根据患者的功能障碍特点，制定个体化的康复治疗方案，提供适合的康复治疗指导和教育。

4. 随访　对脑卒中患者进行随访并建立健康档案可降低卒中复发率。尽可能对患者相关资料进行登记，建立档案，由专人负责。通过电话、微信、面谈及健康管理医患互动网络平台等方式进行随访，了解患者出院后的治疗效果、病情变化和恢复情况，指导患者用药、康复以及病情变化后的处置，更好地进行脑卒中二级预防。

（二）康复教育的形式

康复教育的形式多样，可以采用面对面讲解，如医护人员对患者及家属进行宣教；可定期举办脑卒中防治科普患者教育会；宣教人员进社区、到乡村进行宣教。通过报纸、宣传栏、壁报、宣传册以及调查问卷等纸质媒介进行宣教。通过电视台和广播电台制作科普节目，或宣传栏、宣传册、广播、电视节目进行宣教。在公共场所，如机场、车站、地铁等处设置宣传栏等进行宣教。另外新媒体也是当前康复教育的新媒介，可通过公众号、短视频、问答平台、社交媒体等方式扩大宣教覆盖面。

六、康复护理

针对中风的危险因素采取预防性干预措施，如避免内伤积损、减少情志过极、改变不良饮食习惯、控制体重、坚持适当运动等，以减少中风的发生风险。对于一过性头晕、肢体麻木、言謇舌偏等中风先兆症状要引起重视。对于已经罹患中风的人群，应当积极采取治疗性干预措施，以预防中风再次发生。

精神护理是通过护理工作使患者的精神活动得到安慰与满足，消除其恶性的精神刺激，引导患者由悲观失望变为主动努力。应注意患者不同时期的心理变化，有针对性地做好心理护理，对于发病初期的患者，要给予及时的疏导和安慰，使其正视病情，消除急躁情绪。恢复期病程相对较长，面对长时间的治疗，肢体功能障碍仍未得到完全恢复，此期患者常易感到悲观、失望，对预后缺乏信心，甚至不愿进行训练等，对此期患者要因势利导，并让康复成功者现身说法，帮助患者树立战胜疾病的信心和勇气。

吞咽障碍患者喂食时要有足够的细心和耐心，勿催促患者。视患者身体状况采取坐位、半卧位或健侧卧位，根据患者吞咽障碍程度选择食物形态，协助患者将食物放在口腔健侧，将匙背轻压舌部，以刺激患者吞咽，嘱反复吞咽，待一口完全咽下再进下一口，进食结束后，抬高床头 30° ~ 40°，保持 30 分钟，防止食物反流。保持口腔清洁，每天进行口腔护理 2 ~ 3 次，有口腔溃疡者用碘甘油涂患处，唇部干燥者可涂抹石蜡油。发生呛咳时应立即停止进食，让患者上身向前倾，头低腰弯，在患者肩胛骨之间由下向上快速连续拍击，使食物残渣咳出，必要时用吸引器吸出或者气管镜取出。有吸入性肺炎风险患者，给予鼻饲。

第二节　小儿脑瘫

一、概述

小儿脑性瘫痪，简称小儿脑瘫，是发育中的胎儿或婴幼儿因脑部发生的非进行性损伤而导致的一组持续存在的中枢性运动和姿势发育障碍、活动受限证候群。脑瘫是导致儿童肢体残疾的最常见原因。95%的脑瘫有一种或多种并发症，除运动障碍外常伴有感觉、知觉、认知、交流、行为障碍以及癫痫，继发性肌肉、骨骼问题。虽然导致脑瘫的脑损伤为非进行性损伤，但其功能障碍是永久性甚至可能会呈进展性。临床根据不同特点，常将脑瘫分为痉挛型、不随意运动型、强直型、共济失调型、肌张力低下型和混合型。小儿脑瘫属中医学"五迟""五软""痿证"等范畴。

本病多因先天禀赋不足或产时脑伤，加之后天失养，精血亏损，导致小儿肾精不充，脑髓失养；或产时及产后因素导致瘀血、痰浊阻于脑络，而致脑髓失用。本病以虚证为主，亦可见痰瘀阻络等虚实夹杂证。病位在脑，与肝、脾、肾密切相关。

二、康复适应证

因脑性瘫痪而导致的运动障碍，以及感觉、知觉、认知、交流、行为障碍等均可施行康复治疗。治疗时应根据不同的分型采用相应的治疗方式，否则不但不能达到功能改善的目的，反而会降低原有的功能。

三、康复评定

（一）中医康复评定

1. 辨性质 脑性瘫痪多从虚而论，也有虚实夹杂证。表现为手足徐动或智力障碍，多病在肝肾；表现为肌肉软弱无力，躯体痿软者，多病在脾肾；表现为肢体强直痉挛，肌肉瘦削，多病在肝脾，为虚实夹杂证；久病亦可出现痰浊、瘀血、风火阻滞脑络，虚实夹杂。

2. 辨证型

（1）肾精不足证 肢体痿软不用，颈软无力，站立、步行苦难，发育迟缓，囟门迟闭，毛发枯槁，智力低下，言语不清，精神萎靡，面色无华。舌淡，脉沉细弱。

（2）肝肾阴虚证 肢体痿痪不用，筋脉拘急，手足徐动或震颤，耳目不聪，手足心热。舌红少苔，脉弦细数。

（3）脾胃虚弱证 四肢痿软无力，头项软弱，不能抬举，或智力低下，形体消瘦，面色萎黄，纳呆食少，神疲懒言，吸吮或咀嚼困难。舌淡，脉细弱无力。

（4）痰瘀阻络证 反应迟钝，失语失聪，伴不自主运动；或吞咽困难，口流痰涎，喉间痰鸣；或关节强硬，肌肉软弱；或有癫痫发作。舌胖大欠灵活，伴瘀斑或瘀点，舌质红，苔腻，脉沉涩或滑。

（二）西医康复评定

1. 身体状况的评定 包括一般状况、心理与精神状态及智力评定。常用韦氏智力测试、适应行为评估（adaptive behavior assessment system, ABAS）或婴儿－初中生社会生活能力检查量表、格赛尔（Gesell）量表、Peabody 图片词汇测验、贝利婴幼儿发育量表（bayley scales of infant and toddler development，BSID）、中国比内智力测验、0~6岁小儿神经心理发育量表等。

2. 躯体功能评定 躯体功能评定主要包括肌力、肌张力、关节活动度、神经学检查、平衡反应、协调能力、站立和步行能力评定等。肌张力及痉挛评定通常用改良 Ashworth 量表、改良 Tardieu 量表、综合痉挛量表、被动性检查、伸展性检查、肌肉硬度检查等对小儿肌张力和痉挛情况进行评估。关节活动度检查在主动、被动运动下对关节的活动范围进行测定，通常采用目测及量角器测量。神经学检查包括对原始反射、姿势反射、自动反应等的综合评定。

3. 语言－言语方面评估 语言发育评估可采用 1990 年中国康复研究中心李胜利根据日本语言发育迟缓委员会编制的符号形式－指示内容评估（sign-significant relation，S-S），构音障碍评估可采用 1991 年中国康复研究中心依据日本构音障碍检查法和其他国家构音障碍评定方法的理论，结合汉语普通话语音的发音特点和我国的文化特点编制的汉语构音障碍评估法。

4. 疼痛评估 新生儿多采用新生儿面部编码系统、NIPS 评分法和 CRIES 评分法。婴幼儿（1岁以上）多采用儿童疼痛行为量表（FLACC），通过观察婴幼儿异常的行为进行评分，需要排除正常生理活动和反射。CHEOPS 评分法适合于学龄前期儿童。视觉模拟量表（visual analogue scale，VAS）和 Wong-Baker 面部表情量表需要患儿具有一定的想象能力和表达能力，适合于学龄期及以后的儿童。

5. 感知认知功能评估 主要评定患儿视觉、触觉、嗅觉、听觉、前庭觉、本体觉等的发育情况，常用儿童神经系统检查方法，视觉、听觉诱发电位，眼科、耳科检查方法以及感觉统合评定量表等进行评定。

6. 日常生活活动能力评估 通常采用残疾儿童能力评定量表中文版（chinese version of pediatric evaluation of disability inventory，PEDI）、儿童功能独立性评定量表（functional independence measure for children，WeeFIM）、Barthel 指数进行评估。

7. 运动功能评定 主要包括粗大运动功能评估（gross motor function measure，GMFM）和精细运动功能评估（fine motor function measure，FMFM）。粗大运动功能测量是一种设计用来评估脑瘫儿童粗大运动功能变化的临床测量方法，可用于 5 个月以上的脑瘫儿童，常用的有 GMFM 88 和更新版的 GMFM 66。评估的环境应使孩子感觉舒适，空间要足够大以容纳必要的用品，使孩子能自由的活动。GMFM 是用于测量儿童经过一段时间康复的变化情况，要求每次评估时的环境和条件尽可能保持一致。脑瘫精细运动功能测试量表是国内使用较广泛的脑瘫患者精细运动功能评估工具，可有效检测不同程度脑瘫患者精细运动功能的差异、干预效果以及发育进程。

8. 相关功能分级系统 脑瘫相关功能分级系统是为了客观反映脑瘫患儿不同功能层面功能障碍严重程度而形成的评估体系，其中最重要的是粗大运动分级系统（gross motor function classification system，GMFCS）。其他分级系统包括手功能分级系统（manual ability classification system，MACS）、交流功能分级系统（communication function classification system，CFCS）、饮食功能分级系统（eating and drinking ability classification system，

EDACS）、视觉功能分级系统（visual function classification system, VFCS）等。

四、康复治疗

（一）中药康复

1. 中药内治

（1）肾精不足证

治法：滋肾填精。

主方：左归丸加减。

常用药：熟地黄、山茱萸、山药、枸杞子、龟甲胶、茯苓、紫河车、牛膝等。

加减：痿软甚者，加杜仲、木瓜等；兼肾阳虚者，加肉苁蓉、补骨脂等。

（2）肝肾阴虚证

治法：补益肝肾，息风解痉。

主方：大定风珠汤加减。

常用药：生地黄、麦冬、阿胶（烊化）、生白芍、五味子、生龟甲、生牡蛎、生鳖甲、珍珠母。

加减：虚烦少寐者，加五味子、酸枣仁、远志等；伴抽搐者，加天麻、全蝎、僵蚕等。

（3）脾胃虚弱证

治法：健脾养胃，益气养血。

主方：十全大补汤加减。

常用药：熟地黄、当归、川芎、白芍、党参、白术、茯苓、黄芪等。

加减：肢体麻木者，加鸡血藤、木瓜等；纳呆者，加砂仁、鸡内金、焦三仙等；肢体痿软者，加牛膝、木瓜、五加皮等；智力低下者，加熟地黄、益智仁、山药、枸杞子等。

（4）痰瘀阻络证

治法：活血通络，开窍醒脑。

主方：通窍活血汤合二陈汤加减。

常用药：川芎、桃仁、红花、赤芍、半夏、陈皮、茯苓、黄芪、木香、石菖蒲、熟地黄、山药等。

加减：筋脉拘急者，加穿山甲、全蝎、地龙；大便干结者，加生大黄等。

2. 中药外治

（1）热敷法　热敷神阙和腰背部可以提高患儿机体的整体抗病能力，促进早日康复；热敷瘫痪肢体局部可以温经通络，促进肢体的功能恢复。神阙和腰背部建议干热敷，即将药物研成细末置于布袋内，放入微波炉加热或将药物放入锅内炒热后置于布袋内，趁热将布袋敷于神阙或腰背部，每天两次，每次 10～15 分钟。常用的健脾益肾和温经通络类药物，如吴茱萸、伸筋草、透骨草、川椒、川芎、威灵仙等，辨证施用。

瘫痪肢体局部可用湿热敷，即将药物置于布袋内，扎紧袋口，放入砂锅内，加入适量清水，煮沸数分钟，趁热将毛巾浸透后拧干，折成方形或长条形敷于患部。常用的温经通络类药物，如红花、乳香、没药、桂枝、苏木、木瓜、紫草、伸筋草、路路通、千年健、钻地风、海桐皮、透骨草、当归、川椒、川芎、威灵仙、白芷、防风等，辨证施用，每天 1 次，每次 15~20 分钟。

（2）**熏洗法**　将药物煎煮后，用于泡脚熏洗，或用药液擦洗全身，可起到温经通络、散寒除湿的作用。常用药物如防风、荆芥、川芎、当归、黄柏、苍术、牡丹皮、川椒、苦参等。辨证施用，每日 1 次，每次 15~20 分钟，或以患儿全身微汗出为度。

（3）**膏摩法**　在推拿治疗的基础上，加用中药膏剂，或单用具有治疗作用的膏摩剂涂搽患儿相关穴位，如腰阳关、命门、至阳、大椎、膻中、中脘、气海、涌泉等穴，以期将药物的治疗作用通过透皮吸收，达到补益肝肾、温经通络、促进患儿生长发育的目的。常用的有六味地黄膏、温经通络膏等。

（二）针灸康复

针灸可以疏通经络，醒脑开窍。临床可根据脑瘫的不同类型选用不同的刺激方法。痉挛型主要用头针刺激，其他型可用体针和耳针刺激。因患儿具有心虚胆怯的生理特点，不提倡使用电针治疗。

1. 头针

选穴：主穴为顶中线、顶颞前斜线、顶颞后斜线、顶旁一线、顶旁二线、颞后线。语言障碍者，加颞前线，言语一、二、三区；智力低下者，加额中线、四神聪；癫痫发作加枕下旁线。痉挛型选双侧运动区、双侧足运感区；共济失调型加平衡区，其他型选运动区、双侧足运感区、额中带、额顶带及顶枕带。

操作：皮肤常规消毒，针与头皮呈 15° 斜刺，快速刺入头皮下推进至帽状腱膜下层，持续捻转针柄 2~3 分钟，留针 10 分钟，重复以上手法，共捻针 3 次。行针及留针时可嘱患儿活动患侧肢体（重症患儿可做被动活动）。

2. 体针

选穴：以督脉、任脉和手足阳明经脉腧穴为主，辅以手足太阳经脉、手足少阳经脉腧穴。主穴：百会、大椎、肾俞、涌泉、心俞、脾俞、胃俞、合谷、足三里。上肢瘫痪者，加臂臑、肩髃、曲池、极泉、外关、后溪、合谷、手三里等；下肢瘫痪者，加环跳、秩边、阳陵泉、伏兔、髀关、委中、风市、昆仑、足三里、三阴交、解溪等；颈项软瘫者，取天柱、扶突、巨骨、大椎；足内翻者，取悬钟、申脉、昆仑；足外翻者，取阴陵泉、三阴交、血海、太溪、照海；语言功能障碍及吞咽困难者，取哑门、风府、通里、廉泉、金津、玉液等；智力低下者，取神门、风池、四神聪、印堂、神庭等。

操作：针用补法，不留针。每日 1 次，10 次为 1 个疗程。

（三）推拿康复

推拿疗法以缓解痉挛、提高肌力、活动关节、恢复肢体正常运动为主。手法宜平稳、有力、轻快、柔和，较常用的手法是点、按、揉、拿、捏、拍、叩、振。痉挛型可用揉法摩法；肌张力低下型可用拿、提、按、叩打法；僵直、震颤、共济失调等可用揉摩法。肝肾亏损者辅以滋肾养肝，心脾两虚者辅以健脾和胃、益气养血，痰瘀阻络证佐以化痰祛瘀、通经活络。

1. 项背腹部

取俯卧位，用推、拿、揉、捏法，按揉风池、大椎穴；循督脉点按命门等督脉诸穴；循行所过，由下而上点按背俞穴，或用一指禅推法推膀胱经诸穴；或点按华佗夹脊穴，并捏脊。仰卧位时，点揉中脘、神阙、气海、关元穴，并摩腹。

2. 头面部　循六阳经走向，施一指禅推、揉、叩、振，按揉百会、睛明、地仓等头面部诸穴。开天门，推坎宫，揉印堂，抹前额，分推额阴阳，施按揉法于颈椎两侧，捏拿颈项，推风池，点揉大椎，拿肩井。

3. 四肢部　循手足之三阳三阴经走向做一指禅推揉法，点按阳明经各穴，弹拨肌腱，拔伸牵引各关节，最后施搓、抖各法。上肢部可摇肩、肘、腕关节，搓肩至腕；对手指屈曲挛缩者活动关节，搓手指，用捻法，拔伸手指等。对跟腱挛缩者，施以弹拨法；对足内外翻、足下垂等，采用相应的拔伸按压等手法，以平衡协调有关屈伸肌群，纠正关节畸形。

（四）饮食康复

小儿生机旺盛，应保证充足的营养，婴儿尽量以母乳喂养为主，幼儿应耐心喂养，可喂食山药粥、猪骨汤、核桃仁粥等补益健脑之品。小儿因脏腑娇嫩，肥甘厚腻之品当少吃。食欲极差的患儿，注意精心调制饮食，少食多餐。禁忌一切刺激性及带骨带刺食物。

谷麦芽肉汤：麦芽 30g，谷芽 30g，炒莱菔子 10g，鸡内金 5g，陈皮 3g，大枣 2 枚，瘦肉 50g。

以上食材放入砂锅，加入清水 1000mL，大火烧开，小火煮 40 分钟，每次 50 ~ 100mL，口服，隔日 1 次。

（五）娱乐康复

通过各种娱乐活动，如唱歌、弹琴、听音乐、玩益智玩具、看画报、看电视和电影等，以开发智力，促进运动发育，增进身心健康。

（六）心理康复

脑瘫患儿由于身体缺陷常常会有一定程度的心理障碍，可表现为缺乏自信，沉默少言，甚至自闭、抑郁等，因此心理康复对脑瘫患儿十分重要，应及时了解患儿的心理状况，在精神上给予鼓励和安慰，帮助其树立自信，避免产生消极心理。

五、康复教育

脑瘫患儿通常需要长时间的康复锻炼和连续的康复治疗，长期的治疗过程需要家长的支持和理解。专科健康宣教能较好地让脑瘫患儿家长对疾病有一个全新的、正确的理解，使得家长掌握相关的疾病康复及护理知识与技能，对于提高患儿及患儿家庭的生活质量有着重要的意义。产后6个月以内能接受临床治疗的患儿，效果较明显，神经系统发育与健康儿童一致，后期遗留的问题较少。良好的健康宣教，可以提高治疗效果，缩短患儿在院的治疗时间，强化家长治疗的信心，积极配合临床诊疗。

1. 病情告知　应把脑瘫的病因、临床分型、表现、相关不良反应告知家长，提醒其做好预防工作，避免脑瘫病情加重或者出现并发症。并告知相应疾病结局，以免错失最佳治疗时间，造成重大残疾。产后3~6个月是明确诊断的最佳时期。

2. 功能锻炼　向家长演示康复训练的方法，直到家长能独立正确地完成对患儿的功能训练。

3. 心理干预　脑瘫患儿因本身疾病的因素，神经系统发育迟缓，主要表现在孤僻、任性、不善交流、对各种新鲜事物存在害怕等，因此，应给予患儿心理安慰，使其养成较好的心态，配合康复诊疗。

4. 营养支持　脑瘫患儿因神经系统存在异常，肌肉运动往往不协调，对此应注意补充蛋白及纤维含量高的食物，以促进神经功能的恢复。

六、康复护理

小儿出生之后，应密切观察其有无异常症状的出现，做到"早发现，早治疗"。在患儿的起居方面，居室应安全、简单、整洁，保持环境安静，减少刺激，防止症状加重，应做到定时起居，保证充足睡眠及适度的运动。衣物要方便穿脱，并注意保暖，防止着凉引起发热而致痉挛加重。长期卧床的患儿应注意保持皮肤的干燥、清洁，防止压疮、湿疹的发生，白天减少卧床时间，加强锻炼。尽量少抱患儿，卧位时应选择侧卧位，防止异常姿势强化。因运动不受意志控制，要注意安全，防止摔倒、坠床等意外的发生。

第三节　脊髓损伤

一、概述

脊髓损伤（spinal cord injury, SCI）是指由于各种原因引起的脊髓结构、功能的损害，造成损伤平面以下的运动、感觉、括约肌和自主神经功能障碍。颈脊髓损伤造成上肢、躯干、下肢及盆腔脏器功能损害时称四肢瘫；胸段以下脊髓损伤造成躯干、下肢及盆腔脏器功能障碍而未累及上肢时称截瘫。脊髓损伤的程度和临床表现取决于原发性损伤的部位和性质，主要临床特征是脊髓休克、运动障碍（四肢瘫或截瘫）、感觉障碍、体温控制障碍、痉挛、排便功能障碍、性功能障碍等。不完全脊髓损伤具有特殊的临床表现，主要有中央束综合征、半切综合征、前束综合征、后束综合征、脊髓圆锥综合征、马尾综合征和脊髓震荡等。

脊髓损伤根据致病因素不同可分为外伤性脊髓损伤和非外伤性脊髓损伤两大类。非外伤性脊髓损伤主要是因脊柱、脊髓的病变（肿瘤、结核、畸形等）所引起，约占脊髓损伤的30%。本节论述的为外伤性脊髓损伤，这是一种可导致终生严重残疾的损伤。近年来，随着工伤和交通事故的增多，外伤性脊髓损伤发病率呈上升趋势。国外脊髓损伤的主要原因是车祸、运动损伤等，我国则为高处坠落、砸伤、交通事故等。

中医古籍中无"脊髓损伤"病名的记载，从其临床表现可归属于中医学"痿证""痿躄""瘫痪"等范畴，病因多为跌仆损伤，病位在督脉，与肝、脾、肾等脏密切相关。病机主要是督脉、肾经等经脉受损，导致脏腑、气血功能失常而出现一系列症状。患者因受到直接或间接的外力损伤，导致脑气震荡，髓窍阻塞不通，阳气不能上达于脑，神明失用，而致肢体失司；或血脉损伤，血溢脉外，阻塞髓窍，日久筋脉失养；或气血逆乱，气滞血瘀，经络阻滞不通，肢体失养而致病。

本病早期多以邪实、瘀阻为主，久病多虚或虚实夹杂，表现为气血亏虚、肝肾不足、气虚血瘀等肌肉筋骨失养的状态。脊髓损伤发生后，应立即采取有效措施进行治疗。经过积极治疗，脊髓功能仍有障碍者，多表现为脾胃虚弱，肝肾不足或气血两虚，经脉瘀阻，肌肉筋骨失于濡养，以致肢体痿废无力，丧失运动功能。中医康复主要以中药、针灸、推拿、药浴、传统体育训练等为手段，以提高患者的日常生活活动能力，减少并发症，提高生活质量。

二、康复适应证

脊髓损伤发生后，经过针对性治疗，如脊柱复位、减压、固定、手术解除压迫又无明显的并发症如肺炎、泌尿系感染、肾衰竭、周围循环衰竭、心力衰竭、呼吸衰竭和严重感染等，生命体征稳定，但肢体运动功能部分或完全丧失，并伴有下半身感觉障碍和二便功能失常者为康复适宜对象。脊髓损伤强调早期康复，早期康复对于预防并发症、稳定病情和改善功能障碍具有重要意义。生命体征、病情不平稳和脊柱不稳定患者暂不宜进行推拿、运动等康复治疗。

三、康复评定

（一）中医康复评定

1. 辨证型 脊髓损伤患者证型的确立主要依据其临床表现，综合运用四诊八纲等方法，从其病证的特点及伴见症状来确定不同证型，临床可辨证分为瘀血阻络、气虚血瘀、脾胃虚弱、肝肾亏虚、气血两虚证。

（1）瘀血阻络证 双下肢或四肢痿废无力，脊背处常见痛处固定，疼痛如刺，痛处不移，肢体酸麻或刺痛，唇甲发绀，肌肤甲错。舌质暗有瘀斑，苔薄白或白腻，脉涩。

（2）气虚血瘀证 双下肢或四肢痿废无力，伤处肿痛，肌肉萎缩，面色淡白，气短乏力，腹胀，心悸自汗。舌质暗淡，苔薄白或白腻，脉细缓或细涩。

（3）脾胃虚弱证　双下肢或四肢痿废无力，肌肉萎缩，神倦，少气懒言，食少腹胀，面色少华。舌淡，苔白，脉细弱。

（4）肝肾亏虚证　双下肢或四肢痿废无力，病久肌肉消减，形瘦骨立，腰膝酸软，头晕耳鸣，舌咽干燥。舌红绛，少苔，脉细数。

（5）气血两虚证　双下肢或四肢痿废无力，面色苍白或萎黄，头晕目眩，气短懒言，心悸怔忡，饮食减少。舌淡，苔薄白，脉细弱或虚大无力。

2. 辨瘫痪程度　脊髓损伤有完全和不完全性之分。脊髓功能完全丧失则表现为完全性瘫痪，检查见受伤脊髓神经所支配的平面以下两侧对称性完全瘫痪，感觉、腱反射、膀胱括约肌、肛门括约肌功能丧失。此种截瘫预后较差，康复难度大。脊髓功能部分丧失则表现为不完全性瘫痪，检查见受伤脊髓神经所支配的平面以下运动、感觉、腱反射、膀胱括约肌、肛门括约肌功能部分丧失。此种截瘫预后较好，康复预后较好。

3. 辨病位　瘫痪部位由于损伤的部位不同，截瘫的平面及其临床表现也不一致。颈椎损伤可造成四肢瘫痪，严重者可因膈肌麻痹导致呼吸麻痹而死亡。双下肢瘫痪提示损伤在胸椎或腰椎，但胸节段损伤可有两侧上肢知觉丧失。一般说来，损伤部位越高，瘫痪的部位也越多。

4. 辨并发症　脊髓损伤患者除肢体运动功能障碍外，还伴见排便困难、肢体疼痛、关节肿胀或挛缩、肢体水肿或萎缩、失眠等症状。同时，常伴见褥疮、癃闭、淋证等并发症及精神情志异常。

5. 辨病性　脊髓损伤早期多实，久病则虚或虚实并见。在本虚方面，主要表现为肝肾不足而下肢运动功能障碍、二便排泄失常和性功能异常；还可由于患者情志忧郁，活动量减少而导致脾胃运化功能下降，日久引起下肢肌肉萎缩；或脾胃失调，生化乏源，气血亏虚，筋脉肌肉失于濡养而弛纵，不能束骨而利关节，以致肢体痿废无力。在标实方面，主要表现为瘀血，甚则痰瘀阻滞经络，督脉痹阻。本虚与标实互相影响，因而对外伤性脊髓损伤的辨证应辨清标本虚实。

（二）西医康复评定

1. 感觉功能评定

（1）关键感觉点　感觉功能采用美国脊柱损伤学会（american spinal injury association，ASIA）制定的脊髓损伤神经学分类标准进行评定。方法为检查身体左右两侧各28个皮节区关键点（$C_2 \sim S_{4 \sim 5}$）（表3-1）。皮节是指每个脊髓节段内神经（根）的感觉神经轴突支配的皮肤区域。检查时以患者脸颊的感觉作为正常参照点，按照分级标准分别评定打分。

分级标准：0＝缺失；1＝改变（受损或部分感知，包括感觉过敏）；2＝正常或未受损。每个皮节感觉检查项目产生轻触觉和针刺觉评分。将身体两侧各个皮节的评分相加，产生两个总的感觉评分，即轻触觉总分和针刺觉总分。分数越高，表明感觉越接近正常。

表 3 – 1　28 个关键感觉点

皮节	关键感觉点
C_2	枕骨粗隆外侧至少 1cm（或耳后 3cm）
C_3	锁骨上窝与锁骨中线交点
C_4	肩锁关节
C_5	肘前窝的外侧（桡侧），肘横纹外侧端
C_6	拇指近节背侧皮肤
C_7	中指近节背侧皮肤
C_8	小指近节背侧皮肤
T_1	肘前窝内侧（尺侧），肱骨内上髁近端
T_2	腋窝顶点
T_3	锁骨中线第 3 肋间隙
T_4	锁骨中线第 4 肋间隙（乳头水平）
T_5	锁骨中线第 5 肋间隙（$T_4 \sim T_6$ 的中点）
T_6	锁骨中线第 6 肋间隙（剑突水平）
T_7	锁骨中线第 7 肋间隙（$T_6 \sim T_8$ 的中点）
T_8	锁骨中线第 8 肋间隙（$T_6 \sim T_{10}$ 的中点）
T_9	锁骨中线第 9 肋间隙（$T_8 \sim T_{10}$ 的中点）
T_{10}	锁骨中线第 10 肋间隙（脐水平）
T_{11}	锁骨中线第 11 肋间隙（$T_{10} \sim T_{12}$ 的中点）
T_{12}	锁骨中线与腹股沟韧带中点
L_1	T_{12} 感觉关键点和 L_2 感觉关键点之间的中点
L_2	大腿前内侧，腹股沟韧带中点（T_{12}）与股骨内侧髁连线的中点
L_3	膝关节上方股骨内侧髁
L_4	内踝
L_5	足背第 3 跖趾关节
S_1	足跟外侧
S_2	腘窝中点
S_3	坐骨结节或臀皱襞
$S_{4 \sim 5}$	肛周区域，皮肤黏膜交界处外 1cm 以内

　　检查在患者闭眼或视觉遮挡的情况下进行。轻触觉检查使用棉棒末端的细丝触碰皮肤表面，接触范围不超过 1cm。针刺觉常用一次性安全别针的两端进行检查，尖形端检查锐痛觉，圆形端检查钝痛觉。检查者需确定患者可以准确地区分每个关键点的锐性和

钝性感觉。存在可疑情况时，应以 10 次中 8 次正确为判定的标准。不能区别钝性和锐性感觉评为 0 分，若锐/钝感知发生改变则为 1 分。

（2）肛门深部压觉（deep anal pressure, DAP）　检查者用食指插入患者肛门后对肛门直肠壁轻轻施压，或用拇指配合食指对肛门施加压力。感知的结果可以为存在或缺失。检查如发现肛门区域任何可以重复感知的压觉即意味着患者为感觉不完全损伤。

（3）感觉平面确定　感觉平面为针刺觉和轻触觉两者的最低正常皮节。皮节从 C_2 开始，向下至第一个轻触觉或针刺觉小于 2 分的节段。感觉平面由一个 2 分的皮节确定，在轻触觉或针刺觉受损或缺失的第一个皮节平面之上的正常皮节即为感觉平面。因左右侧可能不同，感觉平面应左右分开确定。检查结果将产生 4 个感觉平面：R - 针刺觉、R - 轻触觉、L - 针刺觉、L - 轻触觉。所有平面中最高者为单个感觉平面。

2. 运动功能的评定

（1）运动关键肌　检查项目为与肌节（$C_3 \sim T_1$ 及 $L_2 \sim S_1$）相对应的 10 对关键肌。肌节（myotome）是指每个脊髓节段内神经（根）的运动神经轴突支配的肌纤维关键肌，是确定神经平面的标志性肌肉（表 3 -2）。

表 3 - 2　人体 10 组关键肌

平面	关键肌
C_5	屈肘肌（肱二头肌、肱肌）
C_6	伸腕肌（桡侧伸腕长、短肌）
C_7	伸肘肌（肱三头肌）
C_8	中指屈指肌（指深屈肌）
T_1	小指外展肌（小指外展肌）
L_2	屈髋肌（髂腰肌）
L_3	伸膝肌（股四头肌）
L_4	踝背伸肌（胫前肌）
L_5	足拇长伸趾肌（拇长伸肌）
S_1	踝跖屈肌（腓肠肌、比目鱼肌）

评定时取仰卧位，采用徒手肌力评定法，按照从上至下的顺序对身体两侧每个关键肌的功能进行检查。

评分：0 = 完全瘫痪；1 = 可触及或可见肌肉收缩；2 = 无重力情况下，可全关节活动范围主动运动；3 = 对抗重力情况下，可全关节活动范围主动运动；4 = 肌肉处于特定体位，可对抗重力和适度阻力，进行全关节活动范围主动运动；5 =（正常）肌肉处于特定体位，可对抗重力及充分阻力，进行全关节活动范围主动运动；5* = 假定不存在明显的抑制因素（如疼痛、废用）时，对抗重力和充分阻力的情况下，进行全关节活动范围主动运动；NT = 无法检查（如制动不能进行分级的严重疼痛、肢体截肢或挛缩超过关节活动度的 50%）。

（2）运动评定　脊髓损伤的肌力评定需要综合进行，评定时分左、右两侧进行，采用 MMT 法测定每组肌肉分值。上肢双侧相加最高 50 分，下肢双侧相加最高 50 分，共 100 分，评分越高表示肌肉功能越佳。

（3）运动平面　通过身体一侧 10 块关键肌的检查确定运动平面，肌力为 3 级及以上（仰卧位 MMT）的最低关键肌即代表运动平面，前提是代表其上节段的关键肌功能正常（5 级）。身体左右两侧可以不同，故应左右两侧分别记录。

（4）痉挛评定　目前临床上多用改良的 Ashworth 痉挛评定量表来评定痉挛程度。
运动功能评定还包括肛门自主收缩及其他非关键肌的检查。

3. 神经损伤平面评定　神经损伤平面是指具有正常感觉功能的皮节平面和肌肉力量能抗重力的肌节平面中的最低者，要求该平面以上的感觉和运动功能正常。感觉和运动平面可不一致，左右可不同，神经损伤平面的综合判断以运动平面为主要依据，$T_2 \sim L_1$ 损伤无法评定运动平面，主要依赖感觉平面来确定神经损伤平面。

4. 损伤程度评定　损伤一般根据鞍区功能的保留程度分为"完全损伤"和"不完全损伤"。是否为完全性脊髓损伤应以最低骶段（$S_{4 \sim 5}$）有无感觉和（或）运动功能为准，即 $S_{4 \sim 5}$ 皮节保留轻触觉或针刺觉，保留直肠深压觉或随意肛门括约肌收缩。

完全性损伤是指损伤后不存在骶段感觉和（或）运动功能的残留，损伤平面以下有部分感觉和运动保留为部分保留区（zone of partial preservation, ZPP）。部分保留区是因为脊髓损伤水平以下一些皮节和肌节保留部分神经支配，故仍存在感觉或运动功能的残留。完全性损伤的确定必须在脊髓休克消失后才可作出。不完全性损伤是指脊髓损伤后损伤平面以下最低骶段（$S_{4 \sim 5}$）仍有运动和（或）感觉功能存留。不完全性脊髓损伤提示脊髓损伤平面未发生完全性的横贯性损害，预后较完全性脊髓损伤好。损伤程度采用 ASIA 修订的脊髓损伤神经功能分级标准（AISA impairment scale）评定（表 3 – 3）。

表 3 – 3　ASIA 脊髓损伤分级

损伤程度	损伤表现
A 完全性损伤	$S_{4 \sim 5}$ 无任何感觉或运动功能保留
B 不完全感觉损伤	神经平面以下包括鞍区 $S_{4 \sim 5}$ 无运动功能保留，有感觉功能保留且身体任何一侧运动平面以下无 3 个节段以上的运动功能保留（0~2 级）
C 不完全运动损伤	在神经平面以下保留运动功能，并且神经损伤平面以下超过一半关键肌的肌力小于 3 级
D 不完全运动损伤	在神经平面以下保留运动功能，并且神经损伤平面以下至少一半（一半或以上）关键肌的肌力大于或等于 3 级
E 正常	检查所有节段的感觉和运动功能均正常，且患者既往有神经功能障碍，则分级为 E 级。既往无 SCI 者不能评为 E 级

5. 脊髓休克的评定　临床上常采用球海绵体反射是否出现来判断脊髓休克是否结束，此反射消失为休克期，反射的再出现表示脊髓休克结束。具体方法：用戴手套的示

指插入患者肛门，另一手刺激龟头（阴蒂），若手指明显感觉到肛门括约肌的收缩则为阳性，提示脊髓休克期结束。需注意的是极少数正常人不出现该反射，应通过观察损伤平面以下出现感觉、运动或痉挛这几个指征来确定是否渡过脊髓休克期。

6. 日常生活活动能力评定 截瘫患者采用改良 Barthel 指数评定，四肢瘫可用四肢瘫功能指数（QIF）来评定。

7. 康复预测 不完全脊髓损伤变异较大，常不易定出统一的预测标准。对于完全脊髓损伤的患者，可根据不同的损伤平面预测其功能恢复情况。

8. 其他 对脊髓损伤的患者，还需进行神经源性膀胱与神经源性直肠的评定、性功能障碍的评定、心肺功能的评定及心理障碍的评定。

四、康复治疗

（一）中药康复

1. 中药内治

（1）瘀血阻络证

治法：活血化瘀，理气通络。

主方：桃红四物汤加减。

常用药：桃仁、红花、当归、赤芍、熟地黄、川芎等。

加减：瘀血疼痛明显者，可加三七粉、蒲黄、五灵脂、香附等。

（2）气虚血瘀证

治法：健脾益气，活血通络。

主方：补阳还五汤加减。

常用药：黄芪、当归、川芎、桃仁、地龙、赤芍、红花等。

加减：下肢肿胀疼痛明显者，加鸡血藤、姜黄、地龙、延胡索、水蛭等。

（3）脾胃虚弱证

治法：补中益气，健脾升清。

主方：补中益气汤合参苓白术散加减。

常用药：人参、黄芪、白术、山药、当归、陈皮、升麻、柴胡、白扁豆、莲肉、薏苡仁、茯苓、砂仁、甘草等。

加减：气虚明显，重用黄芪、人参；食积不运，加用谷麦芽、山楂、神曲；湿浊困阻中焦，加用砂仁、白豆蔻、苍术。

（4）肝肾亏虚证

治法：补益肝肾，滋阴填精。

主方：方选虎潜丸加减。

常用药：虎骨（狗骨代）、牛膝、熟地黄、龟甲、知母、黄柏、当归、白芍、陈皮、干姜等。

加减：若大便秘结，可加用麻仁、柏子仁等；若小便癃闭，可加用肉桂、车前子等；若二便失禁，可加用金樱子、乌梅、益智仁等；阴损及阳者，去知母、黄柏，加淫羊藿、鹿角霜、附子、肉桂。

（5）气血两虚证

治法：健脾益胃，益气养血。

主方：八珍汤加减。

常用药：党参、茯苓、白术、川芎、当归、熟地黄、白芍、甘草等。

加减：若以血虚为主，眩晕心悸明显，重用熟地黄、白芍；以气虚为主，气短乏力明显者，加大党参、白术用量；兼见不寐者，加酸枣仁、五味子。

2. 中药外治

（1）药浴法　透骨草20g，伸筋草20g，独活15g，鸡血藤15g，海风藤15g，羌活15g，葛根10g，当归10g，红花5g，木瓜5g。

以上药材煎汁200mL，加入至温水中，水温37～42℃，供患病部位浸浴使用。

功效：舒筋通络，活血止痛，祛风散寒除湿。每日1次，每次30分钟，10次为1个疗程。

（2）熏蒸法　千年健30g，秦艽30g，川牛膝30g，杜仲20g，续断20g，红花10g，丹参30g，川芎30g，艾叶15g，透骨草20g。

上药研末，纳入袋中包扎，放入中药熏蒸治疗机的药槽中，治疗机喷口对准患者患病部位，每次熏蒸30分钟，每日1次，10次为1个疗程。

（二）针灸康复

1. 体针　以督脉、足阳明经脉腧穴和夹脊穴为主，根据病证选加手足阳明经脉及其他经脉的腧穴。

主穴：百会、风府、大椎、陶道、身柱、神道、至阳、筋缩、脊中、悬枢、命门、腰阳关、长强，脊髓损伤平面上下各1～2个棘突旁的夹脊穴2～4对。

配穴：上肢瘫者加肩髎、肩前、肩贞、曲池、手三里、内关、合谷；下肢瘫痪取环跳、殷门、阳陵泉、足三里、承山、昆仑、三阴交、解溪等穴；排便障碍加天枢、支沟、照海等；排尿障碍加气海、中极、秩边、水道等。

2. 电针　取穴同体针，针柄连导线，选用疏波，以患者能耐受为度，配穴不通电，亦可于夹脊穴交替通电。每日1次，留针30分钟，6天为1个疗程。

3. 水针　参照体针穴位，每次选1～3个穴位，用当归注射液，每穴注射0.3～1.0mL。或选取相应损伤平面上下各1～2个棘突旁的夹脊穴，取1～2个穴位为注射点，注射甲钴胺注射液2mL，两天治疗1次，每周3次。

4. 头皮针　取顶颞前斜线，顶旁1线，顶旁2线，消毒后，针与头皮呈30°斜刺，快速刺入头皮下推进至帽状腱膜下层，针后捻转，200次/分，每针捻转1分钟，留针3分钟或数小时，其间捻转2～3次，直至出针。可在留针期间进行肢体功能训练。

5. 艾灸疗法　将艾绒点燃放入灸箱中，置于腹部、腰骶部及四肢的穴位上进行灸治。或采用铺灸法，嘱患者暴露背部，俯卧于治疗床上，施灸部位为督脉正中线自大椎穴至腰俞穴部位,向两侧的宽度至膀胱经第一侧线。施灸区域消毒后垫上桑皮纸,铺厚约4cm的生姜泥,在姜泥上铺高约1.5cm的艾绒。点燃艾绒让其自然燃烧,灸后以皮肤潮红不起水泡为度。艾绒燃尽后,取下艾绒灰和生姜泥,用湿热毛巾轻轻擦净施灸部位皮肤。每周两次。艾灸法对脊髓损伤造成的尿潴留、排便障碍效果明显。发热及高血压患者不宜进行铺灸疗法。

(三)推拿康复

俯卧位,按揉百会5分钟,从上至下揉按患者脊背部,采用平补平泻法;点揉大椎、肝俞、脾俞、肾俞、环跳、风市、阳陵泉、足三里、委中、承山、昆仑、解溪、太冲穴,每穴1分钟;最后采用搓法、按法、揉法,以补法为主,从下至上以掌根按摩腰背;拍打背脊部,以皮肤发红为度;施摇法、抖法于下肢。每日1次,15天为1个疗程。

(四)饮食康复

1. 壮骨汤 牛骨(带骨髓者)500~1000g,怀牛膝15g,杜仲15g,黄酒30mL,生姜、葱、食盐各适量。大锅中加水,放入牛骨、牛膝、杜仲熬煮,煮沸后加黄酒,去除表面浮油,只取清汤。入生姜、葱、食盐少许,随量饮用或佐餐饮用。该药膳有滋补肝肾、强壮筋骨、益髓填精之功,适用于脊髓损伤属肝肾亏虚者的辅助治疗。

2. 羊脊骨粥 羊连尾脊骨1条,肉苁蓉10g,菟丝子5g,粳米50g,姜、食盐、黄酒适量。菟丝子酒浸3日,晒干,捣末;肉苁蓉酒浸一宿,刮去外皮;羊脊骨砸碎,加清水、生姜少许熬汤,入粳米、肉苁蓉煮粥。粥欲熟时,加入菟丝子末,空腹食之。该药膳有补肾阳、益精血、强筋骨之功,适用于脊髓损伤属肾阳亏虚者。

3. 紫苏麻仁粥 苏子10g,火麻仁10g,粳米30g。先将苏子、火麻仁捣烂,加水研,取汁,与粳米同煮成粥。每日3次,10天为1个疗程。方中紫苏行气宽中,火麻仁润肠通便。该药膳有行气、滋阴、通便之功,适用于脊髓损伤后排便障碍,属气虚便秘者。

(五)沐浴康复

患者全身浸泡于37~42℃的温水中。全身浸浴时要求患者安静地仰卧浸泡在浴池内,水面不超过乳头水平。全身浸浴时可做瘫痪肢体的主动和被动活动,同时还可进行水下按摩。也可根据病变部位,浸泡身体局部,如坐浴、足浴和手臂浴等局部浸浴。有条件者可进行温泉浴。水的浮力作用,对于缓解肌肉紧张、减轻关节疼痛和恢复运动功能有较好作用。沐浴康复法每次15~20分钟,每日1次,10~15次为1个疗程。注意空腹时和饱食后均不宜沐浴,一般饭后1~2小时入浴较为适宜。

(六)沙疗康复

在沙地上挖一个与患者体型相当的坑,深度约30cm,患者卧于其中,用热沙覆盖除头面、颈部、胸部以外的全身各部分，厚度一般是四肢为 10～20cm，腹部为 6～8cm；患者也可端坐位，用热沙覆盖腰以下部位进行局部沙疗。头部用冷水毛巾冷敷，并用遮阳伞遮挡，适当饮水。治疗时间开始为 20 分钟，以后逐渐延长至 60 分钟。治疗结束后，用温水冲洗。隔日 1 次，20 次为 1 个疗程。热沙疗法有助于肢体经络的疏通和气血的运行。

（七）运动康复

1. 十二段锦 下肢功能障碍者可长期习练健身气功——十二段锦。患者先进行 1 周的基本训练，待动作和呼吸要领掌握准确后再进行正式习练。按预备式→冥心握固→叩齿鸣鼓→微撼天柱→掌抱昆仑→摇转辘轳→托天按顶→俯身攀足→背摩精门→前抚脘腹→温煦脐轮→摇身晃海→鼓漱吞津→收势顺序锻炼，整套动作练习 2～3 遍，每次锻炼 50 分钟，使练习者心率达到靶心率范围，并且持续 10 分钟以上。

练习过程中根据不同患者的实际情况，适当调整动作姿势的高低，以调节运动强度和运动量，结束后患者休息 30 分钟。每日 1 次，每次 45 分钟，每周习练 6 天。

长期习练十二段锦能改善脊髓损伤后躯干控制功能障碍，提高躯干控制功能和日常生活活动能力。饥饿时、饱餐后以及劳累状态下均不适宜练功，练功时穿的衣服、袜子和鞋子应该舒适宽松。习练前排空大小便，饮一杯温开水，做热身运动，如上身伸展、肌肉拉伸等，以防止受伤。习练中应集中注意力，消除身体和精神上的紧张，松弛肌肉，安神定志。练功后应进行放松活动，使身体逐步恢复到练功前安静时的状态，不能突然收功。

2. 气功 以练卧位放松功为主，即意守小腹，自然深呼吸。同时把思想集中于瘫痪部位，由上到下反复想象肌肉放松，并闭目默念"松"字。经过一段时间练习后，思想能随意放松和集中后，再使思想高度集中，心中默念"动"字，从远端脚趾动起，逐渐向上扩大范围。同时也可配合被动运动。后期可练内养功、站桩功、强壮功等。

3. 运动锻炼 脊髓损伤后，患者生命体征平稳、脊柱稳定即可进行锻炼。

早期进行关节被动运动，防止关节挛缩和僵直。当脊柱稳定性良好时，可再加坐起训练，开始床头摇起 30°，逐步增加到 90°。

坐起训练后无直立性低血压即可进行站立训练，训练起立和站立活动。恢复期患者可进行肌力训练，进行上肢和腰背的肌肉锻炼，运动量由小到大，由弱到强。上肢锻炼可做高举、平分、屈伸活动，还可行太极拳云手、倒卷肱等单式的重复练习，必要时辅以器械训练。随着上肢肌肉力量的增强，可由上肢活动带动下肢活动。腰背肌锻炼可做仰卧抬高腰背或俯卧头背向上仰的锻炼，其他还可做提臀、振腹、全身翻动等训练。在床上锻炼的基础上，可进一步进行转移训练、步行训练、轮椅训练和矫形器的使用。

（八）情志康复

脊髓损伤患者会产生相应的精神情绪改变，包括抑郁、焦虑、愤怒、否认、恐惧等，异常情志常常以单一或兼夹的形式出现。异常情志反应妨碍疾病的康复，甚至会加重病情，导致新的功能障碍的产生。因此，改善异常情志反应有助于原有功能障碍的康复，还能预防新的功能障碍的产生。

心理康复宜早期开展，从而使患者能够主动配合，积极地进行康复训练。针对性、长期的心理干预策略能提高患者的生活质量。采用语言、表情、姿势、行为等手段，累积对机体进行良性刺激，可提高患者的心理风险抵御能力，消除致病的精神因素。

根据患者情况可使用说理开导法、移精变气法、暗示疗法、娱乐疗法等，以改善患者的不良情绪状态。其中说理开导法是指通过劝说、指导、安慰、保证等手段来疏泄情感，主要适用于焦虑、紧张、恐惧等心理障碍的患者，可以为其提供精神支持。在实际操作中，医者除要斟酌遣词造句，注重语气，还应当注意表情、态度、姿势和动作，增加患者对医者的信任，加强医患沟通交流，以助于缓解病情。

（九）音乐康复

音乐可以使患者的大脑处于有序状态，在音乐中不自觉地约束自己。疾病状态下，音乐可以使患者增加生活乐趣，增强自信心和生活能力，有利于身心康复。

音乐治疗可分为个人治疗和集体治疗。个人治疗是患者在治疗师的指导下，个别进行音乐活动来达到治疗目的。集体治疗则是多个患者在治疗师的指导下，集中在一起进行音乐活动。在集体治疗中，可以采用音乐游戏的形式，歌曲的传递演唱，或演奏、表演音乐作品，通过游戏的形式达到治疗目的。一般而言，集体治疗的效果会更好，因为在治疗中患者可以互相交流对音乐的体验，可以更好地建立患者之间、患者与治疗师之间的关系，达到事半功倍的疗效。

治疗师在音乐中需引导患者深度放松，嘱患者进行呼吸调节，循序渐进地引导患者对创伤事件进行干预与系统脱敏。根据患者的创伤不同，适当调节音乐的节奏与种类，促使患者表达自己的内心情感，达到降低患者消极体验和负面反应的效果。音乐疗法可以帮助患者消除创伤应激障碍，有效平复患者的状态与情绪，帮助患者适应创伤后的生活，重新融入社会。

音乐疗法可以单独使用，也可以与其他疗法，如药物康复法、情志康复法、娱乐康复法等同时应用。音乐康复一般每日 1 次，也可根据病情需要进行 2 ~ 3 次，每次 30 分钟至 1 小时，音量控制在 60 分贝以下，以不超过 70 分贝为宜。

五、康复教育

脊髓损伤是一种严重的致残性疾病，造成脊髓损伤的原因有交通事故、高处坠落、工矿事故、重物砸伤等外伤性因素及感染、肿瘤等非外伤因素。因此，要做好一级预防工作，包括加强安全生产、交通安全等知识的教育，提高全社会的防范意识，如驾驶或乘坐汽车时系安全带，驾车速度不宜过快，高空作业时做好安全防护等，以预防疾病的发生。二级预防应做到早发现、早诊断、早治疗。意外伤害一旦发生，要及时救治。在转运的过程中要注意生命体征的维持、安全有效的脊柱固定，将患者及时安全地转运至附近具有诊疗能力的医疗机构，早期诊断、治疗。一旦发现脊柱脊髓肿瘤压迫、脊髓血管畸形、脊髓炎等疾病，应及早就医，进行规范的治疗。三级预防是延缓病情发展，防止残疾，改善生活质量。

康复治疗应尽早介入。患者经过早期治疗，脊柱恢复稳定，炎症得到控制后即要积极开展早期康复干预和综合康复治疗，以利于功能的恢复，并预防继发性功能障碍的发生。由于患者及家属对脊髓损伤相关康复护理知识缺乏，易导致并发症增多、治疗周期延长，从而增加了康复治疗的难度，为此应从多方面进行康复知识宣教，提高患者及家属对该病的认知，指导家属正确的康复护理，帮助患者进行功能锻炼，以防止并发症和二次残疾的发生。此外，康复治疗应贯穿全程，患者伤愈出院后也需坚持社区或家庭康复训练，定期随访，评估功能状态，及时调整治疗方案，最终使患者早日回归社会。

脊髓损伤患者因严重的功能障碍，常伴有悲观、抑郁、焦虑等不良情绪。因此，应重视患者的心理状态，对患者进行疾病知识的宣教，使患者了解损伤程度和对未来可能产生的影响，帮助患者克服心理障碍。

六、康复护理

脊髓损伤患者容易出现深静脉血栓、呼吸道感染、泌尿系统感染、压疮、足下垂等诸多并发症。因此，需对患者及家属进行疾病宣教和康复护理教育，使患者及家属认识到护理对于预防脊髓损伤并发症的重要性。

对于下肢深静脉血栓的形成，要灌输预防为主的理念，如改善不良生活习惯，戒烟酒；饮食上避免高脂饮食；平卧位时抬高下肢20°～30°，以利于下肢静脉回流，预防下肢静脉血栓；早期进行功能锻炼；使用预防下肢深静脉血栓的药物等。

高颈段脊髓损伤或老年患者回家后长期卧床均易发生呼吸道感染，要鼓励患者咳嗽，压住胸廓或腹壁辅助咳痰，进行体位排痰等。

脊髓损伤患者常伴有泌尿系统感染，护理上应注意保持会阴部清洁，重视饮水训练，定时、定量饮水和定时排尿，早期教会患者家属导尿，后期可教患者自行导尿，保持小便通畅。脊髓损伤患者由于长期卧床，易发生压疮，要教育患者及家属正确认识，积极预防。

护理上应注意保持床铺柔软平整、床单清洁，有条件者可使用气垫床。家属勤帮患者翻身拍背，更换体位，每隔1～2小时翻身1次，用软而厚的垫子保护骨突部位不受长时间的压迫，或使用防压疮气垫，并定期按摩，促进局部血液循环，保持皮肤清洁，保持床褥的清洁、干燥、平整。

长期卧床的脊髓损伤患者、很少进行治疗性站立和治疗性步行者，易患骨质疏松症，应加强离床的站立和行走，必要时进行抗骨质疏松的药物治疗。脊髓损伤患者可因为骨质疏松而增加骨折的危险，在家中和社区进行关节活动度练习或在转移过程中，应有人保护，以预防意外事件发生。此外，截瘫患者常伴足下垂，应予以佩戴踝足矫形器，预防跟腱挛缩或痉挛性跖屈的发生。需坚持功能训练，使患者保持最大限度的生活自理能力。

患者生活环境应干净、舒适，病室需阳光充足，通风良好，室内布置明快协调。嘱患者保持充足的睡眠和一定的活动时间，定期洗澡或擦浴，勤换衣被，保持清洁。保持二便通畅，并发尿潴留者，可采用压迫下腹部的方法以促使排尿，或采用叩击"敏感点"的方法。对尿失禁者可用尿布、尿袋。此外，应重视对瘫痪肢体的护理，注意预防压疮的发生。如已经发生溃烂的压疮应定期换药，外用生肌散促进愈合。

第四节　慢性阻塞性肺疾病

一、概述

慢性阻塞性肺疾病（chronic obstructive pulmonary diseases，COPD），简称慢阻肺，是指具有气流阻塞或气流受限特征的一类肺部疾病的统称，主要包括慢性支气管炎和肺气肿等。COPD 大多具有咳、痰、哮、喘等呼吸不利或呼吸困难的症状，属中医学"咳嗽""喘证""肺胀"等范畴。

本病确切的病因尚不十分明确，一般认为与肺部对烟雾等有害气体或有害颗粒的异常炎症反应有关，可伴有气道高反应性。中医学认为，本病的发生多因久病或年老体虚，卫外不固，或饮食不节，痰浊阻滞，复感外邪，致气道壅滞不利，肺不敛降，肺气胀满所致。病属本虚标实，急性发作期以痰浊阻滞、肺失宣降为主，缓解期以肺、脾、肾三脏之虚为主。其病变在肺，损伤脾肾，累及于心，日久不愈，痰浊、水饮、血瘀互结，兼见同病。

长期的慢性咳嗽通常是 COPD 的首发症状，并可随病程发展终身伴随。初起咳嗽呈间歇性，晨起为重，以后早晚或整日均有咳嗽，但夜间咳嗽多不显著。少数患者无咳嗽症状，但肺功能显示气流明显受限。咳嗽同时可伴有白色黏液、浆液性泡沫性或少量黏液性痰，清晨排痰较多。合并感染时有脓痰，痰量增多。气短或呼吸困难是 COPD 的标志性症状，是大多数患者就医的原因，也是引起生活自理能力下降及对疾病产生焦虑心理的主要原因。部分患者有喘息、胸闷、食欲减退、体重下降、外周肌肉萎缩、焦虑等全身症状。由于肺功能的进行性减退，严重影响了患者的劳动能力和生活质量，从而造成极大的社会和经济负担。据世界银行和世界卫生组织的研究显示，至 2020 年，COPD已名列世界疾病经济负担的第 5 位。目前国内外学者均十分强调 COPD 的康复治疗，旨在充分发挥最大的呼吸功能潜力，从根本上提高患者的生存质量。

二、康复适应证

康复适应证为病情稳定的 COPD 患者，包括慢性支气管炎、肺气肿患者的缓解期；慢性阻塞性肺气肿合并肺心病，无严重心衰者（心功能三级以上）；支气管哮喘患者的缓解期。如合并严重肺动脉高压，不稳定型心绞痛，近期发生过心肌梗死，认知功能障碍，充血性心力衰竭，明显肝功能异常，转移癌，近期有脊柱损伤、肋骨骨折、咯血等情况均属康复禁忌证。

三、康复评定

（一）中医康复评定

中医康复评定主要从证型、病位、病势等方面予以综合评估。本病总属本虚标实，辨证重在辨标本缓急、虚实主次。

1. 辨证分型　临床常见证型有痰浊阻肺、痰热壅肺、痰瘀阻肺、肺脾气虚、肺肾气虚、气虚血瘀、阳虚水泛等。

（1）痰浊阻肺证　咳嗽痰多，色白黏腻或呈泡沫样，胸中满闷，气短喘息。舌质偏淡或暗，苔薄腻或浊腻，脉滑。

（2）痰热壅肺证　咳嗽喘息气粗，烦躁，胸中满闷，痰黄或白，黏稠难咳；或兼有身热微恶风寒，汗出不多，尿黄，口干渴。舌质红，苔黄或黄腻，脉数或滑数。

（3）痰瘀阻肺证　咳嗽痰多，色白或呈泡沫样，喉间痰鸣，喘息不能平卧，胸部膨满，憋闷如塞，面色晦暗，唇甲发绀。舌质暗或紫暗，舌下青筋增粗，苔腻或浊腻，脉弦滑。

（4）肺脾气虚证　咳嗽或微喘，倦怠，乏力，食少纳呆，易感冒。舌质淡或胖大，舌苔薄白或薄腻，脉细弱。

（5）肺肾两虚证　咳嗽，气短息促，动则为甚，腰酸腿软，夜尿频数，自汗畏风，易感冒。舌质淡，舌苔薄白，脉沉细。

（6）气虚血瘀证　间断咳喘，胸闷气短。舌质暗或有瘀点瘀斑，甚至见唇面青紫，脉细涩或结代。

（7）阳虚水泛证　心悸喘咳，咳痰清稀，面浮，下肢肿，甚则一身悉肿，脘痞纳差，畏寒喜暖，面唇青紫。舌胖质暗，苔白滑，脉沉细。

2. 辨标本虚实　本病早期以气虚为主，或为气阴两虚，病位主要涉及肺、脾、肾，后期气虚及阳，甚则出现阴阳两虚，病变以肺、肾、心为主。

若无外邪侵袭，病情稳定，仅见喘咳上气，胸闷胀满，动则加重，证候相对较轻。凡见鼻扇气促，张口抬肩，目胀欲脱，烦躁不安，痰多难咳，则提示病情加重。若见心慌动悸，神昏烦躁，谵语等则属危证，需急救处理。

患者进入缓解期后，以本虚为主，但亦常夹有标实。本虚有肺虚、脾虚和肾虚之分，标实又有痰浊、瘀血之别，康复辨证当在把握本虚的前提下分清标实。此类患者多年高久病，诸脏之虚常合并出现，故辨证时既要注意诸脏同病情况，又要区别其主次。年老体虚者，即使缓解期感受外邪，其反应也常不典型、不明显，辨证时当仔细诊察，注意细微变化。

（二）西医康复评定

现代康复医学对 COPD 的功能评定主要包括呼吸功能评估、运动功能评定、日常生活能力评定等。

1. 呼吸功能评估

（1）气短、气急症状分级　结合日常生活能力分为5级。

1级：无气短气急。2级：稍感气短气急。3级：轻度气短气急。4级：明显气短气急。5级：气短气急严重，不能耐受。

（2）呼吸功能改善或恶化程度　可用以下分值半定量化。

5分：明显改善。3分：中等改善。1分：轻度改善。0：不变。–1分：症状加重。–3分：症状中等加重。–5分：症状明显加重。

（3）肺功能测试　肺功能测试主要包括肺活量、时间肺活量。

①肺活量：是指用力吸气后缓慢而完全呼出的最大空气容量，是最常用的指标之一。肺活量随病情加重而下降。

②时间肺活量（最大呼气容积）（FEV）：指尽力吸气后尽最大努力快速呼气，分别测定呼气的第1秒、第2秒、第3秒末所能呼出的气体容量，分别以 FEV_1、FEV_2、FEV_3 表示，通常用它所占最大肺活量的百分数表示，正常值分别为83%、96%、99%。第1秒末所呼出的气体量占用力肺活量的百分比（FEV_1/FVC）称为第一秒用力呼气率，检测结果稳定，可重复性好，目前应用最为广泛，是反映肺通气功能的重要指标之一，也是诊断 COPD 的常用指标。阻塞性肺疾病 $FEV_1\%$ 减少（低于70%，老年人低于60%），可见呼吸曲线坡度平坦，常见于肺气肿、支气管哮喘。限制性肺疾病 $FEV_1\%$ 正常或增高，其呼气曲线陡峭。FEV_1 与用力肺活量（FVC）的比值与 COPD 的严重程度及预后相关。FEV_1/FVC 正常肺功能≥70%。

③COPD 临床严重程度分级

Ⅰ级（轻度）：$FEV_1/FVC<70\%$，$FEV_1 \geq 80\%$ 预计值。

Ⅱ级（中度）：$FEV_1/FVC<70\%$，50%预计值 $\leq FEV_1\%<80\%$ 预计值。

Ⅲ（重度）：$FEV_1/FVC<70\%$，30%预计值 $\leq FEV_1\%<50\%$ 预计值。

Ⅳ（极重度）：$FEV_1/FVC<70\%$，$FEV_1\%<30\%$ 预计值，或 $FEV_1\%<50\%$ 预计值。

2. 运动功能评定　运动功能评定的目的是评估患者运动能力，了解其在运动时是否需要氧疗，并指导制定安全、适宜、个体化的运动治疗方案。通过运动功能试验可获得最大耗氧量（VO_2max）、定量运动耗氧量等。主要的测定方法有以下几种。

（1）渐进运动试验（平板或功率车运动试验）　在功率自行车或步行器上，有规律、有间隔地逐渐增强活动等级至患者的耐受极限（即最大负荷），或达到预测最大心率的85%，并常规检测心率、呼吸率、血压、ECG、PaO_2、$PaCO_2$、SaO_2、无效腔量与潮气量比值等。还可应用呼吸困难分级表评定患者呼吸困难或下肢疲劳度。

（2）耐力运动试验　要使康复计划更有效，需分别于训练计划开始前和完成时，用一些运动耐力的标准测量进行评估，如在步行器或固定自行车上用最大负荷（由开始的渐进练习试验测得）测定耐力，常选用最大负荷的75%～85%作为固定负荷，并记录其速度和时间。

（3）计时步行距离测定　6分钟或12分钟的计时步行距离是呼吸康复中最常用的评定运动功能的方法，这种方法容易掌握，不需要特殊仪器，所需要的练习也与日常活动密切相关。让患者步行 6 分钟或 12 分钟，记录其所能行走的最长距离。对于不能进行活动平板试验的患者可进行 6 分钟或 12 分钟行走距离测定，以判定患者的运动能力以及运动中发生低氧血症的可能性。在步行测定中，应嘱患者逐渐增加步行速度和时间。

呼吸困难是 COPD 患者的最主要症状，也是影响患者生活质量的最重要因素。呼吸康复的最主要目标之一就是帮助患者减轻这一症状。呼吸困难的评定有两种方法：在运动试验或训练过程中的用力性呼吸困难评定和在日常生活活动中的总体呼吸困难测定。根据美国医学会《永久性损伤评定指南》（GEPI）1990 年修订第 3 版的资料，将呼吸困难分为 3 级。

轻度：在平地行走或上缓坡时出现呼吸困难，在平地行走时，步行速度可与同龄、同体格的健全人相同，但在上缓坡或上楼梯时则落后。

中度：与同龄、同体格的健康人一起在平地行走或爬一段楼梯时有呼吸困难。

重度：在平地上按自己的速度行走超过 4～5 分钟后出现呼吸困难，患者稍用力即出现气短，甚至休息时也气短。

3. 日常生活能力评定　共分为 6 级。

0 级：虽存在不同程度的肺气肿，但活动如常人，对日常生活无影响，活动时无气短。

1 级：一般劳动时出现气短。

2 级：平地步行无气短，速度较快或登楼时，同龄健康人不觉气短而自觉气短。

3 级：慢走不及百步即出现气短。

4 级：讲话或穿衣等轻微动作时即出现气短。

5 级：安静时出现气短，无法平卧。

4. 心理评定　COPD 患者由于呼吸困难和对窒息的恐惧，经常处于持续紧张不安的焦虑状态，因而胸壁肌紧张程度增加，使呼吸更为困难。另外，COPD 患者由于慢性缺氧，可引起器质性脑损伤，表现出认知、情绪等障碍。因此。需要对 COPD 患者进行相应的心理评定。

此外，COPD 的功能评定还包括呼吸肌力量评估、上下肢肌肉力量评估、营养状态评估、生活质量评估等，可根据需要选择。

四、康复治疗

目前研究表明，COPD 缓解期患者如能采用综合康复治疗手段，如针灸、穴位贴敷、推拿、中药以及呼吸训练等康复方法，可有效改善症状，预防并发症，提高生活质量。本病缓解期以正虚为主，故中医康复宜侧重扶助正气以固本，其中又当审察阴阳，分别脏腑，施以补肺、健脾和益肾，同时也不应忽视祛除余邪。

（一）情志康复

慢性阻塞性肺疾病就病程而言，往往长达二三十年，疾病缠绵不愈，反复发作，给患者带来巨大痛苦。尤其是到了疾病后期，心肺功能严重受损，发作时张口抬肩，喘息不能平卧，口唇发绀、心慌、胸闷等，给患者心理上造成很大压力，不良的情绪还会加重缺氧状态，使通气更加困难。因此，给予必要的鼓励和支持可使患者心情放松，减少氧耗量，也有助于患者以积极主动的态度参与康复治疗，提高康复效果。

缓解期患者可采用歌咏疗法。歌咏疗法不仅是调节情志的好方法，而且具有与气功相同的作用，如调心、调息、调形。歌咏要求集中注意力和充满想象力，以便进入意境。同时需调整身体姿势，以利发声。传统讲究运气，气沉丹田，三腔共鸣。通过歌咏，患者不仅调节了情志，还锻炼了呼吸，有利于畅通气道，有利于痰液的排出，有利于训练腹式呼吸。

（二）中药康复

1. 中药内治

（1）痰浊阻肺证

治法：化痰降气，健脾养肺。

主方：苏子降气汤合三子养亲汤加减。

常用药：紫苏子、白芥子、莱菔子、半夏、厚朴、肉桂、当归、甘草、前胡等。

加减：若痰多、胸闷不可平卧者，加葶苈子以祛痰平喘；若外感风寒，痰从寒化为饮，喘咳，黏稠有泡沫，呈表寒里饮者，以小青龙汤加减；若饮郁而化热，烦躁不安而喘咳，脉浮，可用小青龙加石膏汤。

（2）痰热壅肺证

治法：清肺化痰，降逆平喘。

主方：越婢加半夏汤或桑白皮汤加减。

常用药：麻黄、石膏、半夏、桑白皮、苏子、杏仁、浙贝母、黄芩、栀子等。

加减：若痰热内盛，痰黏难咳，加鱼腥草、金荞麦、海蛤壳、瓜蒌、射干；若痰热伤津，口干咽燥，加麦冬、天花粉；若大便燥结，加大黄、芒硝。

（3）痰瘀阻肺证

治法：涤痰祛瘀，泻肺平喘。

主方：葶苈大枣泻肺汤合桂枝茯苓丸加减。

常用药：葶苈子、大枣、桂枝、茯苓、牡丹皮、赤芍等。

加减：若腑气不利，大便不通者，可加大黄、厚朴。

（4）肺脾气虚证

治法：健脾益肺，降气化痰。

主方：玉屏风散合六君子汤加减。

常用药：黄芪、白术、防风、党参、茯苓、甘草、陈皮、半夏等。

加减：兼阳虚者，可加桂枝、干姜。

（5）肺肾气虚证

治法：补肺纳肾，降气平喘。

主方：平喘固本汤合补肺汤加减。

常用药：人参、虫草、熟地黄、核桃仁、山茱萸、山药、五味子、肉桂、附子、紫河车等。

加减：若肾气亏乏，而无明显寒热偏胜者，则可平补肺肾，方选补肺汤、参蛤散、人参胡桃汤加减；若肾阴偏虚，阴不敛阳，气失摄纳者，可用七味都气丸合生脉饮加减；若阳气虚损，肾不纳气者，宜用金匮肾气丸、右归丸、苏子降气汤化裁。

（6）气虚血瘀证

治法：益气扶正，活血化瘀。

主方：补阳还五汤、复元活血汤加减。

常用药：当归、地龙、赤芍、川芎、桃仁、红花、柴胡、甘草、瓜蒌等。

（7）阳虚水泛证

治法：温肾健脾，化饮利水。

主方：真武汤合五苓散加减。

常用药：茯苓、猪苓、附子、桂枝、白术、泽泻、芍药、生姜等。

加减：若畏寒肢冷，加鹿角片、淫羊藿；若喘促心悸，加人参、蛤蚧、五味子；若水肿势重，加沉香、牵牛子、川椒目；若血瘀重，发绀明显，加红花、丹参、泽兰。

各证之间常可互相兼夹或转化，临床应辨证论治，随证处方。

2. 中药外治

对于 COPD 等多种慢性肺系疾病，在盛夏"三伏"全年气温最高，人体阳气最旺盛的时候，借天、人阳盛之时，疾病缓解之期，采用温热助阳的药物进行穴位贴敷，可激发人体的阳气，达到减少发病或不发病的目的，此即中医"冬病夏治"之"三伏贴"。

一般选用炒白芥子、延胡索、甘遂、细辛、干姜（或生姜汁）为基本方，共研为细末，用新鲜姜汁调匀，点少许麝香粉，以胶布贴敷于穴位之上。常用的穴位有：肺俞、心俞、膻中、膈俞、膏肓、定喘、中府（均为双侧），一般多选用三个腧穴，根据患者的体质和病情辨证，可选加风门、脾俞、肾俞、足三里、大椎、天突、神阙、关元、中脘、内关等穴。贴敷时间为农历三伏的初伏、中伏、末伏的第一天，共贴敷3次。

（三）针灸康复

1. 体针　常用穴如肺俞、脾俞、肾俞、膏肓、膻中、气海、关元、命门、血海、足三里、太渊、太溪等，每次取穴 3～5 穴。以补法行针，留针 20～30 分钟，可隔日1次。

2. 耳针　取肝、肺、神门、气管、皮质下等穴位。每次选用 2～3 穴，中强刺激，留针 30 分钟，隔日 1 次，10 次为 1 个疗程，亦可用埋针法或王不留行子贴压耳穴。

3. 灸法　可从体针穴位中取 3～5 穴，以麦粒灸每次每穴灸 3～5 壮，10 天灸 1 次，3 次为 1 个疗程。肺肾气虚证、阳虚水泛证患者在三伏天施灸更为适宜。

（四）推拿康复

1. 背脊提拿，沿背后两侧膀胱经，用拿法由上自下提捏肌肉，各 3~5 次。

2. 斜擦两胁，两手掌分别于两肋间隙，沿肋骨向前下方斜擦约 30 次。

3. 横擦前胸部，用横擦的方法沿锁骨下缘开始到 12 肋，往返两三遍。

4. 胸穴按压，可选胸部正中线旁开 2 寸足少阴肾经的穴位，如神藏、灵墟、神封、步廊，以及旁开 4 寸足阳明胃经的穴位，如气户、库房、屋翳、膺窗、乳中等穴，配合胸部其他压痛点，每次选取 2~3 对穴位，每穴按压 5 分钟左右，1 日 3 次，10 天为 1 个疗程。

对有条件进行自我按摩者，可嘱其每日做本病按摩功 1~2 次。方法是：①抹胸。两手交替由一侧肩部从上至下呈斜线抹至另侧肋下角部，各重复 10 次。②拍肺。两手自两侧肺尖部沿胸廓自上而下拍打各 10 次（自上至下拍打 1 遍为 1 次）。③捶背。两手握空拳置后背部，呼气时由里向外捶打，同时背稍前屈，吸气时由外向里捶打，同时挺胸，重复 10 次。④摩膻中穴。用手掌按于膻中穴，做顺逆时针方向按摩各 36 次。然后根据具体兼症按摩有关穴位。若咳嗽喉中痰堵不易咳出，可揉按天突穴（用拇指从天突穴向胸骨柄内面揉压，以有酸胀感为宜）。若气急息促，可用指尖叩打定喘穴。若痰多，可手握成拳状，以指掌关节背侧捶打丰隆穴。

（五）运动康复

COPD 的缓解期，根据患者的身体条件，选择相应的传统运动项目，可以提高机体对外界的适应性和抵抗力，防止本病的复发和加重，对改善呼吸功能有一定作用。建议选择作用柔和、体力消耗较小的运动方式，如太极拳、八段锦、六字诀、吐纳气功等。太极拳运动的特点是在中枢的调控下以有节律的肌肉活动保证深而慢呼吸，能够明显提高机体氧摄入量，使肺通气量增大。

八段锦练习中采用腹式呼吸，要求气沉丹田，使呼吸逐渐做到"深、长、细、缓、匀、柔"，同时配以扩胸等呼吸肌锻炼，从而达到改善 COPD 患者肺功能的目的。

传统运动疗法可每日 1~2 次，每次 30 分钟。

除传统运动疗法外，根据患者身体状况及平时习惯，还可选择以下方法：①步行及上下楼梯锻炼，每次步行 500~1000m。上下楼梯练习可每日 1 次，逐渐向高处递增。②踏固定自行车，每日 2~3 次，每次 15~30 分钟。③快速步行训练，可采用间歇训练法，即每次用较快速度步行，快速步行 50 秒，然后休息 60 秒，反复 30 次，总时间 45 分钟。每周练习 2~3 次，经过 3~6 周训练，患者体力可显著增加。

此外，篮球、游泳、慢跑等运动适合于体力较好、年龄不大的疾病早期患者练习，广播体操、太极拳适合体力中等者练习。

（六）饮食康复

1. 一般饮食要求　慢阻肺患者平时宜多吃新鲜蔬菜、水果，慎食辛辣、酒类等有刺激性的食物，以清淡而富有营养的素食为主。可适量服用蜂蜜，以保持大便通畅。肺虚者可食百合、粳米、鸭梨、甘蔗等；脾虚者可食莲子、薏苡仁等；肾虚者可选用羊肾、肉苁蓉、五味子等。下述食疗方可酌情选用。

2. 食疗药膳方

（1）茯苓大枣粥

原料：茯苓粉30g，粳米60g，大枣10g，白糖适量。

制作：粳米淘洗，大枣去核，浸泡约1小时后连水同粳米一同煮粥，粥将成时加入茯苓粉拌匀，稍煮片刻即可。服时加白糖适量调味。每日可服用2~3次。

功效：健脾补肺，培土生金。

适应证：肺脾气虚型慢阻肺。

（2）四仁糕

原料：白果仁、杏仁各1份，胡桃仁、花生仁各2份。

制作：上述四味药共研细末，每次取10~20g，打入鸡蛋1~2枚调匀，加水适量蒸煮，蛋熟即成。每日清晨食用1次，连服半年。

功效：补肺益肾平喘。

适应证：肺肾气虚型慢阻肺。

（3）萝卜杏仁猪肺汤

原料：白萝卜500g，杏仁15g，猪肺250g，生姜10g。食盐、大葱、味精等调味料适量。

制作：猪肺洗净后放沸水中烫过，余去血水，切块备用。白萝卜洗净去皮切片，生姜切碎，二味同猪肺一起在食油热锅中煸炒后，加杏仁与适量清水，置砂锅中武火烧沸，改用文火炖煨，至熟烂后加入调味品服食。吃猪肺、白萝卜，饮汤。以上为每日量，分3次食完。可连服5~7日。

功效：健脾化痰，降气平喘。

适应证：痰浊阻肺型慢阻肺。

（4）贝母粥

原料：贝母粉10g，粳米50g，冰糖适量。

制作：粳米淘洗后加水适量煮粥，待粥沸汤未稠时调入贝母粉、冰糖，改文火煎煮，粥稠即成，每日两次食用。

功效：清肺化痰，降逆平喘。

适应证：痰热壅肺型慢阻肺。

（5）淫羊藿羊肉汤

原料：淫羊藿15g，羊肉250g，生姜15g，精盐、料酒、味精、白糖、植物油各适量。

制作：将淫羊藿、生姜洗净，切碎，装入纱布袋中，扎紧袋口。羊肉切小块，用温水冲洗干净，置砂锅中，加入适量清水，放入药袋。砂锅置大火上煮沸，撇去浮沫，酌加植物油、白糖、料酒、精盐，改用小火煨炖1小时左右，以羊肉烂熟为度，即可食用。

功效：温肾健脾，化饮利水。

适应证：阳虚水泛型慢阻肺。

（七）呼吸功能训练

COPD 患者常常存在异常的呼吸模式，即下意识的胸式呼吸。由于长期呼吸不畅，导致肺内残气量增加，致肺过度充气，呼吸肌机械负荷增加，特别容易出现呼吸肌的慢性疲劳，一旦存在感染等诱因可使病情加重，很容易导致呼吸衰竭。因此让患者改变这一异常的呼吸模式，对呼吸功能的改善，特别是预防呼吸衰竭的发生非常重要。

1. 建立腹式呼吸模式

（1）放松练习　气短气急常使患者精神和颈背部肌肉紧张，紧张的精神和肌肉又反过来促使消耗更多的氧，形成恶性循环。放松练习有助于打破恶性循环。首先采取放松体位，包括坐、卧、站。

以坐位为例，最合适的体位为前倾依靠位。即头向前靠于椅枕上，两手扶于枕垫上。这一体位有助于放松肩背部肌群，并可固定肩带部，减少在呼吸时的过度运动。前倾体位还有助于进行腹式呼吸。

（2）腹式呼吸　中医有"呼吸到脐，寿与天齐"之言，便是腹式呼吸。腹式呼吸可使肺泡得到锻炼，有助于改善肺功能，增加肺活量。

患者取仰卧位、半卧位或坐位，一只手放在腹部，另一只手放在胸部，先闭嘴，经鼻腔做深吸气，同时隆起腹部，使放在腹壁上的手感到运动，而放在胸上的手使胸廓运动保持最小，可在腹部放一小重物进行抗阻力呼吸训练。开始每日两次，每次 10~15 分钟。以后逐渐增加次数和时间，争取成为自然呼吸状态。

腹式呼吸建立后，便要逐步练习将腹式呼吸调至缓慢而深长。因为这样呼吸有利于减少解剖死腔的影响而提高肺泡通气量。

（3）缩唇样呼气法　或称吹笛样呼气法。呼气时将嘴唇缩紧，如吹口哨状，以增加呼气时的阻力，这种阻力可以向内传递至支气管，使支气管内保留一定压力，用于防止支气管及小支气管的过早塌陷。

患者经鼻吸气后，缩唇吹口哨样缓慢呼气，一般吸气 2 秒，呼气 4~6 秒。呼气流量以能使距口唇 15~20cm 处的蜡烛火焰倾斜而不熄灭为度，以后可逐次延长距离至 90cm，并逐渐延长时间。

2. 呼吸肌训练　呼吸肌训练可以改善呼吸肌耐力，缓解呼吸困难。

（1）吸气训练　采用口径可以调节的呼气管，在患者可接受的前提下，将吸气阻力加大，吸气阻力每周逐步递增 $-2~-4cmH_2O$。初始练习时间为每次 3~5 分钟，每天 3~5 次，以后可增加至每次 20~30 分钟，以增强吸气肌耐力。

（2）呼气训练

①腹肌训练：腹肌是最主要的呼气肌。COPD 患者常有腹肌无力，使腹腔失去有效的压力，从而减少了对膈肌的支托能力和外展下胸廓的能力。训练时患者取仰卧位，腹

部放置沙袋做挺腹练习（腹部吸气时隆起，呼气时下陷），初始沙袋为 1.5 ~ 2.5kg，以后可以逐步增加至 5 ~ 10kg，每次腹肌练习 5 分钟。也可在仰卧位做双下肢屈髋屈膝、两膝尽量贴近胸壁的练习，以增强腹肌。

②吹蜡烛法：将点燃的蜡烛放在嘴前 10cm 处，吸气后用力吹蜡烛，使蜡烛火焰飘动。每次训练 3 ~ 5 分钟，休息数分钟再反复。1 ~ 2 天将蜡烛与嘴的距离加大，直到距离增加到 80 ~ 90cm。

③吹瓶法：用两个有刻度的玻璃瓶，瓶的容积为 2000mL，各装入 1000mL 水。将两个瓶用胶管或玻璃管连接，在其中的一个瓶中插入吹气用的玻璃管或胶管，另一个瓶中插入一根排气管。训练时用吹气管吹气，使另一个瓶的液面升高 30mm 左右，休息片刻后反复进行。以液面升高的程度作为呼气阻力的标志。可以逐渐增加训练时的呼气阻力，直到达到满意的程度为止。

此外可进行一些有氧训练，以提高对运动的耐受性和增强日常活动能力。户外步行（走平路）是一种简单易行又有效的有氧运动方法。游泳、踏车、爬山、上下楼梯、呼吸操、气功等也是有效的锻炼方法。运动强度以临床运动测验参数为指导。初始阶段运动 5 ~ 10 分钟，每日 4 ~ 5 次，逐步适应后可延长至 20 ~ 30 分钟，每日 3 ~ 4 次。每次运动强度为心率达到 120 次/分左右，以引起轻度的气短气急为限，只有达到此强度，才能产生训练效应。

五、康复教育

为获得满意的康复效果，对患者及其家属进行健康教育，提高其配合和主动参与意识。健康教育包括患病状况，呼吸系统的解剖、生理、病理等基本知识，以及药物治疗、呼吸练习方法等。教育方法可采取个别指导或小组指导形式。

（一）加强患者及家属对疾病的认知

向患者及家属介绍导致 COPD 的危险因素，告知吸烟是主要原因，各期患者均应戒烟。戒烟有助于减少呼吸道的黏液分泌，降低感染危险，减轻支气管壁炎症，使支气管扩张剂发挥更大作用。告知患者及家属职业性粉尘和化学物质也可导致 COPD；机体的内在因素、营养、气温的突变等都与 COPD 的发生、发展有密切关系，本病重在预防。

（二）病因预防

积极治疗呼吸道感染，远离空气污染的环境；经常保持空气的流通，厨房等配有排气装置；保证摄入营养结构合理的膳食。

（三）氧气的使用

长期低流量吸氧可提高患者的生活质量，提高生存率。对并发慢性呼吸衰竭稳定后患者可采取长期家庭氧疗。低流量吸氧为 10 ~ 15h/d，氧流量 2L/min（氧浓度 28% ~ 30%）。急性加重期患者采取鼻导管给氧或文丘里面罩给氧，以降低二氧化碳潴留的发生风险。注意供氧装置周围严禁烟火，防止氧气燃烧爆炸，在吸氧过程中应禁止吸烟。导管需每日更换，以防止堵塞，氧疗装置应定期更换、清洁、消毒。

（四）感冒的预防

COPD 患者易患感冒，继发细菌感染后会加重支气管炎症。可采用防感冒按摩、冷水洗脸、食醋熏蒸等方法增强体质，预防感冒。

（五）呼吸道的护理

对心、肝、肾功能正常的患者应给予充分的水分和热量。每日饮水量应在 1500mL 以上。充足的水分有利于维持呼吸道黏膜的湿润，使痰的黏稠度降低，咳痰较为容易。

（六）指导有效排痰

深吸气后屏住呼吸 3 秒，然后用腹肌的力量用力做爆破性咳嗽；也可采取胸部叩击、体位引流及雾化吸入等方法。正确的胸部叩击方法为：五指并拢，手背隆起，呈空心拳，从肺底到肺尖、从肺外侧到内侧快速而规律地叩击胸部，叩击时间为 15 ~ 30 分钟，每日 2 ~ 3 次，餐前进行。必要时利用雾化器，将祛痰平喘药加入湿化液中，以湿润气道黏膜，稀释痰液，促进痰液排出。

（七）心理支持

COPD 患者因长期患病，容易出现紧张、焦虑、抑郁、悲观等不良心理，针对病情及心理特征及时给予精神安慰和心理疏导。告知亲友鼓励患者，多给患者以精神安慰，强调坚持康复锻炼的重要性，让患者树立战胜疾病的信心和耐心。

（八）日常生活指导

1. 能量节约技术　在训练时要求患者费力，以提高身体功能的储备力。但在实际生活和工作中，要强调省力，以节省体力，完成更多的活动。基本方法：①物品摆放有序化：即事先准备好日常家务或活动所需要的物品或材料，并按照一定的规律摆放。②活动程度合理化：按照特定的工作或生活规律，确定最合理或最顺手的流程或程序，减少不必要的重复劳动。③操作动作简化：尽量采用坐位，减少不必要的伸手、弯腰等动作。④劳动工具化：搬动物品或劳动时尽量使用推车或其他省力的工具。

2. 营养　营养状态常可影响 COPD 患者的症状、功能障碍程度及预后。COPD 患者在饮食方面需要采用低碳水化合物（低糖）、高蛋白、高纤维素食物，同时避免产气食物。碳水化合物摄入过多，对气道储备功能较差的 COPD 患者可增加通气负荷。低糖可以避免血液中的二氧化碳过高，减轻呼吸负担。高纤维食物能够预防便秘。嘱患者营养均衡，不可过食，也要防止营养不良。肥胖者呼吸系统做功增加，可加剧症状，而身体质量指数下降，是死亡的独立危险因素。因此应努力改善营养状态，增强呼吸肌力量，最大限度地改善整体健康状况。

3. 运动　正确有效的肺功能锻炼能改善患者的呼吸功能，延缓肺功能恶化，提高患者的生存质量。此外，可嘱患者进行全身训练，如快速步行、原地踏车、爬楼梯和腹式呼吸等。

六、康复护理

（一）生活调护

首先要戒烟，因其对慢阻肺的危害远远大于大气污染和工业污染。同时要尽量避免被动吸烟。居住环境要干净、整洁，避免刺激性气体。保持室内空气清新，每天定时通风。起居规律，慎防感冒，避免劳累、熬夜，保证充足睡眠，以使受损的组织细胞得到及时修复，提高免疫力。

（二）饮食调养

饮食以清淡而富有营养为原则，不宜食辛辣刺激和肥甘滋腻之品。可多食有宣肺化痰、健脾益肾作用的食物，如白萝卜、扁豆、怀山药、薏苡仁等，也可选用食疗药膳方。

COPD患者由于呼吸负荷加重，消耗较大，特别是疾病后期由于肺部反复感染、肺心病、心衰等可导致胃肠道瘀血，以致食欲下降，消化功能下降，易致营养不良。患者常呈高分解状态，体内蛋白质分解增加，因此要多补充蛋白质。

（三）尽早尽力控制炎症

约有80%的肺气肿由慢性支气管炎发展而来，肺气肿一旦形成则极易导致肺心病，稍动即出现气短、气促，活动能力明显下降，约有20%的患者因此而卧床，生活质量严重降低。对此，西药可选用敏感菌抗生素；中药可在辨证的基础上灵活选用，如虎杖、金荞麦、鱼腥草、黄芩、金银花、连翘等。

（四）排痰训练

COPD患者常存在呼吸道分泌物增多和滞留，妨碍通气功能和气体在肺内的交换，可采用下述方法协助清除，以降低气流阻力，减少支气管和肺部感染。

1. 多饮水　适当多饮水，以利于稀释痰液，促进排痰是比较好的祛痰方法。有的患者因害怕夜尿而不敢饮水，从而使痰液黏稠，不易咳出。应鼓励患者多饮水，可上午多饮，下午少饮，晚上基本不饮，以防止夜尿过多而影响睡眠。

2. 药物化痰、祛痰　可选用祛痰、化痰药，如远志、鲜竹沥水、半夏、橘红、瓜蒌、贝母、桔梗、海浮石、桑白皮、葶苈子、款冬花等。

3. 雾化吸入　可采用超声雾化吸入的方法，缓解支气管痉挛，促进排痰。

4. 体位引流　如果分泌物较多，可配合体位引流。所谓体位引流，是指通过适当的体位摆放，使患者受累肺段内的支气管尽可能地垂直于地面，利用重力的作用使支气管内的分泌物流向气管，然后通过有效咳嗽等方法将分泌物排出体外。

其原则是病变部位置于高处，引流支气管开口于低处。引流的体位主要取决于病变的部位，以达到垂直引流为宜。由于慢性支气管炎等好发于下肺部，故多做头低位的引流体位。

一般分泌物少者，每天上午、下午各引流1次，量多者，每日2~3次，每次5~10分钟。多在饭前进行。每次一个部位，至少维持5~10分钟。若有数个部位，则引流时间不超过45分钟，以免引起疲劳。

在引流过程中或引流后，应鼓励患者进行咳嗽，以将分泌物排出体外。另外，引流前可使用超声雾化药物吸入稀释分泌物，或引流过程中在胸部联合使用拍打、抖动、震颤等手法，以提高引流效果。体位引流时配合胸部叩拍，可使黏附在支气管里的分泌物脱落，并移至较大的支气管而较易排出。叩打或震颤宜轻而有节奏，操作时嘱患者缓慢腹式呼吸，呼气时进行叩打和震颤，反复数次。

（五）咳嗽训练

COPD患者多数痰液黏稠，加之咳嗽机制受损，最大呼气流速下降，纤毛活动受损，因此更应教会患者正确的咳嗽方法，控制浅而频繁的无效咳嗽，配合用力呼气技术进行有效咳嗽，可在深吸气后采取"哈咳"，以减轻疲劳，减少诱发支气管痉挛，提高咳嗽咳痰的有效性。可压迫下胸和上腹部，以助痰液排出，减少感染的机会。

第一步，先进行深吸气，以达到必要吸气容量。第二步，吸气后要有短暂闭气，以使气体在肺内得到最大分布，同时气管到肺泡的驱动压尽可能保持持久。第三步，当气体分布达到最大范围后紧闭声门，以进一步增强气道中的压力。第四步，通过增加腹内压来增加肺内压，使呼气时产生高速气流。第五步，当肺泡内压力明显增高时，突然将声门打开，以形成由肺内冲出的高速气流，促使痰液移动，随咳嗽排出体外。

（六）预防并发症

COPD患者由于缺氧和二氧化碳的堆积，易形成慢性高碳酸血症，严重时可发生呼吸性酸中毒。对此可采用鼻导管低流量（1~2L/min）、低浓度（30%）持续给氧，以助于纠正高碳酸血症。

第五节　高血压病

一、概述

高血压是以体循环动脉血压（收缩压和/或舒张压）持续性升高为主要临床表现的心血管综合征，有原发性高血压和继发性高血压之分。原发性高血压，简称高血压，是最常见的心血管慢性疾病之一，同时又是多种心脑血管疾病的重要病因和危险因素。继发性高血压是指由某些确定的疾病或病因引起的血压升高。本节主要针对原发性高血压展开论述。

高血压大多数起病缓慢，早期可能无症状或症状不明显，只在精神紧张、情绪波动或劳累后出现血压升高，休息后即可恢复正常。随着病程延长，逐渐会出现头痛、头晕、注意力不集中、记忆力减退、肢体麻木、心悸、乏力等，病变日久可引起心、脑、肾等靶器官功能性或器质性损伤，而出现相应的并发症。

中医学没有高血压这一病名，根据临床表现，本病属"眩晕""头痛"等范畴。本病多与情志失调、饮食不节、年老体衰、体质等因素密切相关。病位主要在肝、肾，涉及心、脾等脏。病机多以虚实夹杂居多，气血亏虚、髓海空虚、肝肾不足等多属虚证；痰浊中阻或痰火上蒙、瘀血阻络、肝阳上亢等属实证，风、火、痰、瘀为常见的病理因素。在病变过程中，各个证候之间相互兼夹或转化。如脾胃虚弱，气血亏虚而生眩晕，而脾虚又可聚湿生痰，二者相互影响，临床上可表现为气血亏虚兼痰湿中阻的证候。再如肾精不足，本属阴虚，若阴损及阳，或精不化气，可以转为肾阳不足或阴阳两虚之证。此外，痰湿中阻，郁久化热，可形成痰火为患，甚至火盛伤阴，形成阴亏于下、痰火上蒙的复杂局面，故临床常形成虚实夹杂之证候。中医康复治疗以其辨证施治、方法多样、简便易行等独特优势，在高血压病的康复治疗中具有重要作用。

二、康复适应证

正常高值血压、1～2 级高血压以及部分病情稳定的 3 级高血压患者均可接受中医康复治疗。运动训练对于以舒张期血压增高为主的患者作用更为显著。病情不稳定者均应属于禁忌证，包括：急进性高血压或高血压危象；病情不稳定的 3 级高血压；合并其他严重并发症，如严重心律失常、心动过速、脑血管痉挛、心衰、不稳定心绞痛等；出现明显降压药的副作用而未能控制；运动中血压 >220/110mmHg 等。

三、康复评定

（一）中医康复评定

1. 辨证型 高血压本虚标实，其本在肝、肾亏虚，其标为风、火、痰、瘀之实，临床常见证型为肝阳上亢证、风痰上扰证、瘀血内停证、肝肾阴虚证、阴阳两虚证。

（1）肝阳上亢证 头晕胀痛，面红目赤，心烦易怒，口苦咽干，两胁胀痛。兼见耳鸣如潮、尿赤便秘等。舌红苔黄，脉弦数。

（2）风痰上扰证 眩晕或昏蒙，头重如裹，胸闷多痰。兼见心烦少寐、纳呆、身重困倦等。舌胖苔腻，脉弦滑。

（3）瘀血内停证 头晕头痛，痛处固定如针刺。兼见胸闷刺痛、手足麻木、面晦唇暗。舌质紫暗，或有瘀点瘀斑，脉细涩。

（4）肝肾阴虚证 眩晕，头隐痛，耳鸣，腰酸膝软，五心烦热。兼见头重脚轻、口燥咽干、两目干涩、心悸少寐、大便干涩、小便赤热等。舌红少苔，脉弦细数。

（5）阴阳两虚证 头晕目眩，腰膝酸软，畏寒肢冷。兼见心悸健忘、头脑空虚、气短、夜尿频数、耳鸣等。舌淡苔白，脉沉细弱。

2. 辨病势 该病由于气血阴阳失调，使脑髓空虚，脉络失养，或清阳不展，或火扰清窍而产生高血压诸症。而肝阳上亢、痰湿中阻、肝肾阴虚则为气血阴阳失调的病理枢纽。素体阳盛或长期郁怒，耗伤肝阴，使肝郁化火；后天嗜食肥甘厚味或饥饿劳倦致使脾失健运；先天禀赋不足，这些均构成了该病的初始病因，随其发展则分别形成了肝阳上亢、痰湿中阻、肝肾阴虚等病机，并出现相应的高血压症状表现。若病程迁延，久病入络，瘀血内停，阻滞脉络，血脉瘀滞，可见头痛如针刺，或胸闷刺痛，手足麻木，舌青紫，脉涩。阴损及阳，肝肾阴阳俱虚，阴不滋养，阳失温化则见眩晕、消瘦、倦怠乏力、夜尿频多等症。随着上述病机的进一步发展，脏腑失调、阴阳偏胜更为加剧。如果气血瘀阻于脑，则可发为脑缺血卒中，或瘀阻于心则为胸痹、心绞痛。如果气血上逆，夹痰夹火于清窍，则可出现脑出血。如果内伤积损日久，伤于脾肾，使肾失开阖，脾失运化，则可发生水肿、肾衰等病证。

（二）西医康复评定

高血压患者的康复评定，除了要对其进行全面的临床检查外，重点还要对其血压及心血管危险因素、心功能、肺功能等进行详细的评定，这样才能全面掌握患者的功能情况，制定合理有效的康复治疗方案。

1. 血压评定 血压评定是评估血压水平和诊断高血压、检测治疗效果的主要手段。目前主要采用诊室血压、家庭血压监测、动态血压监测三种方法。其中诊室血压是评估血压水平的主要方法。家庭血压监测可以在避免白大衣效应的同时也会增强患者的参与意识，便于长期地观测降压治疗效果。动态血压监测能更准确地反映 24 小时的血压变化情况。根据血压值，可将高血压分为 3 级。

1 级高血压（轻度）：收缩压 140～159mmHg 和（或）舒张压 90～99mmHg。

2 级高血压（中度）：收缩压 160～179mmHg 和（或）舒张压 100～109mmHg。

3 级高血压（重度）：收缩压≥180mmHg 和（或）舒张压≥110mmHg。

单纯收缩期高血压：收缩压≥140mmHg 和舒张压 <90mmHg。

注：当收缩压和舒张压分属不同级别时，以较高的分级为准。单纯收缩期高血压也可按照收缩压分为 1 级、2 级、3 级。

2. 心血管危险分层评定 高血压病的患者根据是否有心血管的其他危险因素，靶器官的损害，以及相关的临床症状，将心血管危险分为 4 层，即低危、中危、高危和极高危。心血管危险因素见表 3 -4。

表 3 -4　心血管危险因素

危险因素	
年龄（岁）	男性 >55，女性 >65
吸烟	
糖代谢异常	糖耐量受损和（或）空腹血糖受损
血脂异常	TC≥5.7mmol/L 或 LDL >3.3mmol/L 或 HDL <1.0mmol/L

危险因素	
心血管病家族史	一级亲属发病年龄男性＜55 岁，女性＜65 岁
腹型肥胖	腰围：男性≥90cm，女性≥85cm 或 BMI≥28kg/m²
同型半胱氨酸	升高≥10μmol/L

低危：高血压 1 级，不伴有危险因素及靶器官损害。

中危：高血压 1 级，伴有 1~2 个危险因素；或高血压 2 级不伴有或伴有不超过两个危险因素。

高危：高血压 1~2 级，伴有至少 3 个危险因素；或高血压 3 级，不伴有危险因素。

极高危：高血压 3 级，伴有至少 1 个危险因素者；或高血压 1~3 级，并存临床并发症或糖尿病。

3. 高血压分期　高血压患者根据心、脑、肾等重要器官损害的程度可分为 3 期。见表 3 - 5。

表 3 - 5　根据器官损害程度的高血压分期

分期	主要表现
Ⅰ期	无器质性改变的客观体征
Ⅱ期	至少存在下列器官受累体征之一 1. 左室肥厚（X 线胸片、心电图、超声心动图） 2. 眼底：视网膜动脉普遍或局限性狭窄 3. 肾：微量蛋白尿和/或血浆肌酐浓度轻度升高（106~177μmol/L） 4. 超声或 X 线检查发现动脉粥样硬化斑块的证据（颈动脉、主动脉、髂动脉或股动脉）
Ⅲ期	靶器官损害的症状和体征已经显露 1. 心：心绞痛，心肌梗死，心力衰竭 2. 脑：脑血管意外，高血压性脑病，血管性痴呆 3. 肾：血浆肌酐浓度＞177μmol/L，肾功能衰竭 4. 眼底：视网膜出血和渗出，伴或不伴有视神经盘水肿 5. 血管：主动脉夹层动脉瘤，动脉栓塞

4. 功能评定　根据高血压患者的个体情况进行相应的评定，包括生理功能评定（心功能、肺功能、自主神经功能等）、认知功能评定、自理能力评定、职业能力评定等。通过系统全面的评定，制定和调整康复方案，使患者回归社会、回归家庭。

四、康复治疗

（一）中药康复

1. 中药内治

（1）肝阳上亢证

治法：清肝泻火，平肝潜阳。

主方：天麻钩藤饮加减。

常用药：天麻、钩藤、石决明、黄芩、栀子、牛膝、杜仲、桑寄生等。

加减：肝火偏旺者，加龙胆草、夏枯草、郁金；阳亢化风者，加羚羊角粉、珍珠母；大便秘结者，酌加大黄。

（2）风痰上扰证

治法：祛风化痰，平肝息风。

主方：半夏白术天麻汤。

常用药：陈皮、半夏、白术、天麻、生姜、陈皮、茯苓等。

加减：脘腹胀满、纳呆便溏者，加砂仁、藿香；舌苔黄腻者，加黄连。

（3）瘀血内停证

治法：活血通络。

主方：通窍活血汤加减。

常用药：地龙、当归、川芎、赤芍、桃仁、红花、老葱等。

加减：血瘀化热者，加牡丹皮、地骨皮；气虚自汗者，加黄芪。

（4）肝肾阴虚证

治法：滋补肝肾，育阴潜阳。

主方：杞菊地黄丸加减。

常用药：枸杞子、菊花、熟地黄、酒萸肉、牡丹皮、山药、茯苓、泽泻等。

加减：五心烦热、潮热颧红者，加知母、黄柏、牡丹皮、地骨皮；心肾不交者，加阿胶、鸡子黄、酸枣仁、柏子仁。

（5）阴阳两虚证

治法：育阴助阳。

主方：金匮肾气丸加减。

常用药：制附子、桂枝、熟地黄、山茱萸、山药、枸杞子等。

加减：偏手足心热、盗汗、咽干者，加知母、黄柏、龟甲；畏寒肢冷较甚、小便清长者，加杜仲、鹿角胶等。

2. 中药外治

（1）穴位贴敷　吴茱萸末适量，用醋调制后贴于一侧脚心涌泉穴处，左右侧交替贴敷。或选用吴茱萸、川芎各半，研末，神阙穴消毒后，将药末纳入其中，每次 10g，用麝香止痛膏固定。

（2）药枕　药枕疗法在我国具有悠久的历史，著名医学家孙思邈在《备急千金要方》中记载："治头项不得四顾方，蒸好大豆一斗，令变色，内囊中枕之。"用药枕辅助治疗高血压具有简便、安全、有效、经济等特点。药用桑寄生 150g，丹参 200g，白菊 150g，益母草 150g，磁石 200g，罗布麻 120g，夏枯草 100g，钩藤 50g，川芎 50g。将上述药物粉碎后装入棉布袋中制成药枕，每昼夜使用时间不短于 6 小时。不用的时候，用塑料袋将药枕封好，以减缓药物的挥发，延长药枕的使用时间。

（3）药物足浴　药物足浴是在辨病辨证基础上，选择相应的中药方，打成粉末或加清水煎煮后，熏蒸或浸泡足部而发挥降压作用，有助于控制高血压并稳定血压于正常水平，消除高血压带来的不适，预防并治疗高血压引起的并发症。常用的外用方有以下几个。

①钩藤30g，野菊藜100g，夏枯草50g，络石藤50g，生栀子60g，地骨皮30g，生大黄50g，荷叶30g，赤芍30g，防己30g，罗布麻叶60g，丹参50g，苦参80g，玄参50g，砂仁50g，适用于肝阳上亢型高血压。

②生半夏50g，陈皮50g，天麻60g，野菊藜60g，莱菔子100g，钩藤10g，苍术60g，泽泻60g，砂仁100g，生黄芪100g，适用于风痰上扰型高血压。

③桑寄生、怀牛膝、茺蔚子、桑叶、菊花各10g，钩藤、明矾各30g，桑枝20g，适用于肝肾阴虚型高血压。

④熟地黄80g，仙茅根50g，淫羊藿50g，巴戟天50g，杜仲60g，鸡血藤100g，钩藤100g，山茱萸50g，山药60g、野菊藜50g、罗布麻叶100g，适用于阴阳两虚型高血压。

足浴温度以40℃为宜，一般每日1次，最少1周2～3次，长期应用有稳定血压的效果。

（二）针灸康复

1. 针灸

主穴：百会、风池、太冲、合谷、曲池、三阴交。

配穴：肝阳上亢者，加曲泉、行间；风痰上扰者，加丰隆、风池、足三里；瘀血内停者，加血海、膈俞；肝肾阴虚者，加肾俞、肝俞；阴阳两虚者，加关元、肾俞。太冲可向涌泉穴方向透刺，以增强滋阴潜阳之力；其他腧穴常规毫针刺法；阴阳两虚者，可加灸百会穴。

2. 耳针 取皮质下、神门、心、交感、降压沟等穴。每次选3～4穴，毫针轻刺激或揿针埋藏；血压过高，还可在降压沟和耳尖点刺出血。

3. 三棱针 取耳尖、百会、大椎、肝俞、太冲、曲池等穴。每次选1～2穴，点刺出血3～5滴。需注意身体瘦弱、气血亏虚、有自发性出血倾向者，不宜使用本法。

4. 皮肤针 脊柱两侧，以腰骶椎为皮肤针重点叩刺部位，并兼叩刺颈椎、前额、后脑、眼区及四肢末端。采用轻刺激。从脊椎部叩起，自上而下，先内侧，后外侧，然后再叩击颈椎、头额、四肢等部位。亦可在除头部以外的上述部位进行拔罐疗法。

5. 穴位埋线 取曲池、足三里或心俞、太冲。每次埋1组，每次埋15～20天，两组交替使用。

（三）推拿康复

推拿可通过对人体特定穴位的刺激，达到调和气血阴阳的目的，对高血压1级或2级的患者，特别是有明显自觉症状者，尤为适宜。由于推拿简便易学，操作方便，尤其适用于患者的自我康复治疗。

1. 体穴　推拿按摩以平肝潜阳、安神降浊为原则。根据本病的病因和证候特点，宜区分标本缓急，属虚属实，分而治之。

（1）头面及颈肩部操作　取穴印堂、神庭、太阳、睛明、攒竹、桥弓、风池。常用一指禅推法、抹法、推法、按揉法、扫散法、拿法等手法。患者取坐位或仰卧位，医者在印堂、攒竹、睛明、太阳、神庭等穴做轻柔的指按、指揉，每穴1分钟；结合抹前额3~5遍；从前额发际处至风池穴处做五指拿法，反复3~5遍；轻推桥弓，每侧100~200遍（先左后右），再行双手扫散法，约1分钟；指尖击打前额部至头顶，反复3~6遍。

（2）腰背部操作　取心俞、厥阴俞、肝俞、胆俞、肾俞、命门等穴，背部督脉、夹脊等部位。常用滚法、捏法、掌推法。患者俯卧位，医者用滚法在患者背部、腰部操作，重点在心俞、厥阴俞、肝俞、胆俞、肾俞、命门等穴位，时间约5分钟；自下而上捏脊3~4遍；自上而下掌推背部督脉3~4遍。

①肝阳上亢证：重拿风池穴2~3分钟，掐太冲、行间穴各2~3分钟，以泻肝阳；摩揉肝俞、肾俞、涌泉穴，透热为度，以补肝肾之阴。②风痰上扰证：在丰隆、解溪穴做一指禅推法，结合指按、指揉，以泻痰浊；推、擦足三里穴，摩中脘穴，以补脾气。

2. 耳穴按压　耳穴按压有多种方案：①心、肝、脑点、降压点。②单侧耳的降压沟、降压点、神门、内分泌、脑点、肾耳穴。③降压沟、角窝上、神门、心、肝、肾；头晕加枕，头痛加额。④神门、交感、肾、脾、皮质下、心、肝、内分泌、耳背沟（降压沟）。⑤心、降压沟、肝、皮质下、枕、颞、额、内分泌、神门。

临床还需注重辨证取穴，如肝阳上亢，主穴为肝，配穴为胰、胆、神门、高血压点、枕、降压沟。若肝火偏亢，选取肝、肾、角窝上、肝阳，耳背的心、肝、肾。血压较高或经治疗效果不明显者，可加耳尖、肝阳轮流点刺放血。肝肾阴虚，主穴为降压点、神门、交感、降压沟；配穴为耳背的心、肝、肾。若失眠可加神门，多梦加胆，严重头晕加耳尖。风痰上扰，取肝、脾、神门、降压沟、三焦，耳背的心、肝、肾。若痰湿较重，可加脾、三焦。

具体操作：耳郭消毒后，将王不留行子分别贴压在耳部各穴上，每日用手指按压3次，每穴按压至有胀、麻、痛感为好。

（四）传统功法康复

传统功法作为高血压的非药物康复法，可提高药物疗效，改善运动功能。适用于高血压的功法种类包括八段锦、太极拳、五禽戏、易筋经等。

1. 八段锦　八段锦是我国开展比较广泛的、中低强度的有氧健身运动，注重呼吸吐纳与心理调节相结合，运动形式和缓，可发挥"调身""调息"与"调意"的综合作用。八段锦具有行气活血、协调五脏六腑之功效。现代研究表明，该功法能够调节自主神经系统功能，降低交感神经兴奋性，保护血管内皮功能，可产生明显的降压效果。八段锦动作简单，易学易练，运动量适中，降压远期疗效较好，辅助治疗原发性高血压效果显著，适宜在高血压人群中普及与推广。

2. 太极拳 太极拳作为中医传统康复运动之一，动作柔缓均匀、连贯圆活，能够以意引气，平衡阴阳，疏通经络。太极拳运动强调动作缓慢自然，意气相合，意守丹田。现代研究显示，太极拳可以促进神经系统和内分泌系统的平衡，保护血管内皮功能，达到降压的目的，特别是降低舒张压效果明显，还能调节细胞因子与血脂代谢，是防治高血压的一项理想运动。

3. 五禽戏 五禽戏是华佗在前人养生导引术式的基础上，根据中医养生理论创编的一套模仿虎、熊、鹿、猿、鸟（鹤）五种动物的动作特点，动静结合、形神合一的仿生导引养生术。坚持习练五禽戏能够平衡脏腑功能，疏通经络，促进气血运行，愉悦身心。长期锻炼可以改善人体循环系统，增强心肺功能，实现降压的目的。研究显示，五禽戏能够激活大脑皮质下血管运动中枢及脑啡肽系统，降低交感神经兴奋性，调节血管顺应性，是辅助治疗高血压的功法之一。

4. 易筋经 易筋经主要通过"调心""调息""调姿"三调的方法，促进人体气血运行，改善人体各种组织器官的生理功能，是一种内壮脏腑、外强筋骨的锻炼方法。持续有规律的易筋经锻炼，可以调节脏腑功能，起到降压的疗效，尤其适用于初期高血压患者，具有很好的临床推广价值。

5. 注意事项

（1）功法训练的强度和时间：功法训练最好坚持每日练习，运动强度一般为50%～70%的最大心率，或40%～60%的最大吸氧量，停止活动后心率应在3～5分钟内恢复正常。50岁以上患者活动时的心率一般不超过120次/分。

（2）高血压患者的功法锻炼应在专业人员的指导下完成，避免盲目、不科学地锻炼。练功时着装宜宽松，穿平底鞋，不饥，不饱，选择环境安静、优美和空气流通的场所进行，酒后或心情不佳时，暂不练功。应坚持长期练功。

（3）妇女怀孕和月经期勿练。

（4）功法锻炼不能代替降压药物治疗，但与药物治疗结合可取得更佳的疗效，可逐步将药物剂量减少至能维持血压平衡的最低量。

（5）高血压功法应用的禁忌证：①安静时，血压未能很好控制或超过180/110mmHg的患者。②重度高血压、高血压危象、高血压脑病等急进型高血压患者。③高血压合并心功能衰竭、不稳定心绞痛，伴有心功能不全者。④高血压病伴有主动脉瓣狭窄、肥厚性心肌病、急性感染、眼底出血、糖尿病酸中毒、下肢坏疽、严重甲状腺功能低下、肾功能不全者。⑤运动负荷检测中严重心律不齐、心电图ST段异常、心绞痛发作及血压急剧升高者。⑥伴有运动器官损伤，如关节炎、肌肉疼痛者应避免运动。⑦继发性高血压应根据病因进行治疗。

（五）心理康复法

高血压是一种典型的身心疾病，压力、焦虑、精神紧张、压力大、悲观等都会使血压升高。而一些患者在确诊高血压后往往多疑，顾虑重重，稍有不适便猜疑血压是否上升，是否发生并发症，这样又进一步加重了血压的升高。因此高血压患者应学会自我心理调适，学会放松自己的身体和精神，以达到降低血压的目的。以下为几种实用的心理康复法。

1. 疏导法 医护人员应耐心和患者聊天，针对病情对患者讲解相关医学治疗和护理知识，通过解释、疏导、安慰等帮助患者解除思想负担，增强战胜疾病的信心。

2. 移情法 鼓励患者适度参加一些有益健康的娱乐活动，如琴棋书画、园艺、垂钓等，以陶冶情操，调畅情志。

3. 音乐疗法 轻松、欢快的音乐能促使人体分泌一些有益于健康的激素、酶、乙酰胆碱等活性物质，调节血流量和兴奋神经细胞。乐曲节奏、旋律、速度等不同，可表现出降压、镇静、镇痛作用和调节情绪等不同的效果。高血压患者可听一些舒缓的音乐，如《春江花月夜》《牧童短笛》《春野》《田园交响曲》等。

4. 色彩疗法 每一种色彩都有其独特的作用，绿色有助于镇静和松弛神经，蓝色有助于使人平静和放松。因此，对于高血压患者而言，居室色彩可以淡绿色为主，墙壁、窗帘可用浅蓝色，平时宜到绿色、宁静的公园、郊外、林间等环境中运动或散步，这样可改善中枢神经功能，降低血压。

（六）饮食康复法

1. 一般饮食要求 本病的饮食以食物多样、营养均衡为基本原则，建议多食杂粮、蔬菜、水果，限制过咸、肥甘厚味之品，严格戒烟限酒。

2. 食疗药膳方

（1）二花鲫鱼汤

原料：鲫鱼1条，菊花5g，槐花5g，黄酒、生姜、盐适量。

制作：将槐花、菊花分别洗净，备用。将鲫鱼剖杀洗净，在鱼身上轻抹黄酒，放置片刻，入砂锅，加适量清水，大火煮沸后加姜片、黄酒，改小火煨煮，鱼熟后加入菊花、槐花，并加少许盐，煮沸关火即成。

功效：平肝潜阳，泻火降压。

适应证：辅助治疗肝火上炎或肝阳上亢型高血压。

（2）陈皮天麻粥

原料：陈皮6g，天麻、白术各10g，粳米50g，红糖适量。

制作：先将半夏、天麻、白术、陈皮煎煮20分钟后，去渣取汁，备用。将粳米煮至粥将成时，调入药汁和红糖，以文火煨煮10分钟，即可食用。

功效：天麻平肝息风，可治头眩；白术运脾燥湿；陈皮理气化痰。做粥可燥湿化痰，平肝降压。

适用证：痰湿壅盛型高血压。

（3）菊花糕

原料：杭白菊25g，冰糖35g，琼脂适量，枸杞子15个左右。

制作：将枸杞子洗净，晾干水分备用。菊花清洗后用纱布包好，在清水中煮10分钟取出。菊花水中加冰糖、琼脂，一边搅拌一边加热，直至琼脂融化，马上熄火。准备好果冻模或糖果模，将煮好的菊花琼脂水倒入模具，每个模具中加一两粒枸杞子和一朵煮过的菊花。静置 20 分钟，自然冷却，或放入冰箱中。待凝固后，用牙签或刀尖顺着模具边沿轻轻一划，即可脱模。

功效：滋补肝肾，明目益精，降压通脉。

适用证：肝肾阴虚型高血压。

（4）山药枸杞粥

原料：怀山药 1 根，枸杞子 30 个，荞麦、大米各 50g。

制作：将怀山药洗净，去皮，切滚刀块儿；荞麦、大米、枸杞子洗净；加适量水，文火煮成稀粥，即可食用。

功效：怀山药健脾补肺，固肾益精；枸杞子滋肝补肾；荞麦开胃宽肠，下气消积。

适用证：气阴两虚型高血压。

五、康复教育

高血压是心脑血管疾病的危险因素之一，同时其又可通过患者自身管理而控制病情发展。对高血压患者进行康复教育，可使患者认识到高血压的危害性，使高血压患者知道坚持按时服药和非药物治疗的重要性，促进患者建立良好的行为方式和生活习惯，预防病程变化及靶器官的损伤，最终实现康复治疗的目标。

高血压病康复教育主要包括心理指导、饮食指导、作息指导、血压监测指导和用药指导等内容。

1. 向患者介绍高血压相关基础知识，包括什么是高血压、高血压有哪些危害、日常生活中哪些因素会引起血压升高等，使患者充分了解高血压，并认识控制血压的重要性。

2. 饮食指导：包括限制钠盐摄入、戒烟酒，以及如何选择适宜的饮食方案等。

3. 作息指导：包括如何保持规律的生活作息、排便注意事项、怎样进行健身运动等。

4. 血压监测指导：包括如何家庭测量血压，测量血压的注意事项，怎样做好血压监测记录。

5. 用药指导：包括如何正确服药，向患者介绍用药过程中可能会出现的不良反应及处理措施。

6. 心理指导：向患者说明精神因素与本病形成的关系，以及如何保持心态平静。对疾病忧虑恐惧者，讲明高血压是可控制的疾病，只要有效地控制血压，便可健康长寿，减轻其顾虑。

7. 高血压紧急状态的识别、抢救和转诊等。

六、康复护理

高血压不是一个独立的疾病，可累及机体各个器官，若血压不能得到良好的控制，心、脑、肾等靶器官就会受到侵犯，而做好康复护理则有助于控制血压，防止并发症，提高患者的生存质量。高血压的康复护理主要包括以下几个方面。

1. 情志护理 避免情绪激动及过度紧张焦虑,当有较大精神压力时应设法释放,保持宽松、宁静、愉快的心情。

2. 饮食护理 限制钠盐的摄入,每日食盐的摄入量不超过 5g。低胆固醇饮食,以进食不饱和脂肪酸为主,少吃动物脂肪,对肥胖患者应限制总热量,使其体重控制在理想范围内。戒烟限酒,少食咖啡、浓茶、刺激性饮料,忌暴饮暴食。宜食含钾高的食物,如蔬菜、水果等,宜多食优质蛋白。

3. 起居护理 养成规律作息,保证合理的休息与睡眠。不要观看刺激、恐怖影视或参加刺激性活动。变换体位时要慢,防止一过性低血压。养成良好的排便习惯,防止大便干燥。大便燥结时可使用开塞露或缓泻剂,禁止憋气、用力。学会放松,进行适合的运动锻炼和放松疗法。运动宜以能耐受的有氧运动为主。

4. 用药护理 积极控制血压,定时服用降压药,不可随意停服和换药,注意观察血压变化,随时修正用药治疗方案。

第六节　冠状动脉粥样硬化性心脏病

一、概述

冠状动脉粥样硬化性心脏病是指冠状动脉发生粥样硬化引起管腔狭窄或闭塞,导致心肌缺血缺氧或坏死引起的心脏病,简称冠心病,也称缺血性心脏病。冠心病临床上可分为隐性冠心病、心绞痛、心肌梗死等类型。冠心病是动脉粥样硬化导致器官病变的最常见类型,也是严重危害人类健康的疾病。近年来,随着人们生活水平的提高,我国冠心病的发病率和病死率持续升高。

中医学对冠心病早有论述,在《黄帝内经》《金匮要略》等著作中即有"卒心痛""厥心痛""胸痹""真心痛"等类似的记载。随着历代医家的不断完善、补充,对冠心病的病因、辨证、治疗都有详尽描述和系统论述。概括来说,冠心病属于中医"胸痹""心痛"的范畴。本病的发生与寒邪内侵、饮食不节、情志失调、年老体衰等因素有关,各因素交互为患,引起心脉痹阻而发为本病。病位在心,涉及肝、脾、肾等脏。其证候表现为本虚标实,虚实夹杂。本虚为气虚、阴虚、阳虚而心脉失养,标实为寒凝、血瘀、气滞、痰浊痹阻心脉,且可相兼为病,如气滞血瘀、气虚血瘀、寒凝气滞、痰瘀交阻、气阴两虚等。

康复治疗能够减轻或消除冠心病患者的临床症状,改善心血管功能,降低致残率、死亡率和再次发作的危险,阻止或延缓疾病的发展过程,同时还能提高患者的运动耐力,消除心理障碍,从而提高其生存质量。

二、康复适应证

(一)冠心病康复治疗分期

1. I 期 指急性心肌梗死或急性冠脉综合征住院期康复,冠状动脉搭桥术

（CABG）或经皮冠脉腔内成形术（PTCA）术后早期康复。

2. II 期 指患者出院开始，至病情稳定性完全建立为止，时间为 5~6 周。

3. III 期 病情处于较长期稳定状态，或 II 期过程结束的冠心病患者，包括陈旧性心肌梗死、稳定性心绞痛及隐性冠心病。此期康复程序一般为 2~3 个月，其中自我锻炼应该持续终生。III 期康复是典型的康复训练阶段。

（二）康复适应证

1. I 期 患者生命体征稳定，无明显心绞痛，安静心率小于每分钟 110 次，无心力衰竭、严重心律失常和心源性休克，血压基本正常，体温正常。

2. II 期 与 I 期相似，患者病情稳定，运动能力可达到 3 代谢当量以上，家庭活动时无明显症状和体征。

3. III 期 临床病情稳定者，包括陈旧性心肌梗死、稳定性劳力性心绞痛、隐性冠心病、冠状动脉分流术和腔内成形术后、心脏移植术后、安装起搏器后等。

（三）康复禁忌证

凡是训练中可出现临床病情恶化的情况都列入禁忌证，包括原发性疾病临床病情不稳定或并发新症的患者。但稳定与否是一个相对的概念，与康复医疗人员的技术水平、临床经验、训练监护水平和治疗方案理念都有关系。如患者不理解或不配合康复治疗，均不宜进行康复治疗。

三、康复评定

（一）中医康复评定

1. 辨证型 本病的发生与寒邪内侵、饮食不节、情志失调、年迈体虚等因素有关，各因素间交互为患，引起心脉痹阻而发为本病。常见证型有以下几种。

（1）心血瘀阻证 胸痛较剧，如刺如绞，痛有定处，入夜加重，伴有胸闷，日久不愈，或因暴怒而致心胸剧痛，舌质紫暗，或有瘀斑，舌下络脉青紫迂曲，脉弦涩或结代。

（2）气滞心胸证 心胸满闷，隐痛阵发，时欲太息，遇情志不遂时容易诱发或加重，或兼有脘部胀闷，得嗳气或矢气则舒，苔薄或薄腻，脉细弦。

（3）痰浊闭阻证 胸闷痛如窒，气短痰多，肢体沉重，形体肥胖，纳呆恶心，舌苔浊腻，脉滑。

（4）寒凝心脉证 猝然胸痛如绞，天冷易发，感寒痛甚，形寒，甚则四肢不温，冷汗自出，心悸短气，舌质淡红，苔白，脉沉细或沉紧。

（5）气阴两虚证 心胸隐痛，时作时休，心悸气短，动则益甚，伴倦怠乏力，声息低微，心烦口干，大便微结，面色㿠白，易汗出，舌质淡红，舌体胖且边有齿痕，苔薄白，脉虚细缓或结代。

（6）心肾阴虚证　心痛憋闷，心悸盗汗，虚烦不寐，腰酸膝软，头晕耳鸣，口干便秘，舌红少津，苔薄或剥，脉细数或促代。

（7）心肾阳虚证　心悸而痛，胸闷气短，甚则胸痛彻背，畏寒肢冷，下肢浮肿，腰酸无力，面色苍白，唇甲淡白或青紫，舌淡白或紫暗，脉沉细迟或沉微欲绝。

2. 辨病位　本病病位在心，涉及肝、脾、肾。肝失疏泄，气郁血滞，导致心脉痹阻，多表现为心胸满闷，隐痛阵发，时欲太息，遇情志不遂时容易诱发或加重等；脾失健运，聚生痰浊，气血乏源，导致心脉失养，痰蒙心胸，胸阳痹阻，多表现为胸闷痛如窒，气短痰多，肢体沉重，形体肥胖等症；肾阴亏损，心血失荣，肾阳虚衰，君火失用，可引致心脉痹阻，胸阳失旷而发胸痹，表现为心痛憋闷、心悸盗汗、虚烦不寐、腰酸膝软、头晕耳鸣等心肾阴虚症状，或心悸而痛、胸闷气短、面色㿠白、神疲怯寒、下肢浮肿等心肾阳虚症状。

3. 辨病势　本病基本病机为心脉痹阻。病性总属本虚标实，虚为气虚、阴虚、阳虚而心脉失养，以心气虚为常见；实为寒凝、气滞、痰浊、血瘀痹阻心脉，而以血瘀为多见。轻者多为胸阳不振，阴寒之邪上乘，阻滞气机，临床表现为胸中气塞、短气；重者则为痰瘀交阻，壅塞胸中，气机痹阻，临床表现为不得卧，心痛彻背。若病情进一步发展，瘀血痹阻心脉，则心胸猝然大痛，痛不可自止，而发为真心痛。如心阳阻遏，心气不足，鼓动无力，可发为心悸；若心肾阳虚，水邪泛滥，可出现心衰；若心阴阳之气不相顺接，可发生厥脱，乃至猝死。病程迁延日久，阴阳两虚，甚至阳微阴竭，心阳外越。同时该病亦有缓作与急发之异，缓作者，渐进而为，日积月累，始则偶感心胸不舒，继而心痹痛作，发作日频，甚则掣及后背；急作者，素无不舒之感，或许久不发，因感寒、劳倦、七情所伤等诱因而猝然心痛欲窒。

病机转化可因实致虚，亦可因虚致实。痰踞心胸，胸阳痹阻，病延日久，每可耗气伤阳，向心气不足或阴阳并损转化；阴寒凝结，气失温煦，日久寒邪伤人阳气，亦可向心阳虚衰转化；瘀阻脉络，血行滞涩，瘀血不去，新血不生，留瘀日久，心气痹阻，心阳不振。此三者皆为因实致虚。心气不足，鼓动不力，易致气滞血瘀；心肾阴虚，水亏火炎，炼液为痰；心阳虚衰，阳虚外寒，寒痰凝络。此三者皆由虚而致实。

4. 辨预后　本病多在中年以后发生，一般心绞痛发作次数多少与病情轻重程度呈正比。疼痛持续时间短暂，瞬息即逝者多轻；持续时间长，反复发作者多重；若持续数小时甚至数日不休者常为重症或危症。疼痛遇劳发作，休息或服药后能缓解者为顺证；服药后难以缓解者常为危候。本病若治疗及时得当，可获较长时间稳定缓解，如反复发作，则病情较为凶险。病情如若骤变，可见心胸猝然大痛，出现真心痛，甚则"旦发夕死，夕发旦死"。

（二）西医康复评定

冠心病患者的康复评定包括心肺功能专项评定、行为类型评定、恢复社会活动和职业评定、危险程度评定等。只有经过详细全面评估，对患者目前的功能水平进行系统的了解，才能制订恰当的康复方案。

1. 心脏功能评定

（1）6分钟步行试验

①6分钟步行试验的基本内容：6分钟步行试验（6-minute walk test, 6MWT）主要是检测患者心脏储存功能的运动试验，在心脏康复中主要用于评价心脏疾病或手术对运动耐受性的影响。此测试的宗旨是记录患者在6分钟以内步行的最远距离。要求患者在6分钟的时限里，在平地上尽可能行走，最终测量行走的距离。行走中，允许患者停下来休息但计时不能停止。在试验过程中，治疗师要给予患者口头鼓励和时间提示，并注意观察患者的情况。在试验前和试验结束后应立即检测患者的血压、心率、呼吸频率和血氧饱和度，记录患者6分钟行走的距离。6MWT可划为4个等级，级别越低心肺功能越差。1级＜300m，2级300～374.9m，3级375～449.9m，4级＞450m。因年龄、身高、体重和性别等均能影响6MWT的结果，故目前多推荐使用6分钟步行距离绝对值变化比较。

②6MWT的禁忌证

绝对禁忌证：近1个月出现过不稳定性心绞痛或心肌梗死。

相对禁忌证：静息心率大于120bpm，收缩压＞180mmHg，舒张压＞100mmHg。测试过程中出现下列情况应该立即终止测试：胸痛、难以忍受的呼吸困难、下肢痉挛、步履蹒跚、虚汗、面色苍白、患者无法耐受。

③6MWT缩短/延长的因素

缩短因素：矮小、高龄、体重大、女性、认知障碍、呼吸疾病、心血管疾病、肌肉骨骼疾病及测试走廊过短等。

延长因素：身材高大、男性、强刺激、曾进行过试验、试验前服药、吸氧。

④6MWT测试结果的应用：6MWD测试结果可作为心血管疾病患者步行有氧训练的强度依据。一般情况下，对危险程度较高的患者，可建议步行训练开始的强度为6分钟步行测试平均速度的60%，而危险程度较低的患者，训练的开始强度为平均速度的80%。6分钟步行运动测试的结果可用作处方步行计划。范例如下。

计算合适的步行圈数　运动强度=6分钟步行测试距离/6×60%（80%）×处方时间。即先算出每分钟行走距离，再计算在处方时间内行走距离的60%或80%，即运动强度。如果患者6分钟步行了360m：1分钟的步行距离=360÷6=60m。30分钟步行距离=60×30=1800m。1800m×80%（或60%）=1440m（或1160m）。意味着患者可在有氧步行训练的30分钟内行走1440m（或1160m）。如果患者知道训练跑道每圈的距离，把距离转化为圈数，使患者更容易记忆。

计算运动平板跑步机上合适的运动强度　在平板跑步机上步行的合适强度=60%（80%）×6分钟步行测试的平均速度。如果患者在6分钟步行测试中步行420m，转换为速度标准（km/h），就是420×10÷1000=4.2km/h；4.2km/h×60%/（80%）=2.52（3.36）km/h。因此，在刚开始时，平板跑步机的步行速度应设定为2.5（3.3）km/h。对于不习惯在平板跑步机上步行的患者，平板跑步机的速度可再减少1.5～2km/h，或2.3～2.8km/h。

（2）运动平板试验　运动平板试验有助于发现心电图有临床意义改变的运动量，为制订运动处方强度打下基础；确定心血管患者最大运动强度及在此强度时的心电图、心率及血压情况；找到限制患者运动能力的因素；记录运动中出现缺氧、情绪改变、血压异常及骨骼肌疲劳情况；记录患者在整个运动过程中的自我感受，评估是否在运动中存在心血管急性事件的危险因素。

①运动平板试验的基本内容：运动平板试验是一种心脏负荷试验，又称跑台试验，应在进食前或进食后两小时以上进行。让受试者在带有能自动调节坡度及转速的活动平板仪上行走，按照先设计的运动方案，规定在一定时间内提高一定的坡度和速度，增加心率和心脏负荷，以达到预期运动目标。活动平板试验是分级运动试验，其分级是以心率作为运动终点标准的一种运动试验方法。主要分为极量运动负荷试验和次极量运动负荷试验。极量是指心率达到受试者生理极限的负荷量。极量运动负荷试验是指受试者达到自己的最大运动量，使其摄取氧的量也到达极量；次极量运动负荷试验是指受试者的运动量达到极量运动的 85% ~90%。目标心率计算的简便公式为：极量心率 = 220 – 年龄；次极量心率 = （220 – 年龄）× （85% ~90%）。

常用的方案是改良 Bruce 方案，见表 3 – 6。

表 3 – 6　改良 Bruce 方案

分级	速度（km/h）	坡度（%）	时间（min）	METs
0	2.7	0	3	2.0
1/2	2.7	5	3	3.5
1	2.7	10	3	5.0
2	4.0	12	3	7
3	5.5	14	3	10
4	6.8	16	3	13
5	8.0	18	3	16
6	8.9	20	3	19
7	9.7	22	3	22

②运动平板试验的禁忌证：运动平板试验是具有一定风险的试验，其急性心血管事件的发生率远高于心脏康复的实施过程中，把握运动平板试验的禁忌证及可能出现的危险因素非常重要。

绝对禁忌证：急性心肌梗死；不稳定性心绞痛；严重症状的主动脉瓣狭窄或关闭不全；严重心律失常、室性心动过速、完全性房室传导阻滞；未被控制的心力衰竭；高血压≥165/105mmHg 者；严重肺部疾患；急性心肌炎、心包炎、风湿热、感染性心内膜炎；年老体衰或伴有骨骼、关节疾患不能进行运动者。

相对禁忌证：左主干病变；中度狭窄的瓣膜疾病；高度房室传导阻滞或希氏束远端阻滞；快速性心房颤动；电解质紊乱；服用引起心电图改变的药物；心脏明显扩大；严

重的肝肾疾病、甲亢、骨关节病。

③运动平板试验终止的指征：出现典型心绞痛；出现明显症状和体征，如呼吸困难、面色苍白、发绀、头晕、眼花、步态不稳、运动失调、缺血性跛行；随运动而增加的下肢不适感或疼痛；出现 ST 段水平型或下斜型下降≥0.15mV 或损伤型 ST 段抬高≥2.0mV；出现恶性心律失常，如室性心动过速、心室颤动、室上性心动过速、频发多源室性期前收缩、心房颤动等；运动中收缩压不升或降低 >10mmHg；血压过高，收缩压 >220mmHg；运动引起室内阻滞；患者要求结束运动。

（3）心肺运动试验

①心肺运动试验的基本内容：心肺运动试验通过测定人体在休息、运动及运动结束后恢复期的每一次呼吸的氧摄取量（VO_2）、二氧化碳排出量（VCO_2）和通气量（VE），以及心率、血压、心电图，结合患者运动时出现的症状，综合评价人体呼吸系统、心血管系统、血液系统、神经生理以及骨骼肌系统对同一运动应激的整体反应，是全面客观地把握患者的运动反应、心肺功能储备和功能受损程度的一种检测方法。

心肺运动试验通常采用踏车运动试验，让患者佩戴合适的面罩或咬口器，坐在功率自行车上进行踏车运动，包括静息、热身、运动、恢复四个阶段，整个过程中需密切观察患者的心电图信息、血压、心率及气体代谢等指标。

②心肺运动试验的禁忌证

绝对禁忌证：急性心肌梗死；急性快速性心律失常；肺水肿；重度主动脉瓣狭窄等。

相对禁忌证：未控制的高血压；严重贫血；中度主动脉狭窄及不配合患者等。

③心肺运动试验的终止指征：为安全考虑，出现下列危险征象中的一个或者多个时可以考虑提前终止运动：新出现或者加重的心绞痛；中枢神经症状，如共济失调、头晕或接近晕厥；末梢低灌注情况，如发绀、苍白、疲乏、气促、喘息、腿痉挛或者间歇性跛行；运动时，收缩压较基础值下降 >10mmHg 或上升超过 220～250mmHg，舒张压较平静时上升 >15～20mmHg 或上升超过 110～120mmHg；无 Q 波的导联（不包括 V₁ 和 aVR 导联）出现 ST 段抬高（>1.0mm），或 ST 段持续性压低，或者心电轴明显偏移；较严重的心律失常，室上性心动过速，高度室性心律失常如多源性、短暂室性心动过速等。

④心肺试验运动的相关参数在心脏康复中的应用：在心脏康复中，心肺运动试验是制订运动处方的重要依据，其中 VO_{2max} 和 VT 值是制订运动强度的直接依据。VT 值是无氧阈，也是有氧代谢为主过渡到无氧代谢的触发点。一般建议的低强度有氧运动强度应该在 VT 值以下，如果超过 VT 值强度将带来风险及快速的运动疲劳感。VO_{2max} 是患者的最大摄氧量，是有氧运动能力的重要体现，对于一般心血管患者，VO_{2max} 可提高 20%～25%，并且 VO_{2max} 是预测心血管病患者早期死亡的重要指标。

（4）超声心动图试验 检查一般采用卧位踏车的方式，目的是保持超声探头可以稳定固定在胸壁，减少干扰。该试验无创且可反复进行，可直观观察心肌的活动情况和心脏内血流的改变，有利于揭示潜在的异常，从而提高试验的敏感性和准确性。

（5）动态心电图　动态心电图对急性心肌梗死患者的康复活动安排、随访和确定是否恢复工作都有很大的帮助。出院前做动态心电图检测，则可以了解不同活动状态时心率、心律和心肌缺血的动态变化，制订出院后的活动范围。出院后定期监测动态心电图，则可以更深入地了解患者生活的一举一动对心脏的影响，及早发现恶性心律失常，及时给予处理。

2. 行为类型评定　行为类型由 Friedman 和 Rosenman 于 1974 年提出，分为 A、B 两种类型。

A 类型：工作主动，有进取心和雄心，有强烈的时间紧迫感（同一时间总是想做两件以上的事），但是往往缺乏耐心，易激惹，情绪易波动。此行为类型的应激反应较强烈，因此需要将应急处理作为康复的基本内容。

B 类型：平易近人，耐心，充分利用业余时间放松自己，不受时间驱使，无过度的竞争性。

3. 恢复社会活动和职业评定　恢复工作对大多数患者是十分必要的。能否恢复社会活动和职业活动，让患者恢复到满意的社会角色是评定冠心病心脏康复效果的重要指标。社会活动的主要评定工具是患者的社会质量，特别是主观定向的总体生活质量和疾病相关的生活质量，可利用 SF-36、WHOQOL-100 等量表。对患者工作能力的评定，评定师需明确各种工作种类对身体的要求，通过计算患者当前的运动量，判断是否能进行工作，也可以采用模拟工作环境试验来检验患者工作时的体力。

4. 危险程度评定　美国心脏病学会制订了冠心病危险分层标准，对于判断患者进行康复治疗的程度及监护要求有重要参考价值。

（1）A 级　状似健康人。运动无危险性。

活动准则：除基础原则外，无其他限制。不需要 ECG 和血压监测，不需要医学指导。

（2）B 级　有稳定性心脏病，参加剧烈运动的危险性较低，但高于状似健康人。中等强度不增加危险性。

活动准则：根据专职人员所制订的个人运动处方活动。在无运动处方时，只可以步行运动。

ECG 和血压监测：如果患者可以自我监控运动强度，则在按运动处方运动时由医务人员指导，在其他运动时由非医务人员指导。

（3）C 级　有稳定性心脏病，参加剧烈活动危险性低，但不能自我调节运动或不能理解医生所建议的运动水平。

活动准则：根据专职人员所制订的个人运动处方，可在经过基本心肺复苏技术训练的非医务人员监护或家庭电子监护条件下运动。

ECG 和血压监测：在按运动处方运动时需要医务人员的指导，在其他运动时可由非医务人员指导，以帮助协调运动水平。

（4）D 级　运动时有中至高风险心脏并发症的患者，必须由专业人员针对性制订运动处方。在安全性确立之前，需进行 ECG 和血压监测连续监护，所有康复活动均需加以医学指导。安全性必须在 12 次训练课以上才能确立。

（5）E 级　活动受限的不稳定性心脏病。

活动准则：不做任何健身性活动。应集中力量治疗疾病，使其恢复 D 级以上。日常生活水平应该有主管医师确定。

四、康复治疗

（一）中药康复

1. 中药内治

（1）心血瘀阻证

治法：活血化瘀，通脉止痛。

主方：血府逐瘀汤加减。

常用药：川芎、桃仁、红花、赤芍、柴胡、桔梗、枳壳、牛膝、降香、郁金等。

加减：瘀血痹阻较重，胸痛剧烈者，可加乳香、没药、丹参、郁金等活血理气；若气滞血瘀并重，胸闷憋气，情志不畅诱发或加重者，加香附、延胡索、檀香等理气止痛；若出现舌苔白腻，为痰瘀互结，加涤痰汤以涤痰化瘀；若阳虚寒凝血瘀，见形寒肢冷者，加附子、桂枝、高良姜、薤白温阳散寒；若兼气虚，见气短乏力、自汗者，加人参、黄芪等益气活血。也可选用中成药速效救心丸、精制冠心颗粒（即冠心 2 号）。

（2）气滞心胸证

治法：疏肝理气，活血通络。

主方：柴胡疏肝散加减。

常用药：柴胡、枳壳、香附、陈皮、川芎、赤芍等。

加减：胸闷心痛明显，为气滞血瘀之象，合用失笑散，加薤白、苏木；气郁日久化热，心烦易怒，口干便秘，舌红苔黄，脉弦数者，用丹栀逍遥散；便秘严重者，加当归龙荟丸。也可选用中成药复方丹参滴丸。

（3）痰浊闭阻证

治法：通阳泄浊，豁痰宣痹。

主方：瓜蒌薤白半夏汤合涤痰汤加减。

常用药：瓜蒌、薤白、半夏、胆南星、竹茹、人参、茯苓、石菖蒲、陈皮、枳实、甘草等。

加减：痰郁化热，舌质红，苔黄腻，脉滑数者，可去薤白，加黄连、天竺黄以清热除痰；若痰瘀互结，舌紫暗，苔白腻者，加桃仁、红花、丹参、三七等活血化瘀。

（4）寒凝心脉证

治法：辛温通阳，散寒止痛。

主方：枳实薤白桂枝汤合当归四逆汤加减。

常用药：桂枝、细辛、薤白、瓜蒌、当归、芍药、枳实、厚朴等。

加减：阴寒极盛之胸痹重症，表现为胸痛剧烈，痛无休止，伴身寒肢冷，气短喘息，脉沉紧或沉微者，予乌头赤石脂丸加荜茇、高良姜、细辛等；若痛剧而四肢不温，冷汗自出，即刻舌下含化苏合香丸或麝香保心丸芳香化浊，理气温通开窍。也可选用中成药冠心苏合丸。

（5）气阴两虚证

治法：益气养阴，活血通络。

主方：生脉散合人参养荣汤加减。

常用药：人参、黄芪、炙甘草、肉桂、麦冬、玉竹、五味子、丹参、当归等。

加减：兼血瘀，胸痛甚者，合丹参饮以活血止痛；若痰热互结者，合温胆汤以清化痰热；若心血虚，见面色无华、唇舌淡者，加当归、白芍、阿胶、龙眼肉等补益心血；若心脾两虚，见纳呆、失眠者，以生脉散合归脾汤补益心脾。

（6）心肾阴虚证

治法：滋阴益肾，养心安神。

主方：天王补心丹合炙甘草汤加减。

常用药：生地黄、玄参、天冬、麦冬、人参、炙甘草、茯苓、柏子仁、酸枣仁、五味子、远志、丹参、当归身、芍药、阿胶等。

加减：阴不敛阳，虚火内扰心神，虚烦不寐，舌尖红少津者，可用酸枣仁汤；若兼见风阳上扰，加用珍珠母、灵磁石、石决明、琥珀等；若不效，再予黄连阿胶汤；若心肾阴虚，兼见头晕目眩，腰酸膝软，遗精盗汗，心悸不宁，口燥咽干，用左归饮。

（7）心肾阳虚证

治法：益气壮阳，温经止痛。

主方：参附汤合右归丸加减。

常用药：人参、附子、肉桂、炙甘草、熟地黄、山茱萸、淫羊藿、补骨脂等。

加减：兼瘀血者，加丹参、三七、郁金等行气活血止痛；若伴有寒凝者，加薤白、桂枝、细辛通阳散寒，或加用苏合香丸；若阳虚水泛，见水肿、少尿者，加茯苓、猪苓以利水消肿；若为心肾阳虚重症，水饮凌心射肺者，可用真武汤加桂枝、防己、葶苈子、车前子以温阳利水。

2. 中药穴位贴敷

（1）麝香止痛散（《实用中医外敷验方精选》）

药物组成：降香 1 份，檀香 1 份，田七 1 份，冰片 1/4 份，胡椒 1 份，麝香 1/10 份。

将上药研末，密封备用。取药末 2g，用酒调成药饼，分成 5 小块，贴膻中、内关（双）、心俞（双），两日换药 1 次，5 次为 1 个疗程。

（2）丹红膏（《经穴贴敷疗百病》）

药物组成：丹参 250g，红花 150g。

上药加水煎煮两小时，去渣浓缩成膏状。用时取适量涂敷于心前区处（面积约为 7cm×15cm）或者心俞穴、内关穴、神门穴、膻中穴、左乳根穴。一般 6~8 小时 1 次，1 日 1 次，3 周为 1 个疗程。

（3）活血止痛膏（《中国灸法集萃》）

药物组成：大黄、独活、牡丹皮、苍术、白芷、荆芥、川芎、当归、五加皮、胆南星、桂枝、陈皮、半夏各10g，乳香、没药各6g，干姜、冰片、山柰、细辛各3g。

将上药提取物，混入基质，搅匀涂布，制成4cm×6cm的橡皮膏，备用。每次选用穴位为内关（双）、膻中、心俞、厥阴俞、阿是穴，隔日贴敷1次，每次贴敷8～10小时，3周为1个疗程，疗程间隔3～5日。

（4）冠心药袋方（《民间敷灸》）

药物组成：细辛50g，荜茇30g，当归、藿香、半夏各40g，乳香、没药各10g，红花、白胡椒、冰片各20g。

将上药研为细末，布袋包装备用。取布袋外敷于心前区阿是穴处，外加包扎固定。每次贴5～8小时，1日1次，布袋可连用7日。

（二）针灸康复

1. 体针

（1）心血瘀阻证　选膻中、巨阙、心俞、膈俞、阴郄、血海、气海等。

（2）痰浊闭阻证　选巨阙、郄门、丰隆、膻中、太渊、肺俞、尺泽等。

（3）心肾阳虚证　选心俞、厥阴俞、内关、通里、肾俞等。

（4）心肾阴虚证　选阴郄、神门、太溪、膻中、心俞、三阴交等。

根据病情，可随症加减配穴。寒凝心脉、心肾阳虚证可施以灸法治疗。

2. 耳针　主穴为心、小肠、神门、额上、心脏点、交感，配穴为皮质下、内分泌、肺、降压沟、直肠下段、肛门等。每次选3～4个穴，用毫针法或压籽法。

3. 穴位注射　取内关、郄门、心俞、厥阴俞、足三里。每次选用两穴，常规穴位注射。气滞心胸证可选用复方丹参注射液，心血瘀阻证可选用川芎嗪注射液，痰浊闭阻证可选用人参注射液，气阴两虚证可选用参附注射液，心律失常可选用生脉注射液。

（三）推拿康复

1. 按穴位　心绞痛急性发作时可取心俞、厥阴俞、通里、足三里、内关等穴；病情稳定时取膻中、三阴交、神门、大陵等穴。将拇指指腹或食指指峰放于上述穴位上，先揉后按，揉按结合，以按为主，由上而下，每日1次。

2. 擦肋间　将两手五指略分开，左手五指放在右胸，右手五指放在左胸，左右交替，自胸中线起，由内向外于两侧肋间自上而下推擦，也可单独进行。推擦时，手指应紧贴肋间，用力要均匀，以心前区发热为宜。

3. 拍胸膺　取站立位，两足平开与肩同宽，身体自然放松，两手虚掌，五指略张开，两臂一前一后自然甩动，用手掌拍击对侧胸前部，力量由轻渐重，每次拍1～2分钟，自觉胸部舒畅为宜。

4. 揉胸前区　将右手掌心放于心前区（第4、5肋间乳头处），轻轻推揉，顺时针方向，一般推揉1～2分钟，然后在膻中穴处轻轻叩打20～30次。

5. 掐郄门 用两手拇指指峰交替掐按郄门穴，由轻到重，使酸胀感觉向上臂、胸前扩散，每穴掐按 1~2 分钟或掐至心绞痛缓解为止。

（四）传统功法康复

符合康复适应证的冠心病患者都可进行传统功法康复。功法练习能够促进冠状动脉侧支循环建立，改善心肌缺血，增强心肌收缩力，改善心脏功能，提高患者的体能状况。此外还有助于患者减轻体重、降低血压、调节血脂，从而减轻冠心病的致病因素，减少心血管的发生。在功法练习上要注重动作导引与意念诱导相协调，行气以活血。体质较弱、病情偏重者当以静功为主；病情稳定者可以动功为主，静功为辅。适用于冠心病的功法种类包括冠心功、吐纳导引功、八段锦、六字诀等。

1. 冠心功

（1）预备式 松静自然站立，全身放松，两脚与肩同宽，两膝微微弯曲；含胸拔背，下颌微内含，自然呼吸，沉肩垂肘，两目微闭，露一线之光，舌抵上腭，面带微笑；小腹微内收，提肛。两手掌心朝下，五指微张开，拇指与中指交接，呈"O"形。练功时可前后轻柔晃动。

（2）下肢行气 姿势同前，也可卧式或坐式。行三线放松功一遍，气沉丹田，意守丹田，待气聚丹田，有明显感觉后，引丹田之气至会阴、左大腿外侧、左小腿外侧、左脚背、左大趾、第二趾、第三趾、第四趾、第五趾、左涌泉穴、左足踵（内踝），再从左小腿内侧、左大腿内侧回到丹田。再如前法在右下肢行气，最后回到丹田。

（3）上肢行气 待下肢行气有明显感觉，而且能气随意行，掌握熟练后，再增练两上肢行气。方法是在下肢行气回到丹田后，再引气上行至左乳部、左肩部、左上臂外侧、左下臂外侧、左手背、左拇指、食指、中指、无名指、小指、左手心，再沿左下臂内侧、左上臂内侧，经左乳部，从胸骨中线下达膻中，再引气上行至右乳部、右肩部、右上臂外侧、右下臂外侧、右手背、右拇指、食指、中指、无名指、小指、右手心，再沿右下臂内侧、右上臂内侧、右肩里侧，至廉泉穴、承浆穴、舌体、舌根，然后下行回到丹田。

（4）收功 自然呼吸，气息归元，意守丹田，摩腹收功。

2. 吐纳导引功 两手平按于小腹前，十指相对，吸气时，想象气从两眉间吸入，向下穿过胸腔，直达小腹，同时小腹慢慢隆起；然后呼气，小腹缓缓内收，气自原路呼出；同时，两手掌背相对，上提至胸前，然后向两边分开画弧，至大腿旁，再顺原路返回。此为 1 遍，反复 21 遍。注意以鼻呼吸，吸气时，可听到气流通过时产生的"鼾声"；呼气时，随着动作的导引做鼻腔喷气。

3. 八段锦 八段锦动作柔和缓慢、松紧有度、动静结合，融合有节律的动作训练、均匀的呼吸训练以及意念训练等，在干预冠心病及心血管危险因素等方面疗效显著。八段锦可缓解冠心病患者的不适症状，提高运动耐量，调节不良情绪，同时在改善睡眠质量、握力强度、身体灵活性、平衡能力等方面均显示出较好的康复治疗作用。

八段锦内涵丰富，在流派上分南八段锦和北八段锦，可根据患者南北不同地域、运动习惯进行兴趣推荐；在运动强度上分文八段锦与武八段锦，强度循序渐进，可根据患者心功能的不同分级情况进行运动强度个体化指导，以避免在康复过程中因运动耐量的提升不断更换运动形式而造成依从性的降低。

4. 六字诀 六字诀动作舒缓圆活、简单易学。通过运用六字诀，按照起势→嘘→呵→呼→呬→吹→嘻→收势顺序进行重复练习，并配合肢体导引，可达到通心脉、调气血的功效，可改善冠心病患者心肌收缩力，提升患者心脏储备，改善心室和冠状动脉重构，在心脑血管疾病的康复中有较高的应用价值。同时，该功法重在调息，可促使患者心理趋于平和、放松，进而利于抵抗焦虑、抑郁情绪，对患者心理状态也有着积极的影响作用。

（五）心理康复法

冠心病对人体健康影响较大，患者容易产生种种不良的情绪和心理障碍。如患者会出现忧思过度，陷入苦恼烦闷和忧郁之中，表现出更多的焦虑和不安；还会产生紧张恐惧；有的患者顾虑疾病对自己的家庭、工作带来影响，表现为急躁易怒、怨天尤人、易激动；更有患者有悲观的情感，情绪低落，对治病失去信心，对生活失去热情；还有部分患者在思想上持续地依赖于医生的治疗和他人的照顾，缺乏个人的主动性，放弃必要的活动和锻炼。这些不良情绪会直接影响冠心病的发展和预后，影响患者对康复治疗的配合，从而加重病情。因此，必须对患者实施心理调摄，调动其主观能动性，树立战胜疾病的信心。

1. 说理开导 向患者详细介绍冠心病防治相关知识，让患者对本病的发生、发展和预后有一个正确、客观的认识。针对患者具体情况，给予安慰和开导，消除患者顾虑，增强患者战胜疾病的信心，耐心告诉他们如何配合康复治疗，以达到有效控制病情、提高生活质量的目的。

2. 音乐疗法 音乐可消除精神紧张和烦躁不安感，使血管舒张，紧张度下降，心脑血管的血液供应得以改善，对冠心病的治疗有一定的作用。需选择平稳、安静及优美的音乐，音量不宜过大，并在无干扰、整洁的环境中进行治疗。

3. 舞蹈疗法 舞蹈可促进本病患者气血流通，舒筋活络，减轻心理压力，增强心肺功能。可选择中老年人健身操和集体舞，以锻炼后感觉周身微热、心胸畅快为宜，时间不宜过长，强度不宜过大。

4. 书画疗法 书画疗法能舒心养性，消除疲劳，通畅气血，调理脏腑，使各器官系统的功能得到改善，增强代谢活动。若进行书画疗法时结合呼吸运动，可有助于改善肺功能，促进血液循环，对老年患者是一种非常有益的养生活动。

5. 色彩疗法 对本病患者一般采取冷色方，如布置冷色花卉供患者欣赏，给人以安静的感觉，让人镇静。若抑郁者，可在室内放置鲜艳的花卉。

（六）饮食康复法

心血管疾病的发生与饮食构成和饮食习惯有着密切的关系。合理的饮食在一定程度上可预防冠心病的发生，控制冠心病的进展，改善冠心病患者的症状，适用于各期冠心病患者。

1. 一般饮食要求 饮食有节，饮食物以粗杂粮、蔬果类为宜，肥甘辛辣、腌制之品少食，严格戒烟限酒。

2. 食疗药膳方 本病的食疗药膳针对不同病机，以宣通心脉为原则，合理调配食物，辨证施膳。

（1）加味桃仁粥

原料：桃仁 10g，生地黄 30g，桂心 10g，生姜两片，粳米 50g。

制作：桃仁去皮尖；桂心研末；粳米研细。用适量白酒将桃仁、生地黄、生姜绞取汁。先将粳米煮成粥，粥烧开时下药汁，煮至粥熟，调入桂心末即可，空腹食用。

功效：活血祛瘀，滋阴清热。

适用证：冠心病证属心血瘀阻者。

（2）昆布海藻汤

原料：昆布 30g，海藻 30g，黄豆 150～200g。

制作：将三物共煮汤，加少量调味品，既可吃饭佐食，又可早晚加餐食用。

功效：化痰宣痹，健脾宽中。

适用证：冠心病、高脂血症属痰浊闭阻者。

（3）地黄双仁粥

原料：生地黄 30g，柏子仁 20g，枣仁 20g，粳米 50g。

制作：将柏子仁、枣仁捣碎，与生地黄一同放入锅内，加水 500mL，煎至 200mL，过滤去渣取汁备用。将粳米煮成粥，粥烧开时下药汁，再次煮沸，早晚服用。

功效：滋阴清热，养心和络。

适用证：冠心病证属心肾阴虚者。

（4）人参附子干姜粥

原料：人参 15g，熟附子 15g，干姜 3g，粳米 100g。

制作：熟附子先煎半小时以上，至口尝无麻辣感为度，再煎人参、干姜，共取汁，加入粳米煮粥。

功效：温补阳气，振奋心阳。

适用证：冠心病证属心肾阳虚者。

五、康复教育

冠心病严重影响着人的健康，综合、系统、有效的冠心病康复教育可以影响人们对该病危险因素的认识，有利于尚未患冠心病的人群改变不良的生活方式，预防发病；对于冠心病患者而言，康复教育有助于患者积极治疗，加强自身管理，减少冠脉事件及预防并发症的发生，有效地提高生活质量。

冠心病康复教育主要包括心理指导、饮食指导、生活方式指导、用药指导等内容。

1. 向患者介绍冠心病基本知识，包括什么是冠心病、冠心病的危险因素有哪些、冠心病的临床表现等，使患者充分了解冠心病。

2. 心理指导：使患者了解性格、心理因素与冠心病的相关性和如何保持积极的心态。

3. 饮食指导：向患者介绍饮食原则和如何进行合理膳食等。

4. 生活方式指导：向患者介绍生活行为对冠心病的影响，如何建立良好的生活方式、科学地活动与休息等。

5. 用药指导：向患者介绍正确的用药方法，以及在用药过程中可能会出现的不良反应及处理措施。

6. 向患者介绍随身携带急救药品的重要性及发病时如何处理。

六、康复护理

1. 起居护理　保持患者居住环境安静，室内空气清新，温度适宜，避免噪音干扰。注意保持良好的、规律的生活习惯，保证充足的睡眠，午间适当休息，早上或午睡起床时，动作宜慢，不要过快起床活动。天气变化时及时加减衣物。寒冷季节注意保暖。避免做与屏气有关的动作，如搬运重物、用力排大便等。

2. 饮食护理　饮食应适量，避免暴饮暴食。宜多食新鲜蔬菜、水果，忌肥甘厚味，并保持大便通畅，防止便秘。食物质地宜软硬适当，急性发作期患者应进食流质、半流质。

3. 情志护理　医护人员和患者家属应了解患者的心理状态，及时进行劝导，关心患者，帮助患者解除思想压力，正确认识疾病，调节情绪，振奋精神，使患者建立治疗的信心，有安全感，逐渐消除紧张焦虑的情绪。向患者宣教康复治疗和全面调养的重要意义，变被动依赖为树立信心、积极主动和科学锻炼，以促使其积极进行康复治疗。

4. 用药护理　嘱冠心病患者随身携带保健药物以应急。发生心绞痛时，立即平卧，舌下含服硝酸甘油片或麝香保心丸；如经用药仍不缓解，疼痛时间超过 15 分钟者，需紧急就医。

第七节　糖尿病

一、概述

糖尿病（diabetes mellitus，DM）是一组由多病因引起的以慢性高血糖为特征的代谢性疾病，是由于胰岛素分泌和（或）利用缺陷所引起。长期碳水化合物以及脂肪、蛋白质代谢紊乱可引起多系统损害，导致眼、肾、神经、心脏、血管等组织器官慢性进行性病变、功能减退及衰竭；病情严重或应激时可发生急性严重代谢紊乱，如糖尿病酮症酸中毒（DKA）、高渗高血糖综合征。糖尿病属中医学"消渴"范畴，又有"消瘅""肺消""消中"等名称。

糖尿病是由遗传和环境因素的复合病因引起的临床综合征，是严重威胁人类健康的世界性公共卫生问题。其发病率高，临床表现复杂，1 型糖尿病起病较急，2 型糖尿病早期常无症状，重症及有并发症者可出现多饮、多食、多尿、体重减轻、疲乏无力等症状，久病者常伴发心、脑、肾、眼及周围神经病变，严重者可出现酮症酸中毒、高渗性昏迷、乳酸性酸中毒等急性并发症而威胁生命。因为早期病情隐匿，症状特异性不强，患者常以并发症为首发症状，容易漏诊，很多患者在发现时已出现不可逆转的并发症。糖尿病是一种终身性疾病，具有较高的致残、致死率，给社会和家庭带来了沉重的经济负担，故患者常伴见焦虑、恐惧、抑郁等心理障碍。中医康复对于减轻糖尿病症状、减少并发症发生、提高患者生活质量具有积极作用。

本病多因禀赋不足或年老体衰，脏腑功能虚损，复因饮食失节、情志失调、劳欲过度等导致阴津亏虚，燥热内盛，痰湿瘀血阻滞，肺、胃（脾）、肾功能失调所致。病位在肺、胃（脾）、肾，以肾为主。基本病机为阴津亏损，燥热偏胜，其中阴虚为本，燥热为标，"火因水竭而益烈，水因火烈而益干"，两者互为因果。消渴迁延日久，肺之气阴不足，脾肾衰败，痰浊、水湿、瘀血内生，故常表现为本虚标实，虚实错杂为患。本虚常见阴虚及气，或阴虚及阳、气虚及阳，致气阴两虚或阴阳两虚。标实常见燥热灼津成痰，或脾虚痰湿水饮内生，久病入络，血脉瘀滞，或肝郁气滞血瘀等，使燥热、痰浊、痰火、水湿、气滞、血瘀甚或肝阳、肝风等病理因素错杂并见。

二、康复适应证

适应证：服用降糖药后，血糖控制在正常范围内，但仍有临床症状者；糖尿病出现慢性并发症，病情稳定者均为康复对象。进行功法锻炼时，酮症酸中毒及高渗状态、空腹血糖大于 16.7mmol/L、反复低血糖、增殖性视网膜病、严重糖尿病肾病、严重心脑血管疾病、合并急性感染的患者及血糖控制不良的 1 型糖尿病患者暂不宜进行功法康复。

三、康复评定

（一）中医康复评定

1. 辨证型 糖尿病临床可见肺热津伤、胃火炽盛、阴虚燥热、气阴两虚、肾阴亏损、阴阳两虚等证型，其中常见证型为阴虚燥热、气阴两虚、肾阴亏损证，疾病后期多见瘀血阻滞、阴阳两虚证。

（1）阴虚燥热证 烦渴多饮，多食善饥，尿频量多，消瘦乏力，五心烦热，大便秘结。舌红，苔薄黄，脉细数或弦数。

（2）气阴两虚证 口渴欲饮，消瘦乏力，气短懒言，自汗或盗汗，尿频量多，心悸失眠，四肢乏力，体瘦。舌红少津，苔薄或花剥，脉细。

（3）肾阴亏损证 尿频量多，浑浊如脂膏，或尿甜，腰酸膝软，头晕耳鸣，口干，皮肤干燥，瘙痒。舌红苔少，脉细数。

（4）瘀血阻滞证 口渴欲饮，形体消瘦，面色黧黑，肢体麻木刺痛，入夜尤甚，肌肤甲错，唇紫，或心胸刺痛。舌紫暗，瘀点或瘀斑，脉沉细或弦。

（5）阴阳两虚证　小便频数，混浊如膏，甚至饮一溲一，面容憔悴，耳轮干枯，腰酸膝软，四肢欠温，畏寒肢冷，阳痿或月经不调。舌苔淡白而干，脉沉细无力。

2. 辨病位　根据"三多"症状轻重程度的不同，消渴分为上、中、下三消。病位分别在肺、胃（脾）、肾。以多饮症状突出者属肺燥，为上消；多食症状突出者属胃热，为中消；多尿症状突出者多属肾虚，为下消。老年患者以肾虚多见，可影响他脏，出现肝阳、肝风及瘀血等症状。

3. 辨病势　初期多以燥热为主，继则阴虚与燥热互见，日久阴虚及气、阴损及阳，导致气阴两虚、阴阳俱虚。久病患者多本虚标实、虚实错杂。本虚多为气阴两虚或阴阳两虚；标实多为燥热内盛，瘀血阻滞，痰湿郁热，风阳痰火。阴虚为本，燥热为标，两者互为因果，常因病程的长短和病情轻重的不同，阴虚和燥热之表现各有侧重。一般初病多以燥热为主，病程较长者则阴虚与燥热互见，日久则以阴虚为主。进而由于阴损及阳，导致阴阳俱虚，临床当仔细辨别。

易传变他脏，发生并发症为本病的另一特点。如阴虚肺失濡养，并发肺痨；痰瘀痹阻心脉，心失所养，则见胸痹心痛；肝肾阴虚，阳化风动，夹痰夹瘀，脑脉瘀阻或血溢脑脉之外，则形成中风；肝肾阴虚，精血不能上承耳目，则见圆翳内障、雀目、暴盲、耳聋等；脾肾衰败，水湿潴留，泛滥肌肤，则见水肿；瘀血阻滞，经脉失养，而致肢体麻木疼痛；感受热毒或燥热内结，营阴被灼，脉络瘀阻，蕴毒成脓，而成疮疖、痈疽等；阴液耗损，虚阳上浮，或阴竭阳亡而出现烦躁、昏迷等危象。一般以本证为主，并发症为次。多数患者先见本证，随病情发展而出现并发症。但亦有少数患者尤其是中老年患者本证不明显，常以眼、心脑病证、痈疽等并发症症状为首发症状而确诊本病。

4. 辨预后　糖尿病需及时控制血糖，若及时治疗，则病情可控，预后良好。若失治误治，则后期阴伤气耗，导致脏腑气血经络等多方面的并发症和危重症，预后不良。

（二）西医康复评定

糖尿病的康复评定主要包括生理功能评定、日常生活活动能力评定、心理状况评定和参与能力评定。

1. 生理功能评定　大多数 2 型糖尿病伴随着血糖、血压、脂代谢紊乱及体重改变，并发症的风险和危害显著增加。

（1）生化指标测定　指标测定包括血糖、糖化血红蛋白（HbA1c）、血脂、肝肾功能等。按照世界卫生组织的标准，空腹血糖（FPG）≥7.0mmol/L 和（或）餐后 2 小时血糖≥11.1mmol/L，可诊断糖尿病；6.1mmol≤FPG<7.0mmol/L 且餐后 2 小时血糖<7.8mmol/L 称为空腹血糖受损（IFG）；餐后 2 小时血糖 7.80～11.1mmol/L 称糖耐量异常（IGT）。

（2）2 型糖尿病理想的控制目标值　可参考《中国 2 型糖尿病防治指南（2020 年版）》的项目目标值（表 3-7）。

表 3 - 7   中国 2 型糖尿病综合控制目标

测量指标	目标值
毛细血管血糖（mmol/L）	
空腹	4.4 ~ 7.0
非空腹	< 10.0
糖化血红蛋白（%）	< 7.0
血压（mmHg）	< 130/80
总胆固醇（mmol/L）	< 4.5
高密度脂蛋白胆固醇（mmol/L）	
男性	> 1.0
女性	> 1.3
甘油三酯（mmol/L）	< 1.7
低密度脂蛋白胆固醇（mmol/L）	
未合并动脉粥样硬化性心血管疾病	< 2.6
合并动脉粥样硬化性心血管疾病	< 1.8
体质指数（kg/m^2）	< 24.0

注：1mmHg = 0.133kPa

（3）靶器官损害程度评定　主要包括视网膜、周围神经、心、脑、肾及足等靶器官功能水平的评定。

2. 日常生活活动能力评定　可通过直接观察患者能否按照要求完成规定的项目，或通过询问的方式来收集资料和进行间接评定，或采用普适性量表进行评定，如 Barthel 指数、Katz 指数等，根据患者的实际情况，选择性地进行评定。

3. 心理状况评定　糖尿病患者的心理改变，主要是因疾病而产生的焦虑、抑郁等，一般选择相应的量表进行测试评定，如 Hamilton 焦虑量表（HAMA）、Hamilton 抑郁量表（HAMD）、简明精神病（brief psychiatric rating scale，BPRS）、症状自评量表（SCL-90）等。

4. 参与能力评定　目前应用较多的参与能力评定是糖尿病生活质量评定。评定量表可分为普适性量表和特异性量表两大类。普适性量表常用的有简明健康状况调查问卷（MOS SF-36）、世界卫生组织生活质量问卷（WHOQOL-100）等；常用的特异性量表有修订的糖尿病生存质量量表（A-DQOL）、糖尿病患者特异性生存质量量表（DSQL）等。我国研究设计的 T2DM 患者生存质量量表、糖尿病患者生存质量评价量表等也可选用。

四、康复治疗

糖尿病应重视全程康复治疗，提倡早期康复介入。中医康复方法包括中药康复、针灸康复、推拿康复、传统功法康复、心理康复、饮食康复等。康复治疗的基本原则为清热润燥，养阴生津。康复治疗有利于控制血糖，改善症状，减少并发症的发生，终止或逆转慢性并发症的进展，降低致残率和死亡率，提高患者日常生活能力和生活质量。同时，结合康复教育有助于患者积极主动调整生活方式，定时监测血糖，实现临床与康复的密切结合。

（一）中药康复

1. 中医内治

（1）阴虚燥热证

治法：滋阴清热，生津止渴。

主方：白虎加人参汤合玉女煎加减。

常用药：石膏、知母、黄连、栀子、玄参、生地黄、麦冬、牛膝等。

加减：口渴甚，加天花粉、玉竹生津止渴；便秘，加大黄、火麻仁润肠通便；口舌生疮，加黄连清热泻火。

（2）气阴两虚证

治法：益气养阴，滋阴润燥。

主方：生脉散合六味地黄丸加减。

常用药：人参、黄芪、茯苓、麦冬、五味子、熟地黄、山茱萸、枸杞子、山药、泽泻、牡丹皮等。

加减：食欲不振，加鸡内金、砂仁健运脾胃；心悸失眠，加酸枣仁、远志、夜交藤养心安神；便溏，加苍术、薏苡仁健脾燥湿。

（3）肾阴亏损证

治法：滋阴补肾，润燥止渴。

主方：六味地黄丸加减。

常用药：熟地黄、怀山药、牡丹皮、泽泻、茯苓、山茱萸、女贞子、玉竹等。

加减：虚火甚者，加知母、黄柏清热滋阴；烦渴多饮，加天花粉生津止渴；视力减退，加枸杞子、菊花明目；气短乏力者，加人参、黄芪补气升阳。

（4）瘀血阻滞证

治法：活血化瘀，通络止痛。

主方：血府逐瘀汤加减。

常用药：川芎、桃仁、红花、赤芍、柴胡、桔梗、枳壳、牛膝、当归、生地黄。

加减：肢体麻木刺痛，加鬼箭羽、鸡血藤、海风藤、地龙活血祛风，通络止痛；胸闷心悸，心胸刺痛，加丹参、郁金、枳实、薤白理气宽胸，活血止痛。

（5）阴阳两虚证

治法：滋阴温阳，补肾固涩。

主方：金匮肾气丸加减。

常用药：熟地黄、山药、牡丹皮、泽泻、茯苓、山茱萸、肉桂、附子、淫羊藿、枸杞子、覆盆子、锁阳等。

加减：多尿或尿液浑浊，加益智仁、菟丝子、生白果固精缩尿；少尿浮肿，加黄芪、白术、防己补气利水消肿；五更泄泻，加补骨脂、五味子、吴茱萸、肉豆蔻温肾止泻；阳痿、早泄，加鹿角胶、仙茅温补肾阳。

2. 中药外治

（1）熏洗法　黄芪、艾叶各50g，丹参、赤芍、川芎、木瓜各30g，透骨草、桂枝、红花各20g。冷水浸泡后煎煮，水沸后再煮15～20分钟，倒入专用木桶内，先熏患肢，待水温降至温热，浸泡患者下肢，每次30分钟，每天两次，1个月为1个疗程，有益气活血、宣痹止痛之功，适用于糖尿病周围神经病变患者。

（2）热熨法

①大青盐250g，小茴香、艾叶、白芥子各100g，生川乌50g。将药物打粗粉，装入双层无纺布袋中，放置于微波炉中加热5分钟后，使药物温度达60～70℃。药包外敷于患肢血海、足三里、三阴交穴位，用轻快的手法在患处揉擦，有活血化瘀、温阳散寒之功，适用于糖尿病周围神经病变初期出现患肢麻木、沉重、怕冷、间歇性跛行者。

②吴茱萸500g放入铁锅内，用文火炒至温度达60～70℃，将其装入双层无纺布袋中，将药袋放在上脘、中脘、神阙穴或患处来回揉擦，手法轻快，力度均匀，待药熨袋温度降低至40～50℃时，可加大力度，速度减慢。热熨腹部有温中止呕、健脾和胃之功，适用于糖尿病胃轻瘫出现厌食、恶心、呕吐、反酸嗳气、早饱、上腹胀痛者，妊娠、哺乳期糖尿病患者禁用。

热熨法术中应注意观察皮肤情况，使局部皮肤出现潮红即可，每次时间不宜超过30分钟。

（二）针灸康复

针灸康复法可调理脏腑，清热润燥，养阴生津，舒经活络。取穴以相应背俞穴及足少阴经、足太阴经为主。

1. 体针

主穴：胃脘下俞、胃俞、肺俞、肾俞、三阴交、太溪。

配穴：上消配太渊、少府；中消配内庭、地机；下消配复溜、太冲。阴阳两虚配关元、命门；上肢疼痛或麻木配肩髃、曲池、合谷；下肢疼痛或麻木配风市、阳陵泉、解溪；皮肤瘙痒配风池、曲池、血海；多饮烦渴加肺俞、意舍、承浆；多尿、腰痛、耳鸣加关元、复溜；并发目疾者，取承泣、四白、巨髎、足三里、内庭；并发痈疽者，取曲池、尺泽、足三里等穴。

操作：毫针刺，中度刺激，用补法或平补平泻法，配穴按虚补实泻法操作。每日或隔日1次，每次留针15分钟，出针前重复运针1次。10次为1个疗程，疗程间隔3～5日。阴阳两虚者可配合灸法。

2. 耳针

选穴：胰胆、内分泌、肾、三焦、神门、心、肝、肺、屏尖，每次选3～4穴。

操作：毫针刺，轻刺激。可用埋针法或压丸法。

3. 穴位注射法

选穴：心俞、肺俞、脾俞、胃俞、肾俞、三焦俞或相应夹脊穴、曲池、足三里、三阴交、关元、太溪。

操作：每次选 2 ~ 3 穴，以当归、黄芪注射液或维生素 B_{12} 注射液，每次每穴注射 0.5 ~ 2mL。

4. 皮肤针

选穴：取胸 6 ~ 12 夹脊，腰 1 ~ 6 夹脊部。

操作：用皮肤针轻叩或中等强度叩刺，每次 5 ~ 10 分钟，隔日 1 次，10 次为 1 个疗程。

5. 艾灸

选穴：①水沟、承浆、金津、玉液、曲池、劳宫、太冲、行间、商丘、然谷、隐白。②承浆、意舍、关冲、然谷。③承浆、太溪、支正、阳池、照海、肾俞、小肠俞、手足小指（趾）尖。每次选一组穴位施灸，交替使用。

下列情况下不宜针灸：①合并皮肤感染、溃疡者。②妊娠糖尿病患者。

（三）推拿康复

推拿治疗常用推法、揉法、擦法、点法、拿法、振法、摩法等手法。

1. 背部　患者俯卧位，医者施擦法于背部两侧膀胱经；拇指按揉膈俞、胰俞、肝俞、脾俞、胃俞、三焦俞；用振法在背部腰部脊柱两侧施术；横擦肾俞、命门，以透热为度。

2. 腹部　患者仰卧位，医者一指禅推中脘、气海；以指按揉中脘、梁门、气海、关元、中极；以神阙为中心作振颤法；摩腹，以腹部有温热感为度。

3. 下肢　患者仰卧位，医者拇指按揉血海、足三里、丰隆、阴陵泉、三阴交，以酸胀为度；擦涌泉，以透热为度。

4. 头面部　患者坐位或仰卧位，医者以一指禅偏峰推法，沿眼眶周围行"∞字"推法，反复 3 ~ 5 遍；指按揉、推揉印堂、攒竹、睛明、鱼腰、四白、太阳、百会等穴；从前额发际处至风池穴处做五指拿法（拿五经），反复 3 ~ 5 遍。

上消治宜清热润肺生津，加揉人迎、廉泉等穴位，平推胸背，以温热为度；中消治宜清泻胃火，加揉脾俞、胃俞等穴位，斜擦两胁肋部，以温热为度；下消治宜滋阴补肾，加揉命门、志室等穴，再用擦法擦之透热为度。

若合并白内障、雀目等，可自我按摩头面穴位。患者食指按于眼睑下承泣穴，经瞳子髎、丝竹空、阳白穴上推按至头临泣穴，再向下经曲差、眉冲、攒竹等穴按摩至睛明穴为 1 次。重复上述动作，以眼部发热、感觉舒适为度。

（四）传统功法康复

传统功法对人体有着运行气血、协调脏腑、疏通经络、强健筋骨、宁神定志、激发潜能的作用。习练传统功法不仅是形体的动作，而是要练形、练气、练意，使形、神、息并调，精、气、神并练，以达到身体、心理的最佳状态。

1. 辨证施功 糖尿病患者坚持习练传统功法，能平衡阴阳，增强脏腑功能，促进机体代谢，降低血糖，减少并发症的发生，有助于糖尿病的治疗和康复。

患者宜选择适合个人的功法，一般主张多选作用柔和、运动量适中的功法，如太极拳、太极剑、太极气功十八式等。体弱者可选择放松功、内养功，体位多取坐式、卧式；身体强壮者可选择少林内功，动作选取前推八匹马、倒拉九头牛、凤凰展翅、顺水推舟、海底捞月等式。肝郁气滞证可重点习练六字诀中"嘘"字诀；阴虚燥热证或阴阳两虚证，可采用八段锦、易筋经等调和阴阳，强腰固肾，培补元气；腰膝酸软、畏寒肢冷显著者可习练固肾强腰方。合并糖尿病足不便进行站姿功法习练者，可选择导引养生功（坐势）和十二段锦进行坐位功法练习。导引养生功（坐势）和十二段锦为国家体育总局健身气功管理中心组织编创并推广的功法，动作优美，简单易学，安全可靠，适合下肢功能障碍者选择使用。

2. 注意事项

（1）功法的选择，需根据糖尿病不同的分期及临床症状，以及具体并发症采用有针对性的传统功法，以调节患者血糖、营养状态、心理状况和运动能力等。

（2）训练的强度和时间，以靶心率及运动后的反应为强度观测指标。靶心率可通过运动试验获得，即运动试验中最高心率的 60% ~ 80% 为靶心率。也可通过以下公式获得：靶心率 = ［220 - 年龄（岁）］ × （60% ~ 80%），或靶心率 = （最高心率 - 安静心率） × （60% ~ 80%） + 安静心率。或训练量以患者运动后的反应作为评判标准，运动后精力充沛，不感疲劳，心率在运动后 10 分钟内恢复至安静时心率说明训练强度适当。

训练开始时宜用低强度进行运动，适应后逐步增加至高限。功法训练在餐后 30 分钟到 1 小时运动为宜，每次运动 40 分钟左右，包括准备活动、运动训练和放松活动，其中达靶心率的运动时间以 20 ~ 30 分钟为宜。训练时间循序渐进，一般可从 10 分钟开始，适应后逐渐增加至 30 ~ 40 分钟，其中可穿插必要的休息。一般每周运动 3 ~ 5 次或每天 1 次。

（3）功法康复需在专业功法医生的指导下进行，训练需循序渐进，习练的时间、频率需因人而异，习练者可根据不同的季节、不同的练习场所、自己的身体情况来制定适合自己的运动量和难度。饥饿时、饱餐后以及劳累状态下均不适宜练功，练功时穿戴的衣服、袜子和鞋子应该舒适宽松。习练前需做热身运动，如对全身进行伸展、对肌肉进行拉伸等，以防止受伤。习练中需集中注意力，消除身体和精神上的紧张，松弛肌肉，安神定志。练功后需进行放松活动，使身体逐步恢复到练功前安静时的状态，不能突然收功。避免过度劳累和运动损伤，严禁超常规、超负荷的运动训练，以免运动强度过大产生疲劳，诱发酮症、低血糖等不良后果。

（五）心理康复

心理因素在糖尿病的病程中所起的作用非常重要。糖尿病是一种慢性终身性疾病，病程较长，各类检查、多种临床治疗以及对疾病预后的担忧对患者来说往往是一种巨大的压力，患者常表现为紧张、焦虑、悲观、消极等，这些不良情绪又使糖尿病患者处于应激性状态，长期处于焦虑，血中儿茶酚胺水平升高，一方面拮抗胰岛素的作用，使靶组织对胰岛素的敏感性低；另一方面，抑制内源性胰岛素的分泌，影响糖尿病的治疗效果，不利于病情的控制。因此，改善患者的心理状态是糖尿病康复的重点之一。通过心理康复让患者达到心情舒畅不抑郁，脾气温和不急躁，精神松弛不紧张，情绪稳定不焦虑。

1. 疏导疗法　通过有目的、有计划地同糖尿病患者进行交谈，听取患者对病情的叙述，并通过解释、说理、疏导、安慰等进行支持性心理治疗，以帮助患者消除各种消极情绪，建立战胜疾病的信心。

2. 认知疗法　帮助患者对糖尿病基本知识有所了解，形成完整的认知，消除不适当的预测、误解和错误信念，提高治愈疾病的信心。

3. 行为疗法　对不良行为，包括起居无常、嗜食肥甘、不食果蔬及各种不良生活细节等，通过必要的教育启发，以及行为医学的相关措施加以纠正。对于青少年患者发生的异常行为和心理反应，帮助他们抵抗因疾病而遇到的不良压力，纠正不良行为，使其自强、自信，使患者遵从康复计划。

4. 娱乐疗法　所谓"七情之为病也，看花解闷，听曲消愁，有胜于服药者也"。根据患者的病情、兴趣、特长，选择音乐、歌咏、戏剧、琴棋书画、垂钓等娱乐活动，畅心怀，调情志，促进情志健康。

5. 其他　可举办形式多样的糖尿病教育与生活指导座谈会、经验交流会等活动，帮助患者消除心理障碍，以利于病情稳定。定期对患者家属进行沟通和培训，让其帮助患者，给予充分的关怀、鼓励，给予患者来自家庭、社会的支持，确保患者良好的生活方式能够长期坚持。

（六）饮食康复

饮食治疗是糖尿病最重要和首选的一种康复疗法，对预防、治疗糖尿病、延缓糖尿病并发症的发生均有非常重要的作用，适用于各型患者。早在唐代，孙思邈就提出了消渴病应首重饮食疗法，《备急千金要方·消渴》云："治之愈否，属在病者，若能如方节慎，旬月可廖，不自爱惜，死不旋踵……其所慎者有三，一饮酒，二房室，三咸食及面。能慎此者，虽不服药，而自可无他；不如此者，纵有金丹，亦不可救，深思慎之。"

1. 一般饮食要求　通过合理的营养计划和营养均衡的膳食，使患者长期维持理想体重，并满足患者对微量营养素的需求。定时定量进餐，保持碳水化合物均匀分配，适当增加非淀粉类蔬菜、水果、全谷类食物，减少精加工谷类的摄入，全谷类应占总谷类的一半以上，提高膳食纤维摄入。控制蔗糖、果糖制品（如玉米糖浆）的摄入，低血糖指数食物有利于血糖控制。限制钠盐和脂肪的摄入，不推荐饮酒。阴虚燥热明显者宜食性偏寒凉且具有生津止渴、滋阴清热作用的食物，如冬瓜、苦瓜、白菜、芹菜、菠菜、木耳、枸杞子等。

2. 食疗药膳方

（1）玉竹乌梅饮

原料：玉竹 10g，乌梅 5 个，沙参、石斛各 10g。

制作：上物加水适量，武火烧开后文火继续煎煮，去渣取汁，代茶饮用，可加木糖醇适量矫味。

功效：滋阴润燥，生津止渴。

适应证：糖尿病阴液耗伤，烦渴引饮者。

（2）芡实老鸭汤

原料：老鸭 1 只，芡实 50g。

制作：老鸭去毛，剖洗内脏；芡实水浸泡 30 分钟，将芡实放入鸭腹中，置砂锅中，加水适量，文火煲两小时，加食盐少许，每周 2~3 次。

功效：益气养阴，补肾固精。

适应证：糖尿病气阴不足，肾虚不固者。

（3）桑椹膏

原料：新鲜桑椹 1000g，熟地黄、玉竹、黄精各 50g，天花粉 100g。

制作：先将熟地黄、玉竹、黄精、天花粉清洗浸泡，文火煎取浓汁 500mL，将桑椹榨汁并入，文火收膏。每次服 30mL，每日 1 次。

功效：滋阴益肾，生津止渴。

适应证：糖尿病肾阴亏虚者。

（4）枸杞羊肾汤

原料：枸杞叶 150g（或枸杞子 20g），羊肾 1 个，葱白 2 茎，食盐适量。

制作：将新鲜羊肾剖开，去筋膜，洗净，细切；枸杞叶煎汤去渣取汁，或将枸杞叶切碎，与羊肾、葱白同煮。待羊肾熟透后，入盐调味。每日早晚食用。

功效：温肾阳，益精血。

适应证：糖尿病肾精肾阳不足者。

五、康复教育

全面、有效地控制糖尿病有赖于患者的自身管理和控制，基本的糖尿病知识是患者进行有效自身管理和控制的基础。在康复过程中，只有让糖尿病患者了解有关知识，才能使患者主动参与康复治疗，达到康复目标。康复教育的目的，是使患者及家属充分认识糖尿病的危害、发病规律和如何进行科学的治疗，从而改变不健康行为，实现患者的主动参与。

糖尿病康复教育主要包括饮食治疗教育、运动治疗教育、药物治疗教育、自我监测、心理疏导与防治并发症教育等多方面。根据患者个体情况和教育目标的差异，采取不同的教育方法，如讲解、讨论、演示、图片、手册和幻灯片等。

1. 向患者介绍疾病相关知识，包括症状、危害性、检查方法、治疗目的和血糖控制的重要性。

2. 饮食原则，包括标准热量的计算，食物成分的选择，定时定量进食的重要性，为患者制订饮食方案。

3. 运动原则，何时活动有助于康复，运动量的掌握并制定运动计划。

4. 口服降糖药物和胰岛素的种类、作用原理、使用方法和选择。

5. 自我监测血糖的方法，使患者认识到自我监测的重要性，做好详尽的病情监测记录，定期接受检查。

6. 特殊情况下的应对策略，如发热、感染、低血糖、情绪波动时的处理措施。

7. 糖尿病急性并发症如糖尿病酮症酸中毒及高渗昏迷综合征的先兆。

8. 情绪和血糖控制关系，以及如何调整不良情绪。

9. 其他药物对糖尿病的影响。

六、康复护理

1. 协助患者保持良好的、有规律的生活习惯，保证充足的睡眠。慎起居，节房室，防外感，戒烟酒。保持良好的个人卫生，注意皮肤清洁，防止皮肤感染。积极参加力所能及的体力活动。协助患者进行血糖等指标的监测，注意观察用药情况。

2. 督促患者严格执行饮食治疗，将每日所需的食物有计划、合理地分配在三餐及加餐中，定时、定量进食，避免食用使血糖迅速升高的食物。

3. 避免使患者精神紧张及受刺激，帮助其解除思想压力，正确认识疾病，除紧张焦虑的情绪，建立康复治疗的信心。

4. 注意足部护理，鞋袜松软、保持清洁、避免创伤。每晚用温水和中性香皂洗净双脚，并用柔软的吸水性强的毛巾轻轻擦干，趾缝间避免擦破；擦干后涂上润滑油（润滑乳或营养霜），保持皮肤的柔软性，防止干裂。可轻柔按摩足部，以利于血液循环。每天检查足部皮肤颜色、温度、感知觉状况，若发现水疱、溃疡、破损时及时处理。

5. 防止并发症的出现和加重。积极控制高血压，从出现显性蛋白尿起即需适量限制饮食蛋白质摄入，多食优质蛋白食物；周围神经病变者应做好肢体保暖防护工作，局部配合中医理疗和按摩，可减少发作次数；视网膜病变是糖尿病患者失明的主要原因，患者应保持大便通畅，以防用力排便导致视网膜脱落。

第八节 类风湿关节炎

一、概述

类风湿关节炎（rheumatoid arthritis，RA）是一种以慢性进行性关节滑膜炎症为特征的全身性自身免疫性疾病，主要表现为进行性、对称性关节炎及晨僵，早期有关节疼痛和关节肿胀，中晚期则表现为关节功能障碍，继则僵硬、变形，甚至丧失劳动力，终至残废。部分患者可出现发热、贫血、皮下结节及淋巴结肿大等关节外表现。RA病程迁延，若不及时治疗，最终会导致受累关节的强直、畸形和功能丧失，严重影响生活质量。

类风湿关节炎为西医病名，根据其临床表现，一般归于中医学"痹证"范畴。因病情顽固、迁延难愈，且疼痛遍历周身多个关节，有别于一般的痹证，是痹证中的特殊类型，故又称"尪痹""顽痹""鹤膝风""历节"等。

中医学认为，正气虚弱是本病发病的内在因素。凡禀赋不足、劳逸失度、情志饮食所伤等都极易招致外邪侵袭；感受风寒湿热之邪，是本病发病的外在因素，邪气痹阻经络，气血不通，痰浊瘀血内阻，流注关节而发病；疾病日久不愈，邪气内陷脏腑，可导致肝肾不足，气血亏损等正虚邪恋之候。病位一般初起在肢体皮肉经络，病久则深入筋骨，甚则客舍脏腑。主要病机为外邪痹阻肢体、经络，气血运行不畅。病理性质病初以邪实为主，久则虚实夹杂。

二、康复适应证

类风湿关节炎稳定期，无急性严重心血管疾病，一般血沉 < 50mm/h，活动关节局部没有明显肿痛者可进行康复治疗。伴有严重心脑血管疾者应谨慎操作。

三、康复评定

（一）中医康复评定

1. 辨证型

（1）风湿痹阻证　肢体关节疼痛、重着，或有肿胀，痛处游走不定，关节屈伸不利。舌质淡红，苔白腻，脉濡或滑。

（2）寒湿痹阻证　肢体关节冷痛、重着，局部肿胀，关节拘急，屈伸不利，局部畏寒，得寒痛剧，得热痛减，皮色不红。舌胖，舌质淡暗，苔白腻或白滑，脉弦缓或沉紧。

（3）湿热痹阻证　关节肌肉局部肿痛、重着，触之灼热或有热感，口渴不欲饮，烦闷不安，或有发热。舌质红，苔黄腻，脉濡数或滑数。

（4）痰瘀痹阻证　关节疼痛肿大、晨僵、屈伸不利，关节周围或皮下出现结节。舌紫暗，苔白厚或厚腻，脉沉细涩或沉滑。

（5）气阴两虚证　关节肿大，口眼干燥，唇干，倦怠无力，或肌肉瘦削。舌红少津有裂纹，或舌胖大，有齿痕，苔薄白，脉沉细弱或沉细。

（6）肝肾不足证　关节肌肉疼痛，关节肿大或僵硬变形，关节屈伸不利，腰膝酸软无力，关节发凉或局部发热。舌红，苔薄白，脉沉弱。

2. 辨病邪性质　因外邪性质有偏胜，故症状表现亦不一。如风邪偏胜则为行痹，疼痛游走不定，痛位偏上。若寒邪偏胜则为痛痹，症见疼痛剧烈而有定处，经脉拘急挛缩，感寒则甚，得温则减。若湿邪偏胜则为着痹，症见关节肿胀、重着、酸楚疼痛，病位多偏于下。若热邪偏胜则为热痹，症见关节红肿灼热、痛不可近。

3. 辨标本虚实　初起感受风寒湿或风湿热邪，病程短，发病快，来势急，正气未伤，故以邪实为主。病久邪留伤正可致虚实夹杂，因于风寒湿者，易伤人之阳气。阳虚则寒湿之邪稽留关节，迁延不愈，且因正虚而反复感邪，日久则损伤气血，表现气血不足之候。因于风湿热邪者，热从火化，则易伤阴耗液，表现为肝肾亏虚之候。此时，邪未尽而正气已伤，体虚邪实而呈虚实夹杂之候。风寒湿热邪留经脉关节，影响气血津液的运行，导致痰、瘀的形成；也可因肝肾亏虚，气血不足，使气血津液运行无力，或痰阻成瘀，若痰瘀互结可表现为关节肿大、强直、变形，功能障碍、病情更为缠绵难治。

（二）西医康复评定

1. 疾病活动度评定

（1）疾病活动评分（DAS） DAS 是由 ACR 首次提出的评估 RA 患者疾病活动度评估标准，包括 4 项核心指标：关节压痛数（TJC，0~53 个）、SJC（关节肿胀数，0~44 个）、ESR 或 CRP、患者整体状况评分（VAS 为 0~100mm）。

评定标准：①DAS<1.6：病情缓解。②DAS≤2.4：低疾病活动度。③2.4<DAS≤3.7：中等疾病活动度。④DAS>3.7：高疾病活动度。相对 DAS 评定标准，DAS28 对于患者病情缓解评估更为严格，能够缩短关节检查时间，计算较为方便。

该评估方法将给定的 28 个关节中 TJC、SJC、VAS 评分指数、ESR 或 CRP 水平纳入综合考量，评定标准包括：①DAS28>5.1：病情高活动。②3.2<DAS28≤5.1：病情中活动。③2.6≤DAS28≤3.2：病情低活动。④DAS28<2.6：病情缓解。由于大多数 RA 患者并不能真正达到临床缓解，DAS28<2.85 可以认为亚临床缓解，以更好地指导临床。

（2）临床疾病活动指数（CDAI）及简化临床疾病活动指数（SDAI） CDAI 和 SDAI 与 DAS 及 DAS28 计算公式相比，SDAI 计算更为方便；缺乏实验室检查结果时，可采用未囊括实验室检查的 CDAI。ACR/EULAR 缓解标准中将符合 SDAI≤3.3 及 CDAI≤2.8 规定为病情缓解。

2. 疼痛评定 多采用视觉模拟量表（visual analogue scale，VAS）法，对受累关节进行疼痛评定。

3. 关节活动度评定 采用通用量角器或方盘量角器，对腕、肘、肩、髋、膝、踝关节进行主动活动度及被动活动度测量，内容包括屈、伸、内收、外展、内旋、外旋。采用手总主动活动度（total active motion，TAM）评价手各关节的活动功能。

4. 肌力评定 肢体采用徒手肌力测定法，握力计法对手握力进行测定，捏力计法对各手指捏力进行测定。

5. 手灵巧度测定 常采用九孔柱试验、普渡钉板测验或明尼苏达操作评估，通过特制的器具完成，以观察动作的速度和质量，客观评估精细动作的协调程度。另外 Jebsen 手功能测试（Jebsen hand function Test，JHFT）也是一种客观、标准化和多角度的手功能测试，主要用于评估手部日常生活能力，操作简单，简便易行。

6. 日常生活活动能力（ADL） RA 患者常存在日常生活活动能力的受损，通常采用改良 Barthel 量表或采用健康评估问卷（health assessment questionnaire，HAQ）进行评估。

7. 心理功能评定 类风湿关节炎患者常见情感障碍，对相关障碍的评估采用汉密尔顿抑郁评定量表和汉密尔顿焦虑评定量表评定。

四、康复方法

（一）中药康复

1. 中医内治

（1）风湿痹阻证

治法：祛风除湿，通络止痛。

主方：羌活胜湿汤加减。

常用药：羌活、独活、防风、白芷、川芎、秦艽、桂枝、海风藤、当归。

加减：关节肿者，加薏苡仁、防己、萆薢；痛剧者，加制附片、细辛；痛以肩肘等上肢关节为主者，可选加片姜黄；痛以膝踝等下肢关节为主者，加牛膝。

（2）寒湿痹阻证

治法：温经散寒，祛湿通络。

主方：乌头汤合防己黄芪汤加减。

常用药：制川乌（或制附子）、桂枝、赤芍、黄芪、白术、当归、薏苡仁、羌活、防己、甘草等。

加减：关节肿胀者，加白芥子；关节痛甚者，加细辛、乌梢蛇、蜂房；关节僵硬者，加莪术、丹参。

（3）湿热痹阻证

治法：清热除湿，活血通络。

主方：四妙丸合宣痹汤加减。

常用药：苍术、黄柏、生薏苡仁、牛膝、防己、滑石、晚蚕砂、金银花、连翘、赤芍、当归、青风藤、羌活等。伴发热者，加生石膏、青蒿；关节发热甚者，加蒲公英、白花蛇舌草；关节肿甚者，加土茯苓、猪苓；关节痛甚者，加海桐皮、延胡索、片姜黄。

（4）痰瘀痹阻证

治法：化痰通络，活血除瘀。

主方：二陈汤合桃红四物汤。

常用药：半夏、陈皮、茯苓、桃仁、红花、熟地黄、当归、赤芍、川芎、甘草。

加减：血热者，改熟地黄为生地黄；血虚者，改赤芍为白芍；痰热者，可加黄芩、胆南星；寒痰者，可加干姜、细辛；皮下结节者，加连翘、白芥子、胆南星；对痰瘀互结留恋病所者，可用破血散瘀搜风之品，如炮山甲、土鳖虫、蜈蚣、乌梢蛇等。

（5）气阴两虚证

治法：益气养阴，通络止痛。

主方：四神煎加减。

常用药：黄芪、石斛、金银花、远志、川牛膝、秦艽、生地黄、白薇、赤芍、川芎、僵蚕等。

加减：如气虚较明显，加党参、山药、白术；如阴虚较明显，加百合、石斛、墨旱莲、女贞子；阴虚致瘀者，酌加当归、鸡血藤。

（6）肝肾不足证

治法：补益肝肾，蠲痹通络。

主方：独活寄生汤加减。

常用药：独活、桑寄生、杜仲、牛膝、细辛、茯苓、肉桂、川芎、当归、白芍、生地黄、甘草。

加减：偏于肾阴不足者，选加熟地黄、山茱萸、菟丝子、龟甲；偏于肝阴不足者，重用白芍，加枸杞子、沙参、麦冬；阴虚内热者，加知母、黄柏；兼见肾阳虚者，加附子、鹿角胶。

2. 中药外治

（1）四生汤　生川乌、生草乌、生半夏、生南星、细辛、乳香、没药、透骨草、白芷、露蜂房各15g，威灵仙30g，冰片9g（后下），煎汤熏洗，每日2~3次，每次半小时左右。

（2）五枝汤　桑枝、槐枝、椿枝、桃枝、柳枝各30~50g，锉细，加麻叶1把，水3000mL煎取2000mL，去滓，淋洗患处，不可吹风。

（3）金黄膏　将金黄膏厚涂于纱布，厚涂范围超过关节肿胀发热区域，外敷于患病关节。每日换药1次。敷药1次为24小时。

（4）二乌膏　生川乌、生草乌、生南星、生半夏、桃仁、红花、全蝎、丝瓜络各20g，桂枝、桑枝、肉桂、干姜、木防己、秦艽、桑树根皮、防风、苍术、紫花地丁各30g，麻黄25g，细辛15g，豨莶草50g。上药加水3000mL，先煎取汁1500mL，再加水3000mL，煎取汁1500mL。两次煎汁共3000mL，再加60度烧酒1000mL，冷却后装瓶备用。用时，以药液浸湿纱布，外敷患处，隔日1次。

（二）针灸康复

1. 体针　本病的治疗多采用局部取穴与循经取穴结合的方式，或采用"以痛为腧"的阿是穴。主穴可取风池、风府、风门、风市、肾俞、足三里、三阴交、内关、公孙等。常用局部取穴如下：①肩部：肩髎、肩髃、臑俞、肩贞、合谷、后溪。②肘臂：曲池、合谷、天井、外关、尺泽。③腕部：阳池、外关、阳溪、腕骨、合谷、支沟。④脊背：身柱、腰阳关、水沟。⑤腰骶：肾俞、华佗夹脊、腰眼、委中。⑥股部：环跳、秩边、居髎、阳陵泉。⑦膝部：犊鼻、梁丘、阳陵泉、膝阳关、足三里。⑧踝部：申脉、照海、昆仑、丘墟。⑨四肢麻木：合谷、太冲。⑩手指疼痛拘挛：八邪、外关。足趾疼痛：八风、然谷。

风寒湿痹证取大椎、气海、关元、神阙；湿热痹阻取大椎、身柱、曲池；痰瘀痹阻取膈俞、脾俞、血海；气阴两虚取肝俞、肾俞、足三里。若为行痹，加膈俞、血海、风府；若为痛痹，加肾俞、关元、三阴交；若为着痹，加足三里、商丘、巨虚；若为热痹，加大椎、曲池、承山、涌泉。对行痹、热痹用毫针泻法浅刺，或并用皮肤针叩刺及三棱针点刺，以加强祛邪宣痹的作用；对痛痹多深刺留针，或针灸并用，疼痛剧烈的还可结合揿针或隔姜灸，以增强温经散寒止痛的作用；对着痹，为增强除湿蠲痹效果，通常在针灸的基础上，加用温针、皮肤针和拔罐法等。

2. 耳针 神门、交感、相应肢体的压痛点，每次选 3 ~ 5 穴，强刺激，留针 15 ~ 20 分钟。每日或隔日 1 次，可用耳穴埋针法。

（三）推拿康复

1. 患者取仰卧位，第一步用滚法，施于上肢，即从肩部至腕部到掌指，重点在内侧。第二步先用拇指推摩法，后用拿法，施于同上部位，重点在各关节周围。第三步用指按法，按肩内俞、曲池、少海、手三里、合谷等穴；指间关节用捻法，配合各关节屈伸、左右旋、牵引等辅助活动。

2. 患者取仰卧位，第一步用滚法，施于下肢大腿前部及内外侧经膝部至小腿。第二步先用推摩法，后用双手拿法，施于同上部位，重点在各关节周围。第三步用拇指按法，按鹤顶、膝眼、阳陵泉、足三里、解溪等穴。第四步先用滚法，施于足背及趾部，随之用捻法，捻趾关节，配合小腿关节屈伸、内外翻以及屈膝、屈髋、摇髋等辅助活动。

3. 患者取俯卧位，第一步先用滚法，后用推摩法，施于臀部、大腿后侧至小腿后侧。第二步先用肘按居髎、环跳，指按委中、承山，同时拿昆仑、太溪等穴。随之用摩法，加以调和。最后进行"后提腿"和膝关节向臀部屈伸等辅助活动。

4. 患者取坐位，第一步医者右脚踏在患者坐的凳子边缘上，将患者上肢提起置于医者膝上，用滚法施于前臂及肩部，重点在外侧。第二步用摇法，环转摇动肩关节、腕关节各 5 ~ 6 次。第三步搓患肢，从上臂至前臂往返 5 ~ 6 次。随之拿肩井穴，并拍肩结束。

（四）传统功法

1. 易筋经 易筋经具有"伸筋拔骨，以形引气，动作舒展，意随形走"的特点。静中有动，动则筋柔骨壮，壮于外，动中有静，动静结合，能缩短类风湿关节炎患者晨僵时间，减轻症状，缓解痛苦。

2. 八段锦 八段锦健身功法的每一式都注重对脏腑功能的调节作用。脏腑功能充盛有利于类风湿关节炎患者临床症状的改善和心情的畅达，能调畅气机、调达气血，对心情抑郁、急躁易怒的患者有良好调理作用。对类风湿关节炎的患者来说，气机不畅，就会不通则痛，八段锦能有效缓解疼痛，调节抑郁情绪，对患者晨僵、怕冷等症状也具有改善作用。

五、康复教育

健康宣教是对类风湿关节炎患者进行管理的关键组成部分，有助于患者建立健康行为生活方式，从而缓解病情，改善患者生活质量。具体康复教育内容包括以下几方面。

1. 疾病知识健康教育 主动与患者沟通交流，了解患者的文化程度，用通俗易懂的语言，向患者介绍关于疾病的知识，包括病因、病理、临床表现以及治疗方案和预后等，告知可能出现的并发症。

2. 心理健康教育 综合评估其心理状态，根据实际情况，进行针对性教育，帮助患者消除心理障碍，保持乐观心态，积极配合治疗，增加患者战胜疾病的信心。

3. 功能锻炼健康教育 功能锻炼教育对患者康复有很大帮助，可缓解症状，改善生存质量，因此应作为康复教育的重点。

4. 日常生活健康教育 督促患者养成良好的生活习惯，合理膳食，戒烟戒酒，保证睡眠时间及质量。

5. 用药健康教育 注意用药期间不良反应的及时处理，强调用药时的注意事项。

六、康复护理

由于类风湿关节炎患者病情不稳定，反复发作，病程漫长，发病时关节疼痛，患者心理压力较大，情绪悲观抑郁，低落消沉。在与患者沟通时应注意方法与态度，尽量和蔼亲切，正确疏导患者心理，让患者正确认识所患疾病，引导激发患者对社会和家庭的责任感，适当鼓励患者独立完成康复锻炼，并对患者表现予以肯定，增强患者的自理能力及康复信心，让患者以良好、积极的心态进行康复治疗。

患者急性期常伴有关节疼痛、肿胀、发热或全身乏力等症状，应该多卧床休息，保护关节功能，尽量减少关节受累活动，以免相关脏器受损。患者起床后可用温水浸泡僵硬的关节，慢慢活动，并予以适当的按摩，以减缓晨僵。睡觉前可将手足在温水中浸泡半小时，睡觉时注意手足的保暖。

患者疼痛或者病痛加重时合理止痛，如松弛术、冷敷、热敷分散注意力等。根据患者的疼痛程度采取相应有效的缓解方法，如需用药缓解，要密切观察患者是否产生不良反应并及时处理。

多数类风湿关节炎患者对天气变化比较敏感，应注意天气及季节的变化。秋冬季节注意防寒保暖，尤其是患处的保暖；春夏季节注意勤换洗衣物，保持衣被干燥。

长期用药可影响患者的消化系统功能与食欲，因此营养饮食尤为重要。患者饮食需以清淡、容易消化为主，选择富含钙、铁、维生素和蛋白质等营养丰富的食物，忌食刺激、油腻之品。

第九节 骨关节炎

一、概述

骨关节炎（osteoarthritis，OA）是一种以关节软骨损害为主，并累及整个关节组织，发生关节软骨退变、纤维化、断裂、溃疡及整个关节面损害的常见关节疾病。本病好发于中老年人。随着人口老龄化进程的加快，骨关节炎的患病率越来越高。根据其症状特征，本病属中医学"骨痹""肾痹""骨痿"等范畴。

本病的发病危险因素包括年龄、性别、肥胖、创伤等，以及长期从事反复使用某些关节的职业或文体活动等。病变以关节软骨损害为主，或累及整个关节，最终发生关节软骨退变、纤维化、断裂、溃疡，软骨下骨出现增厚和硬化，关节边缘骨赘形成，关节近旁出现骨囊肿。临床表现为受累关节及其周围组织疼痛、僵硬、肿胀、关节骨性肥大和功能障碍。疼痛多发生在活动之后，休息后缓解。随着病情进展，负重时疼痛加重，甚至休息时也发生疼痛。晨僵时间较短，不超过 30 分钟。本病好发于膝、髋、颈椎和腰椎等负重关节，以及远端指间关节、近端指间关节、第一腕掌关节和第一跖趾关节，造成关节肿胀、疼痛，导致关节活动度下降，关节周围肌肉萎缩等功能障碍。若不积极进行康复治疗，会发展为关节畸形，活动功能受限，站立行走困难，严重影响患者的生活质量。

本病多因中老年人肝肾亏虚，精血不足，导致脉络空虚，腠理不固，加以劳损外伤的基础上感受外邪，合而为病，久则痰浊瘀血凝滞骨节所致。病性是正虚邪实，正虚以肾虚，气血不足为主，邪实以风寒、痰瘀为主。年老以后，肝肾精血亏虚，气血不足，无以濡养筋骨筋脉，则筋罢骨弱而发病。劳损过度也是发病的重要原因，因关节长期过度负重用力，或闪挫跌仆，劳损日久，引起气血不畅，筋骨失养而发病。外邪侵袭是本病发生和加重的重要因素，肾虚、气血不足，易受六淫外邪侵袭，尤其是风、寒、湿邪，导致经络、筋骨、关节痹阻不通，引发本病。

二、康复适应证

1. 急性发作，关节局部肿胀、疼痛，关节活动功能障碍者。
2. 经治疗后局部关节疼痛减轻，肿胀消退，关节活动未达到正常范围者。
3. 关节周围肌肉萎缩，关节僵硬，影响功能活动者。

本病急性发作，关节肿胀疼痛者不宜进行运动康复法。

三、康复评定

（一）中医康复评定

本病为慢性关节病，反复发作，病程长，虚实夹杂，故应辨明虚实之主次。劳损为主者，以肝肾亏虚、气血虚弱为主，在本虚的基础上又夹风寒痰瘀等邪气致病。

1. 肝肾亏虚证 骨节隐隐疼痛，尤以腰膝多见，不耐劳作，劳累后尤甚，腰膝酸软，肢节屈伸不利，活动无力，形体瘦弱，爪甲枯脆，面色无华。舌淡，苔薄白，脉弦细无力或虚弱。

2. 气血不足证 病程日久，反复发作，骨节疼痛，劳累后加剧，肌肉瘦削，面色苍白，唇甲淡白无华，少气懒言，神疲倦怠，眩晕，畏风自汗。舌淡，苔薄，脉细弱。

3. 寒湿阻络证　关节僵硬，活动受限，疼痛剧烈，得寒加重，得热则减，畏冷，四肢不温，遇阴雨天为甚。舌淡，苔白，脉弦紧。

4. 痰瘀痹阻证　关节疼痛日久，患处肿大，刺痛，痛有定处，骨节屈伸不利，甚则僵硬变形。舌质紫，舌苔白或腻，脉细涩。

（二）西医康复评定

骨关节炎的康复评定主要包括疾病严重程度的评定、关节活动范围评定、肌力评定、疼痛评定及步行能力评定等。

1. 疾病严重程度的分级　依照国际医学科学组织委员会（CIOMS）对该病的评定标准，根据 X 线检查结果，可将骨性关节炎的严重程度分为 0 ~ 4 级（表 3 – 8）。

表 3 – 8　骨性关节炎严重程度评定标准

分级	远端指间关节	近端指间关节	膝关节	髋关节
0	正常	正常	正常	正常
1	1 个小骨赘	1 个小骨赘，可有囊肿	可疑关节间隙变窄，似有骨赘	股骨头周围可有骨赘，内侧关节间隙可变窄
2	两个关节确切小骨赘，轻度软骨下硬化，疑似囊肿	两个关节确切小骨赘，可有 1 个关节间隙变窄	确切骨赘，可有关节间隙变窄	确切骨赘，轻度硬化，下方关节间隙变窄
3	中度骨赘，骨端轻度畸形，关节间隙变窄	多关节中度骨赘，骨端轻度畸形	中度多发骨赘，骨端硬化、畸形，关节间隙变窄	轻度骨赘，骨端硬化、畸形、囊肿，关节间隙变窄
4	大骨赘，骨端畸形，关节间隙消失，有囊肿	大骨赘，骨端畸形，关节间隙明显变窄，软骨下硬化	大骨赘，骨端畸形，关节间隙变窄，关节面严重硬化	大骨赘，骨端畸形，关节间隙明显变窄，骨端硬化，有囊肿

2. 关节活动范围（ROM）评定　通过 ROM 测定，可确定关节活动受限程度，分析障碍原因，以便提供合适的治疗方法及疗效评定。

3. 肌力评定　骨性关节炎患者，因肢体运动减少，可致失用性肌萎缩，肌力减弱。常用的肌力测定方法为徒手肌力评定。如果有条件，也可以采用等速肌力测试法定量评定肌肉功能。

4. 疼痛评定　临床常规采用视觉模拟评分指数（visual analogous scale，VAS），根据情况也可采用简氏 McMillan 疼痛问卷进行评分。

5. 步行能力评定　下肢功能评定采用 1984 年 Holden 提出的功能性步行能力分级（functional ambulation classification，FAC）（表 3 – 9）。

表 3 – 9   Holden 功能性步行能力分级

评级（级）	特征	评级标准
0	无功能	患者不能行走，完全依靠轮椅，或需两人协助才能行走
I	需大量持续性帮助	使用双拐，或需 1 人持续搀扶才能行走及保持平衡
II	需少量帮助	能行走，使用膝踝足矫形器（KAFO）、踝足矫形器（AFO）、单拐、手杖，或需 1 人在旁边给予间断的身体接触帮助才能保持平衡和安全
III	需监护或语言指导	能行走，但不正常，不够安全，需 1 人在旁监护或语言指导
IV	平地上独立行走	在平地上能独立行走，但在斜面、楼梯、地面不平处行走仍有困难，需他人帮助或监护
V	完全独立行走	在任何地方都能独立行走

四、康复治疗

骨关节炎的康复治疗原则是补虚泻实、解痉止痛、通利关节。补益肝肾以治本，通经活络以治标，兼以化痰和祛瘀。康复目标是有效地减轻疼痛，消除肿胀，保持关节活动功能，预防畸形发生，提高患者的生活自理能力和生活质量。康复治疗方法以药物康复和针灸康复为主。

（一）中药康复

1. 中药内服

（1）肝肾亏虚证

治法：补益肝肾，祛风通络。

主方：独活寄生汤加减。

常用药：独活、桑寄生、牛膝、杜仲、茯苓、人参、当归、熟地黄、川芎、秦艽、细辛、桂心、防风、甘草。

（2）气血不足证

治法：益气养血，通经活络。

主方：十全大补汤加减。

常用药：人参、白术、当归、茯苓、黄芪、熟地黄、川芎、桂皮、炙甘草、生姜、大枣。

（3）寒湿阻络证

治法：散寒除湿，祛瘀散结。

主方：阳和汤加减。

常用药：熟地黄、麻黄、白芥子、炮姜炭、制草乌、制川乌、鸡血藤、蜈蚣、细辛、威灵仙、制乳香、制没药、甘草。

（4）痰瘀痹阻证

治法：活血祛瘀，化痰通络。

主方：身痛逐瘀汤加减。

常用药：当归、川芎、红花、桃仁、羌活、乳香、没药、牛膝、五灵脂、全蝎、蜈蚣、乌梢蛇、炙甘草。

2. 中药外用

（1）熏洗 用祛风除湿、通经活络的中药煎汤熏洗，如桂枝、防己、海桐皮、白芷、桑寄生、艾叶、红花、海风藤、细辛、威灵仙、透骨草、骨碎补等药，水煎取汁，温热时外洗关节。

（2）热熨 用祛风除湿、温经活络的中药打碎、炒热，装入布袋中热熨患处关节。

（3）贴敷 用祛风除湿止痛的膏药贴敷患处。

（二）针灸康复

1. 体针 根据不同部位和疼痛点选穴，并要结合辨证配穴。每次3～5穴，用毫针刺法，平补平泻，留针20分钟，每日1次。

（1）部位选穴 肩关节选用肩髃、肩髎、肩贞、曲池、肩井；肘关节选用曲池、少海、肩髃、手三里、外关；腕关节选用外关、大陵、阳溪、阳池；手指关节选用八邪、中渚、合谷、后溪、支沟；髋关节选用肾俞、腰阳关、环跳；膝关节选用足三里、血海、阳陵泉、阴陵泉、膝阳关、委中、照海；踝关节选用太溪、昆仑、悬钟、三阴交、解溪；跟骨选用太溪、昆仑、照海、申脉；趾关节选用太冲、公孙、八风、地五会；颈椎选用颈百劳、风池、肩中俞、肩井、风门；腰椎选用肾俞、气海俞、夹脊、命门、腰阳关。

（2）辨证配穴 肾气虚证，选用太溪、关元、肾俞、神阙、涌泉；气血虚证，选用膈俞、脾俞、足三里、血海、公孙；寒湿证，选用命门、至阳、关元、神阙、大椎、足三里、脾俞、丰隆、曲池，还可选用温针灸。

2. 艾灸 直接将艾条套在针柄上点燃，或隔姜片灸，以局部有舒适的热感为度，每穴20～30分钟。

3. 耳针 选穴为相应区压痛点、肾上腺、内分泌、交感、神门。多用胶布将王不留行子贴于上述耳穴上，轻轻按压，每日数次。

（三）运动康复

运动康复法能增加关节活动度，增强关节周围肌群的肌力，防止关节粘连、僵硬，保持适当的体重，并能改善患者的精神状态。应鼓励患者在避免过度负重的情况下，进行适度的关节活动，有效地保持关节活动度。运动时应注意运动强度不宜过大，运动时间不宜过长，并应注意保护受累关节，避免再次损伤。

1. 太极拳 宜从练习单个动作开始，如揽雀尾、单鞭等，逐步过渡到练习全套。练习时间以自己体力能胜任为度。

2. 五禽戏 根据病情和功能选择练习整套或选练某些动作。如训练肢体关节活动，以练习虎戏和鹿戏为宜；训练肢体灵活性可练习猿戏。

3. 八段锦　左右开弓似射雕、五劳七伤往后瞧等几节动作，对训练肢体各关节的活动度均有较好的作用。

（四）沐浴康复

1. 热水浴、温泉浴　以全身、半身或患肢的沐浴为宜，适宜水温是 40℃。并可配合水下按摩或水下运动，每次 15~30 分钟，每日 1 次。

2. 热砂疗法　可因地制宜，采用河沙、漠沙或温泉沙等覆盖患肢关节。每日 1 次，10~15 天为 1 个疗程。

（五）娱乐康复

患者常因疼痛、关节活动受限而焦虑烦躁，或抑郁、悲观失望。宜采用娱乐康复法改善不良情绪，促进关节功能康复。在使用娱乐康复法时，可配合色彩疗法、香花疗法，选择合适的环境颜色，用绿植、花卉装点生活环境，达到放松心情的作用。

1. 音乐疗法　听节奏明快、旋律优美的乐曲为宜，有助于心情舒畅，缓解疼痛。如疼痛明显者可选择减轻疼痛方；情绪忧郁者可选择开郁方。每次 15~30 分钟，每日 1 次。还可以根据患者的音乐修养情况，采用演奏乐器这类主动式音乐疗法，达到转移不良情绪、调畅气机的作用。

2. 其他娱乐法　如下棋、书法、绘画、戏剧等方式，都可以达到转移注意力，放松精神的作用。

（六）饮食康复

1. 肝肾亏虚证　可选用骨碎补炖狗肉。骨碎补 60g，狗肉适量，先将骨碎补煎汤，取汁去渣，用药汤炖煮狗肉。佐餐食用，每日 1 次。还可选用巨胜酒等。

2. 气血不足证　可选用参枣汤。取党参 15g，大枣 20 枚，煎煮两次，合并煎汁，每日分两次食用。还可选用归参鳝鱼羹、桂圆参蜜膏等。

3. 寒湿阻络证　可选用川乌粥。取生川乌 3~5g，粳米 30g，姜汁约 10 滴，蜂蜜适量。先将生川乌捣碎，碾成极细粉末。另将粳米煮粥，待粥沸，加入川乌粉，并改文火缓慢熬煮 30 分钟，粥熟后加入生姜汁，调入蜂蜜，搅匀；再煮沸，即得。早、晚温服各 1 次。还可选用胡椒根炖蛇肉等。

4. 痰瘀阻络证　可选用红花酒。取红花 100g，白酒 500g。将红花浸泡酒中，封固，每日振摇 1 次，1 周后服用。还可选用桃仁粥等。

（七）推拿康复

本病患者的推拿治疗以舒筋通络止痛为基本原则，重在恢复关节活动。不主张用强手法刺激，尤其不提倡活动关节的手法。在关节炎缓解期可采用摩擦病变关节、按揉穴位法等缓解关节周围肌肉、韧带及关节囊的痉挛，以改善关节周围的血液循环。

五、康复教育

本病的发展呈关节慢性退行性改变，需向患者介绍疾病康复治疗的相关知识，包括病因、病理、临床表现、功能障碍以及关节使用的注意事项等。由于患者关节疼痛，常出现焦虑的心理状态，应综合评估其心理状态，进行针对性教育，帮助患者消除心理障碍，保持乐观心态，积极配合康复治疗，增加患者战胜疾病的信心。在生活中减少受累关节的负重，必要时可佩戴关节保护器具。

六、康复护理

1. 饮食护理　饮食宜均衡，荤素搭配，补充各种营养素和微量元素来营养关节，尤其是增加富含蛋白质、钙、维生素 D 和维生素 C 的食物摄入。

2. 日常生活护理　肥胖者应合理减轻体重，同时减少长时间的关节活动与过量负重；注意关节部位防寒保暖；当患者的关节损伤影响其日常生活活动时，应使用杖等辅助用具，以减轻关节负荷，提高活动能力。

3. 心理护理　当患者关节疼痛、肿胀、活动度减少，继而导致其日常生活活动能力下降时，容易出现焦虑、抑郁等不良情绪，影响疾病康复。因此，要从心理上劝慰患者，使其保持良好平和的情绪，积极主动配合康复治疗。

第十节　骨质疏松症

一、概述

骨质疏松症（osteoporosis，OP）是一种以骨量降低和骨组织微结构破坏为特征，导致骨脆性增加和易于骨折的代谢性骨病。根据病因，可分为原发性骨质疏松症和继发性骨质疏松症两类。继发性骨质疏松症常由内分泌代谢疾病或全身性疾病引起，原发性骨质疏松症分为绝经后骨质疏松症和老年性骨质疏松症。随着人口老龄化和人类平均寿命的延长，原发性骨质疏松症的患病率逐年升高。本节主要介绍原发性骨质疏松症的中医临床康复。根据本病疼痛、骨折、脊柱畸形等主要临床症状和体征，原发性骨质疏松症可归于中医学"腰痛""骨痹""骨痿""骨折"等范畴。

本病的病因和危险因素包括骨吸收因素、骨形成因素、骨质量下降和不良的生活方式与生活环境。雌激素缺乏可使破骨细胞功能增强，骨丢失加速，这是女性绝经后骨质疏松症的主要原因；而雄激素缺乏在老年性骨质疏松症的发病中起重要作用。高龄人群成骨细胞的功能与活性缺陷导致骨形成不足和骨丢失。蛋白质、钙和维生素 D 摄入不足、制动、体力活动过少、光照减少和肌肉功能减退是老年性骨质疏松症和骨质疏松症性骨折的重要原因。

本病的临床表现是骨痛和肌无力、骨折以及骨质疏松症的并发症。骨痛常为弥漫性，无固定部位，检查时不能发现压痛点；肌无力常于劳累或活动后加重，患者的负重能力下降；胸腰椎、髋部、前臂和肋骨常因摔倒或轻度外力作用下发生骨折；骨质疏松症并发驼背和胸廓畸形者常伴胸闷、呼吸困难等表现，高龄髋部骨折者常因感染、心血管病而死亡。本病的康复治疗能改善运动功能，对骨质代谢的调节有促进作用，能纠正患者常见的驼背畸形，防止和减少因肌力不足而导致的容易跌倒，同时增强患者的身体素质，提高其生存质量。

本病多因老年人肾精亏虚、筋骨失养、骨之形质损伤所致，与饮食所伤、劳欲过度等有关。病位在骨，病性是本虚标实，以肾虚髓减为本，瘀血闭阻为标，骨之形质损伤是其病理基础。肾主藏精，其充在骨，肾精不足则骨无以充，髓空骨软，故骨痛酸楚；甚者，骨枯而髓减，发为骨痿，并可见骨折。脾为后天之本，气血生化之源。年老体衰，脾胃运化功能失调，影响水谷精微的化生、气血的生长，脏腑、经络、四肢百骸失于滋养，关节不利，肌肉瘦削，发为本病；久病大病后调护失宜，久病入络，产生瘀血，瘀血阻滞，新血不生，筋骨失养而发本病。

二、康复适应证

绝大多数骨质疏松症患者能进行康复治疗，但骨折早期，伴有严重的心、肺、肝、肾疾病者和年老体弱者不能进行运动疗法。康复治疗方案要科学合理，坚持循序渐进，治疗过程中要注意对患者的保护，避免出现跌倒、损伤等情况。

三、康复评定

（一）中医康复评定

本病是本虚标实之证，辨证应辨明虚实。虚证以肾精不足、脾胃亏虚为主，实证为瘀血阻络。

1. 肾精不足证 全身骨痛隐隐或腰背疼痛，腰膝酸软，遇劳则甚，骨骼变形，神疲乏力，头晕耳鸣，齿摇发脱，健忘恍惚。舌质淡，苔薄白，脉沉弱。

2. 脾气虚弱证 腰背酸痛，四肢无力，肌肉萎缩，轻微运动即可引起胸背剧痛，或腰弯背驼，纳少，大便溏薄，肢体倦怠，少气懒言，面色萎黄或㿠白，或浮肿，或消瘦。舌质淡，苔薄白，脉细弱。

3. 气滞血瘀证 患部青紫疼痛，凝滞强直，筋肉挛缩，肢体麻木，口唇爪甲晦暗，肌肤甲错。舌质紫暗，脉细涩。

（二）西医康复评定

1. 骨质疏松程度评定 骨质疏松症的康复治疗取决于对骨质丢失程度的准确判断、骨质衰弱程度和跌倒倾向的确定。世界卫生组织在 2011 年发布了骨质分类标准：正常、骨量减少、骨质疏松、严重骨质疏松。骨密度值低于同性别、同种族健康成人的骨峰值不足 1 个标准差属正常；降低 1~2.5 个标准差之间为骨量低下（骨量减少）；降低程度 ≥5 个标准差为骨质疏松；骨密度降低程度符合骨质疏松诊断标准同时伴有一处或多处骨折时为严重骨质疏松。现在也常用 T-Score（T 值）表示，即 T 值 ≥ -1.0 为正常，-2.5 < T 值 < -1.0 为骨量减少，T 值 ≤ -2.5 为骨质疏松。

2. 生活质量评定　原发性骨质疏松症患者的生活质量评定常用生活质量量表（osteoporosis quality of life scale），该量表包含 75 个条目，其中疾病维度 20 个条目，生理维度 17 个条目，社会维度 17 个条目，心理维度 13 个条目；满意度维度 8 个条目，覆盖了与生活质量有关的 5 个维度（疾病、生理、社会、心理、满意度）和 10 个方面。

四、康复治疗

本病的康复治疗原则是补肾填精、健运脾胃、强筋壮骨。扶正祛邪兼顾，若瘀血证候表现明显者，宜先在扶正的基础上活血化瘀通络。康复目标是有效地控制症状，减轻疼痛，延缓病程发展，预防骨折、胸廓畸形等并发症发生，提高患者的生活自理能力。康复治疗方法以药物康复、针灸康复、饮食康复和运动康复为主。

（一）中药康复

1. 肾精不足证

治法：补肾填精。

主方：河车大造丸加减。

常用药：紫河车、熟地黄、杜仲、麦冬、天冬、龟甲、牛膝、黄柏。

2. 脾气虚弱证

治法：健脾益气，温阳补肾。

主方：参苓白术散加减。

常用药：人参、茯苓、白术、白扁豆、山药、莲子肉、薏苡仁、砂仁、陈皮、桔梗、甘草。

3. 气滞血瘀证

治法：行气活血化瘀。

主方：身痛逐瘀汤加减。

常用药：当归、秦艽、川芎、桃仁、红花、香附、牛膝、羌活、没药、地龙、五灵脂、甘草。

（二）饮食康复

1. 一般饮食要求　骨质疏松症患者应适当增加食用畜肉、禽肉等血肉有情之品，补肾益精，健运脾胃。牛奶等乳制品有补虚损、益脾胃、长肌肉的作用，适合骨质疏松症患者食用。富含草酸和纤维素的蔬菜会降低肠道对钙的吸收，将这些蔬菜在沸水中焯一下，滤去水再烹调。

2. 食疗药膳方

（1）生地黄鸡

原料：生地黄 100g，乌骨鸡 1 只，饴糖 20g。

制作：鸡去毛及内脏，洗净；再将生地黄洗净，切成细条与饴糖混合，放入鸡腹中，用棉线扎紧。把鸡放入锅中，隔水蒸熟。佐餐食用。

功效：滋阴补肾。

适应证：肾精不足型骨质疏松症。

（2）小米人参粥

原料：人参10g，山药50g，大枣10枚，小米50g。

制作：人参单煎，取药汁备用；山药、大枣和小米共煮粥，粥将熟时，把人参药汁放入粥内，煮开后空腹食用，每日1~2次。

功效：健脾益气。

适应证：脾气虚弱型骨质疏松症。

（3）三花参麦茶

原料：佛手花、厚朴花、红花、红茶各3g，党参、炒麦芽各6g。

制作：上药捣成粗末，放入细纱布袋中，沸水冲泡。代茶饮。

功效：行气活血，化瘀止痛。

适应证：气滞血瘀型骨质疏松症。

（三）传统体育康复

适当增加户外日照下的活动能促使血脉流通，气血化生，有利于本病的康复。现代研究也认为，体力活动能刺激成骨细胞活性，有利于骨质形成，并保持和增加骨量。运动还能加强老年人的平衡能力，避免摔倒。各种运动方式应从小强度开始，缓慢地增加负荷，避免骨折等损伤。

1. 太极拳　练习太极拳能增强关节的灵活性和韧带的坚韧性，增强机体的骨矿含量，刺激骨形成。可以从练单个动作开始，逐步过渡到练全套。练习的次数不限，可因人因病情不同灵活掌握。

2. 五禽戏　当以外功型为主，即模仿"五禽"动作，着重练"外"形。根据身体情况可练整套，亦可选练某一式，运动量的掌握以身体微微出汗为宜。每天练2~3次，每次约20分钟。

3. 易筋经　根据各人情况不同，可练整套十二式，或选练某几式，运动量通过逐渐增加每式动作的重复次数来调节。其中以九鬼拔马刀、倒拖九牛尾、三盘落地、摘星换斗、饿虎扑食、打躬等式作用较明显。

（四）针灸康复

1. 体针　主穴用肾俞、志室、太溪。肾精不足者，加关元、肝俞、腰阳关、环跳、阳陵泉、悬钟、照海；脾胃虚弱者，加脾俞、足三里、气海；气滞血瘀者，加血海、膈俞、三阴交；腰背酸痛者，取夹脊、大椎、委中、身柱、承扶，以疏通局部筋脉之气血。

本病主要责之肾虚，除活血化瘀用泻法外，针刺手法均施以补法，温补肾阳可加灸。每次选 4～5 穴，留针 20～30 分钟，每日或隔日 1 次，10 次为 1 个疗程。

2. 耳针　取肾、脊椎、膝、交感、神门、内分泌、卵巢等穴及相应敏感点。每次选 2～3 穴，留针 1 小时，隔日 1 次，或用胶布将王不留行子贴于耳穴上，每日轻轻揉压数次。

（五）推拿康复

针对患者腰背酸痛、两膝酸软的症状，可行推背揉膝法。让患者俯卧，施术者在脊椎两侧用拇指平推或用指揉法，由上及下反复数次，然后在同部位行拍法多遍，再对膝部行揉、搓等方法，局部发热后再缓慢活动膝关节。同时，还可用一指禅推法推按肾俞、志室、命门、委中等穴。持久腰痛者，亦可让患者以两手经常摩擦肾俞、命门穴等。

五、康复教育

骨质疏松症是影响老年人健康的社会问题，需制定和采取相应的预防措施，康复教育是预防和尽早发现骨质疏松症的有效手段。应加强宣传教育，尤其对老年妇女更应给予重点照顾。康复教育的内容包括：认识诱发骨质疏松症的危险因素，如绝经过早、户外活动减少、不良饮食和生活习惯等。定期身体检查，针对患者的不同病情，提供科学有效的指导，使其学会自我保护，减少骨折等并发症的发生。

六、康复护理

（一）注意饮食营养

日常生活中，注意多食用富含钙和蛋白质的食物，如奶和奶制品、瘦肉、鱼虾、豆制品等。避免酗酒、过量咖啡、浓茶、吸烟以及高盐、高糖等不良饮食习惯。

（二）保持良好的生活习惯

坚持户外体育锻炼，增加日照时间。注意运动安全，避免跌倒，预防骨折。如骨折必须卧床休息者，也可做四肢和腹背肌肉的主动和被动运动，防止发生废用性肌萎缩和骨质疏松进一步加重。骨折一旦愈合，即应早日进行功能康复锻炼。

第十一节　功能性便秘

一、概述

便秘是常见的消化道疾病，指粪便在肠道内滞留过久，排便周期延长，或粪质坚硬，或经常排便不畅的病证。它既可是一个独立的病证，也可是多种疾病的一个症状。临床表现为两天以上无大便，或超过个人排便习惯一天以上，且大便干结、排出费力，伴有不适或痛苦感。

功能性便秘属于非器质性的便秘，即排除肠道器质性病变的便秘，与年龄、气候、精神心理等因素相关，常由不良的生活习惯、饮食习惯、排便习惯，或神经、精神性疾病以及年老、肥胖、妊娠、药物影响等引起。功能性便秘在中医学中有很多关联称谓，如"脾约""肠结""大便难"等。本病起病缓慢，多因饮食失节、情志失调、久坐少动或运动不及等，引起津液耗伤，气机郁滞，终致大肠传导失司，大便秘结；或病后或年老体虚，阴阳气血不足，大肠失于濡润或无力传送，便结难下。病位在大肠，与肺、脾、肝、肾有关。

二、康复适应证

功能性便秘的康复适应证，常见每周排便少于 3 次，排便困难，排便时间延长，粪便干结如羊粪。经直肠指检、大便常规、肠镜等检查排除器质性病变引起的便秘。器质性便秘或有明确原因引起的便秘则属禁忌之列。

三、康复评定

（一）中医康复评定

便秘形成原因很多，临床表现多种多样，其证候表现错综复杂，但不外虚实两端，因此，便秘的中医康复评定重在分辨虚实。

1. 实秘

（1）热结肠燥　大便干结，腹满胀痛，口干口臭，面红心烦，或伴身热，小便短赤。舌红，苔黄燥，脉滑数或弦数。

（2）气机郁滞　大便干结，欲便不出，或便而不爽，腹中胀满，肠鸣矢气，嗳气频作，胸胁痞满。舌苔薄白或薄黄，脉弦。

（3）寒凝肠腑　大便艰涩，腹痛拘急，胀满拒按，手足不温，呃逆呕吐。苔白腻，脉弦紧。

2. 虚秘

（1）气虚　大便不干硬，虽有便意，临厕努挣乏力，汗出短气，面白神疲，肢倦懒言。舌淡，苔白，脉细弱。

（2）血虚　大便干结，努挣难下，面色无华，头晕目眩，心悸气短，健忘，口唇色淡。舌淡，苔白，脉细。

（3）阴虚　大便干结，如羊屎状，形体消瘦，头晕耳鸣，颧红面赤，心烦少眠，潮热盗汗，腰膝酸软。舌红，少苔，脉细数。

（4）阳虚　大便艰涩，排出困难，小便清长，面色苍白，四肢不温，腹中冷痛，或腰膝酸冷。舌淡，苔白，脉沉迟。

（二）现代康复定评定

便秘的评估内容包括便秘的危险因素、严重程度、便秘类型、患者心理状况等。

1. 危险因素评估　通过对便秘者进行有针对性的病史采集和体检，可能发现一些可以调整的因素，如饮食或饮水过少、行动障碍和可能导致便秘的药物；可能发现潜在的精神疾病、神经系统疾病以及内分泌疾病；排除威胁生命的严重疾病，如肿瘤等。

2. 便秘严重程度及生活质量评估　便秘相关量表或评分系统对便秘的性质、严重程度和对生活质量影响的评估是有效的。临床可用的量表包括便秘评估表、便秘评分系统、患者便秘症状调查问卷评估、Knowles-Eccersley-Scott 症状评分、Garrigues 问卷调查、中国便秘问卷调查和便秘严重程度评估表。

3. 肛门直肠生理学检查和结肠传输试验　主要指肛门直肠测压、肌电图等，对于诊断盆底功能障碍、盆底肌痉挛、巨结肠等有重要价值。用不透射线标记物、扫描、无线动力胶囊进行结肠传输功能检查是判断结肠传输功能的适当方法，有助于找出顽固性便秘者的潜在病因。

4. 排粪造影　MRI 排粪造影或经会阴超声排粪造影有助于发现与排便梗阻有关的解剖异常。

5. 心理状况评估　采用霍普金斯症状检测表（HSC）、明尼苏达多项人格测验（MMPI）等量表进行评估。

四、康复治疗

本病的康复治疗原则是补虚泻实。补虚在于补益阴阳气血，泻实则重在清肠腑、调气机。康复目标是尽可能促进肠蠕动，以利于糟粕的尽快排出，恢复肠道的通降功能。

（一）针灸康复

1. 毫针　常用主穴为大肠俞、天枢、上巨虚、支沟、照海。热结肠燥便秘加合谷、曲池；气滞便秘加中脘、太冲；正气虚所致的便秘加脾俞、气海；实证便秘，只针不灸，用泻法；虚证便秘，针、灸并用，用补法。

2. 刺络拔罐　主穴脾俞、胃俞、大肠俞、中脘、天枢、大横、关元、足三里。常规消毒后，在大肠俞（或反应点）用三棱针垂直点刺 0.5 寸，另取大号火罐 1 个，在出血部位行拔罐放血治疗。5 分钟后可吸出血 2～3mL，除去火罐，每周治疗 1～2 次。

3. 穴位埋线　取大肠俞、天枢、上巨虚等穴。用 9 号腰穿针将 2cm 0 号医用羊肠线垂直植入穴位。每隔 15～30 天埋 1 次，一般治疗 1～8 次。

4. 灸法

（1）取天枢、支沟、大肠俞、神阙等穴。每穴施灸 10～20 分钟，每日或隔日 1 次，6～12 次为 1 个疗程。热秘加灸曲池、合谷；气秘加阳陵泉、太冲；虚秘加气海、胃俞；冷秘加关元。

（2）选神阙、关元穴，患者取仰卧位，暴露腹部，将做好的药饼放在待灸穴位，点燃艾段上部后置药饼上施灸，每次每穴各灸两壮，每壮约 15 分钟，感觉较烫时适当移动药饼。每日 1 次，12 次为 1 个疗程，疗程间休息 3 天，共治疗 6 个疗程。

5. 耳针　大肠、直肠下段、三焦、腹、肝、脾、肾，每次选 3～5 穴，毫针刺，或用王不留行子穴位贴压。

（二）推拿康复

1. 推拿　常用穴位为天枢、阳池、足三里、肾俞等。①患者取仰卧位，腹部放松，意静心清。在中脘、天枢、大横穴用轻快的一指禅推法治疗，每穴约 1 分钟。然后以顺时针方向摩腹 10 分钟。②患者取俯卧位，术者用滚法沿脊柱两旁从脾俞到大肠俞治疗，约 3 分钟。然后按揉脾俞、长强 2~3 遍。

2. 腹部按摩　患者取仰卧位，屈曲双膝，术者双掌搓热后，左手平放在右下腹部，右手放在左手背上，向上推至右肋下部，顺着脐上方横过腹部，至左下腹，在该处做深而慢的揉按，然后推到原处为一圈。反复按摩 10~15 分钟。

按摩腹部气海、中脘、关元、天枢等穴位，然后在腹部顺时针按、推、揉，可以有效改善胃肠功能，增强排泄能力。

（三）中药康复

1. 中药内治

（1）**热结肠燥**

治法：清热导滞，润肠通便。

主方：麻子仁丸加减。

常用药：大黄、枳实、厚朴、麻子仁、杏仁、白蜜、芍药等。

（2）**气机郁滞**

治法：顺气导滞。

主方：六磨汤加减。

常用药：木香、乌药、沉香、大黄、槟榔、枳实等。

（3）**寒凝肠腑**

治法：温里散寒，通便止痛。

主方：温脾汤加减。

常用药：附子、大黄、党参、干姜、甘草、当归、肉苁蓉、乌药等。

（4）**气虚便秘**

治法：益气润肠。

主方：黄芪汤加减。

常用药：黄芪、麻仁、白蜜、陈皮。排便困难，腹部坠胀者，可合用补中益气汤；气息低微，懒言少动者，可加用生脉散；肢倦腰酸者，可用大补元煎加减。

（5）**血虚便秘**

治法：养血润燥。

主方：润肠丸加减。

常用药：当归、生地、麻仁、桃仁、枳壳。腰酸肢冷较甚者，加附子、肉桂；腹泻甚者，加白扁豆、山药、诃子等。

（6）阴虚便秘

治法：滋阴通便。

主方：增液汤加减。

常用药：玄参、麦冬、生地黄、当归、石斛、沙参等。

（7）阳虚便秘

治法：温阳通便。

主方：济川煎加减。

常用药：肉苁蓉、牛膝、附子、火麻仁、当归、升麻、泽泻、核桃仁等。

2. 中药外治

（1）敷脐疗法　①皮硝9g，皂角末1.5g，皮硝加水溶解后加入皂角末，调敷脐部，每日1次，适于热性便秘。②附子、苦丁香15g，制川乌、香白芷、牙皂6g，胡椒3g，麝香少许，同大蒜捣敷脐部，适用于冷秘。③当归60g，大黄30g，芒硝、甘草各15g，研末调水熬成浓稠膏状贴脐上，或煎汤摩腹，可治血虚便秘。④皂角、大黄同研为散，罯于脐部，适用于热结便秘。

（2）灌肠疗法　大黄20g，芒硝10g。大黄放入保温杯内，加沸水250mL，盖盖儿浸泡10分钟，再加入芒硝搅拌溶解完全，去渣，取药液200mL备用。患者取侧卧位，暴露臀部，将肛管插入肛门内10~15cm，将温热药液徐徐灌入肠内，保留30分钟。若无效，间隔3~4小时再灌1次。大黄为刺激性排便药，不宜长期使用。

（四）饮食康复

1. 一般饮食原则　良好的饮食习惯对防治便秘非常重要，所以尽可能做到饮食有节制，尽量每日食物种类齐全，提倡多吃粗粮、素食、淡食，多饮汤、羹类以濡润肠腑，促进排便。不宜食用辛辣、煎炸之品，以免燥热耗津加重症状。

2. 食疗药膳方

（1）西瓜子蜂蜜粥

原料：炒西瓜子仁、蜂蜜各1匙，糯米适量。

制作：糯米淘净，加水适量煮粥，待熟加入西瓜子仁和蜂蜜。早餐食用。

功效：清热导滞，润肠通便。

适应证：热结肠燥型便秘。

（2）陈皮蜂蜜粥

原料：陈皮10g，蜂蜜15~20mL，大米100g。

制作：陈皮煎汁，去渣取汁，加入洗净的大米煮粥，熟后加蜂蜜调味。每日分两次食用。

功效：行气通便。

适应证：气机郁滞型便秘。

（3）甘薯粥

原料：甘薯200g，大米150g，白糖适量。

制作：甘薯洗净连皮切小块，加水与大米同煮粥，加适量白糖。随意适量食用。

功效：益气通便。

适应证：气虚型便秘。

（4）黑芝麻粉粥

原料：黑芝麻粉 30g，大米 30g。

制作：大米淘净，加水适量，如常法煮粥，粥成调入黑芝麻粉。早、晚食用。

功效：养血通便。

适应证：血虚型便秘。

（5）玉竹粥

原料：玉竹 10g，大米 50g，白糖少许。

制作：玉竹洗净，加水适量，用砂锅煎汁，去渣；加大米煮粥，粥成加入白糖适量。每日早、晚食用。

功效：滋阴通便。

适应证：阴虚型便秘。

（6）羊肉肉苁蓉粥

原料：精羊肉、大米各 100g，肉苁蓉 10g，葱白 2 根，生姜 3 片，精盐少许。

制作：精羊肉、肉苁蓉洗净切碎；肉苁蓉煎煮去渣取汁，加羊肉、大米同煮，待煮沸后，入生姜、葱白、精盐熬粥。

功效：温阳通便。

适应证：阳虚型便秘。

（五）运动康复

功能性便秘与运动的关系非常密切，适当运动锻炼可以增强腹肌收缩力，促进胃肠蠕动，增加排便动力。运动的方式很多，可以酌情选择，如散步、跑步、游泳、跳绳、骑车等。中国传统的运动方法如太极拳、五禽戏、易筋经等，若能长期坚持练习，对调节脏腑功能、提高身体的代谢有较好的效果。

此外，肛门 - 会阴运动也有助于排便。取站立位，深吸气时收腹缩肛，呼气时放松，反复 10 ~ 30 遍，每天 2 ~ 3 次。

五、康复教育

引起便秘的因素有很多，如不良的生活习惯、饮食习惯、排便习惯等，这些因素直接影响本病的康复治疗和预后。因此，康复教育的主要内容，就是让患者了解与疾病相关的危险因素。教育患者要养成良好的排便习惯，做到科学饮食，适度运动，起居规律。

精神心理因素与便秘的发生也有密切的关系，况且，便秘日久患者也会出现焦虑倾向。因而应做好这方面的宣教工作，引导患者平时多注重精神调摄，保持愉悦稳定的心境。

胃肠动力减退是许多老年人常见的生理性衰退表现，要正确对待，切勿过度紧张。某些药物也会导致便秘，要谨慎对待。

六、康复护理

（一）日常起居

便秘患者应适度运动，切忌久坐久卧；保持定时排便；可配合下腹部热敷，或施行腹部按摩，以增强肠道蠕动，促使排便。

（二）饮食护理

饮食均衡，粗细结合，荤素搭配，进食规律。平时多饮水，或晨起空腹饮温水或淡盐水；多食蔬菜、水果，以补充水分和纤维素，从而增加肠容量和刺激肠蠕动，并保持一定的进食量。

（三）心理调摄

情志失畅与便秘的发生密切相关。便秘日久，尤其是老年患者多伴有焦虑，甚至抑郁倾向，故而患者需要充分认识本病的长期性、慢性，保持良好的心态，做好长期康复的思想准备。

第十二节　尿失禁

一、概述

尿失禁是指在清醒状态下尿液自行排出而不能自控者，是老年人的常见综合征，女性多于男性。本病就诊率低，治疗依从性差。长期可导致会阴部皮疹、褥疮、尿路感染，以及焦虑、抑郁等状态。

尿失禁根据其临床表现和致病因素不同，可分为压力性尿失禁、急迫性尿失禁、充溢性尿失禁及混合性尿失禁四种类型。目前其病因尚不清楚，可能是多种环境因素与机体自身因素长期相互作用的结果。如尿道括约肌损伤（尿路感染，药物如利尿剂、抗胆碱能药、钙通道阻滞剂等，大脑皮质疾患）、骨盆神经手术、脊髓疾患、糖尿病、前列腺疾病、膀胱疾患等，以及女性多次分娩造成的子宫下垂、雌激素水平下降所致的萎缩性尿道炎、盆底部组织的老化等。老年男性常因良性前列腺增生，膀胱出口梗阻，控尿能力降低，发生充盈性和急迫性尿失禁。本病与中医学的小便失禁、遗溺等相关。中医学认为，年老或久病体虚、情志失调、饮食不节，引起肺、脾、肾三脏虚弱，膀胱失约，或湿热下注或下焦蓄血，膀胱气化失司而致本病的发生。

二、康复适应证

各种类型的尿失禁，病情稳定，无严重的并发症，均可进行康复治疗。

三、康复评定

（一）中医康复评定

本病病位在膀胱，责之膀胱气化失司，但主要由肺、脾、肾虚所致，以虚为主。在不同的病因及病变过程中亦可有湿热、瘀血等实邪存在。康复辨证重在分辨虚实，又当明辨脏腑所在，是一脏为主，还是两脏或三脏同病。

1. 肺脾两虚证　小便失禁，气喘乏力，甚则咳嗽、大笑均可出现尿不禁，小腹坠胀。舌淡，脉虚无力。

2. 肾阳虚衰证　小便失禁，头晕目花，畏寒肢冷，腰膝酸软。舌淡，脉沉迟无力。

3. 肝肾阴虚证　小便失禁，尿色黄赤，形体消瘦，腰酸腿软，五心烦热。舌红，少苔，脉细数。

4. 湿热下注证　小便失禁，尿黄赤，尿道灼痛。舌红，苔黄腻，脉滑数。

5. 下焦蓄血证　小便失禁，尿滴沥不畅，腹胀痛或有肿块。舌质暗或有瘀斑，脉涩或细。

（二）现代康复评定

尿失禁的评估，目前尚无单一性的评估方法，往往采用多种方法进行综合评估。主要对尿失禁类型、尿失禁的严重程度以及患者的生活质量进行评判，以利于康复方案的制定及康复疗效的评定。

1. 尿动力学检查　尿流率测定、充盈性膀胱内压测定等。

2. 改良牛津盆底肌肌力评估　通过感受阴道壁的紧张度、对称性和收缩强度，初步评估盆底肌的肌力和紧张度等情况。

3. 盆底肌表面肌电评估　通过采集盆底肌群在进行规定的收缩、放松动作时盆底肌的肌电信号，对盆底肌群Ⅰ型、Ⅱ型肌纤维的功能进行评估分析，从而辅助诊断及评价治疗效果。

4. 尿控反射检查　可根据生物反馈检查，或手指触诊会阴让其咳嗽，会阴能否正常上提，以此评估尿控是否出现问题。

5. 尿失禁问卷评估量表　尿失禁影响问卷简表（IIQ-7）、尿失禁生活质量问卷（I-QOL）、国际尿失禁咨询委员会尿失禁问卷简表（ICIQ-SF）等评估量表，可同时评价尿失禁发生的频率、原因及对日常生活质量的影响，也可初步筛别尿失禁的类型。

6. 盆腹腔影像学检查　如彩超、核磁等。核磁对软组织的分辨率较CT高，能清晰地显示泌尿生殖膈、尿道及周围的解剖，对评价和研究尿失禁有一定的诊断价值；盆底彩超可实时动态观察尿道、膀胱、阴道、直肠等的位置变化，对压力性尿失禁、盆腔脱垂有重要的评估意义。

四、康复治疗

尿失禁多因肺脾肾虚弱，膀胱失约而致，"虚则补之"，故康复治疗以补虚治其本，佐以固涩治其标。但若有湿热或瘀血，则忌补涩之品，必待湿热清、瘀血化，方可用之。

（一）中药康复

1. 中药内治

（1）肺脾两虚证

治法：健脾补肺，益气固涩。

主方：补中益气汤加减。

常用药：炙黄芪、党参、白术、山药、陈皮、柴胡、升麻、桑螵蛸、益智仁、五味子、牡蛎等。

（2）肾阳虚衰证

治法：温补肾阳，益气缩尿。

主方：金匮肾气丸加减。

常用药：熟附子、肉桂、山茱萸、山药、菟丝子、补骨脂、肉豆蔻、桑螵蛸、益智仁、五味子等。

（3）肝肾阴虚证

治法：滋补肝肾，佐以固涩。

主方：大补阴丸加减。

常用药：熟地黄、龟甲、鳖甲、黄柏、知母、女贞子、旱莲草、桑螵蛸、益智仁、五味子等。

（4）湿热下注证

治法：清利湿热。

主方：八正散加减。

常用药：萹蓄、瞿麦、滑石、黄柏、栀子、大黄、车前子、泽泻等。

（5）下焦蓄血证

治法：活血化瘀。

主方：少腹逐瘀汤加减。

常用药：蒲黄、五灵脂、川芎、延胡索、没药、当归、赤芍、小茴香等。

2. 中药外治

（1）补骨脂、附子各10g，生姜30g。先将补骨脂、附片研成细末，再将生姜捣烂，三味和匀，做成饼状敷贴脐部，再用纱布覆盖固定。5天换药1次。适用于尿失禁下焦虚寒者。

（2）五倍子2g，菟丝子3g，五味子1g。上药共研为细末，以醋调成干糊状，入晚敷于脐部，次晨取下。或五倍子、肉桂各等份，以葱汁调和敷脐，以纱布固定，每两日换药1次。适用于肾虚遗尿。

（二）针灸康复

1. 针刺　选穴以任脉、膀胱经、脾经为主，局部以腹部及腰骶部腧穴为主，如关元、中级、三阴交、气海、肾俞、百会、次髎、膀胱俞、命门、足三里等。每次取 1 ~ 2 穴，隔日 1 次。10 ~ 15 次为 1 个疗程。

2. 灸法 取穴大敦、行间，每穴施灸 10 ~ 20 分钟。或选关元、气海、肾俞、膀胱俞等穴施灸。隔日 1 次，6 ~ 12 次为 1 个疗程。

临床常采用电针，或针刺与艾灸联合运用。压力性尿失禁艾灸关元、气海，针刺命门、肾俞、大肠俞。急迫性尿失禁，取足运感区、会阴、中膂俞、次髎穴进行电针疗法；或采用温针灸对百合、中极、关元、气海、肾俞、膀胱俞施灸。亦可用针灸加艾炷灸对肺俞、肾俞、膀胱俞、气海、中极等穴位施治。

（三）饮食康复

1. 一般饮食原则 饮食宜清淡，富含营养。少食辛辣肥甘之品，不宜饮浓茶、咖啡。

2. 食疗药膳方

（1）人参粥

原料：人参 5g，粳米 30g。

制作：将米淘净入锅，先用武火煮沸，再改用文火，同时放入人参片，熬煮至米熟烂。早晚分食。

功效：益气，健脾，补肺。

适应证：尿失禁肺脾气虚者。

（2）猪小肚炖白果

原料：白果 15g，猪小肚 1 只。

制作：先将猪小肚切开洗净，把白果放入猪小肚内，入锅中如常法炖熟。每日 1 次食用。

功效：固涩缩尿。

适应证：尿失禁肾虚不固者。

（3）水陆二味粥

原料：芡实 100g，金樱子 30g。

制作：先将金樱子加水煎取汁液 200mL，再与芡实一起煮粥，可入白糖调味。每日早晚服食。

功效：益肾，固涩，缩尿。

适应证：尿失禁日久肾虚不固者。

（四）心理康复

对因精神、环境因素所致的尿失禁，应详细了解病因，做好耐心细致的解释工作，消除患者思想上的不安和恐惧，妥善安排其周围生活环境，在精神上给予最大的安慰，减少孤独感，树立战胜疾病的信心。

五、康复教育

尿失禁的发生发展与诸多因素有关，如不合理用药，某些疾病、衰老等，需通过多种方式或渠道，向患者进行宣传教育，使其了解疾病相关的危险因素，以预防或减少尿失禁的发生。

本病具有长期性、反复性、难根治等特点，因此临床康复治疗较为棘手，告诫患者要持之以恒地坚持康复治疗，如此才能收到预期的效果。

尿失禁日久会给患者带来生活和工作上的不便或困扰，甚至引发焦虑、抑郁等不良情绪。因此，对患者要予以足够的关心，耐心向他们解释病情，安抚其不安的情绪。

六、康复护理

1. 尽可能减少不必要的卧床，鼓励活动，提高自理能力。
2. 注意会阴部卫生，避免褥疮及局部皮肤感染，及时控制尿路感染。
3. 适当限制液体摄入，白天定时排尿，减少咖啡和茶的摄入。
4. 多与患者沟通，掌握他们的思想动态，以便及时进行心理疏导。

第十三节 颈椎病

一、概述

颈椎病又称颈椎综合征，是由于颈椎间盘退变、颈椎骨质增生、韧带钙化或颈部肌肉损伤等因素导致脊柱内外平衡失调，刺激或压迫颈神经根、椎动脉、脊髓或交感神经等组织所产生的一组综合征。颈椎病根据不同的临床表现，一般分为颈型颈椎病、神经根型颈椎病、脊髓型颈椎病、椎动脉型颈椎病和交感神经型颈椎病，临床上有两种类型以上颈椎病症状及体征表现者可称为混合型颈椎病。

中医学无明确颈椎疾患病名，但很早就对颈椎结构、功能有一定的认识，如《内经》中称颈椎为"天柱"，对类似颈椎疾病症状体征的描述及手法治疗的记载亦出现较早，多以主要病机或主要症状等命名，关于这方面的论证，散见于"痹证""头痛""眩晕""痿证""颈筋急""颈肩痛"等条目下，《内经》有"颈项痛""颈项强"等病名，《伤寒论》有"项背强几几""头项强痛"，《甲乙经》有"肩臂痛"记载，其表现与颈椎病的症状相吻合。

中医学认为，本病因肝肾、气血、筋骨的本虚和风、寒、湿、痰的标实所致。肝肾不足，气血虚弱，筋骨失养，是为本虚，乃致筋骨不坚，骨不坚则椎骨骨刺增生，筋不强则肌肉韧带松弛；外感风寒湿邪，湿痰内生，痰瘀阻滞，是为标实，可致风阳上亢，导致挛急痹痛、头晕目眩，甚至猝倒或瘫痪。故严用和在《济生方》中说："皆因体虚、腠理空疏，受风寒湿气而成痹也。"本病属中医学"痹证""眩晕""痿证"等范畴，为本虚标实之证。

二、康复适应证

颈椎病通常是进展缓慢的退行性病变，颈椎退变早期，一般仅是颈部肌肉紧张性疼痛、颈椎曲度及活动度减弱，康复治疗的目的是尽快消除颈项疼痛，恢复颈椎的生理功能。对于颈椎退变并出现颈臂痛麻和头晕头痛等症状体征，康复治疗有助于颈椎病处于相对的稳定期。颈型、神经根型、脊髓型、椎动脉型、交感神经型以及混合型的各型颈椎病，均适合康复治疗。尤其适宜于兼有颈椎椎骨错缝（颈椎小关节紊乱或颈椎椎节细微错位）的颈椎病患者。存在明显锥体束障碍的脊髓型颈椎病，颈脊神经根和椎动脉受压明显且病情较重的颈椎病，反复发作而久治无效的颈椎病，则需要考虑手术治疗，术后再选用康复治疗。

三、康复评定

（一）中医康复评定

1. 辨证型

（1）风寒湿阻证　颈、肩、臂、手重着、疼痛、麻木及颈项转侧不利，以重滞感为主，每遇阴天或雨水天气常症状加重。舌质淡，苔薄白，脉沉细。

（2）肝肾不足证　颈、肩、臂、手麻木、疼痛及颈项转侧不利，或头晕目眩，以颈项、后枕、手臂及手指的麻木感为主，每遇劳累而症状加重，或午后颧红潮热。舌质红，苔薄少，脉细数。

（3）肾虚瘀阻证　行走不稳或笨拙步态，双下肢无力，似踏棉花样感，或头目昏晕或位置性晕转甚至猝倒，或颈、肩、臂、手的持续性疼痛、麻木，以刺痛感为主，每遇劳累而症状加重。舌质紫暗或有瘀点，苔薄白，脉细。

（4）气血亏虚证　颈、肩、臂、手酸痛、麻木，以颈臂的酸麻为主，或头痛头昏，位置性眩晕，神疲乏力，心悸，每遇劳累而症状加重。舌质淡，苔薄，脉细弱。

2. 辨虚实　本病以虚为本，以实为标。其虚多为肝肾不足，气血亏虚；其实多为风寒湿阻。病程长且每遇疲劳而症状加重者多为虚证；年高体衰者多为虚证；每遇阴雨天而症状加重者，兼有寒湿；刺痛或持续性麻木而有定处，以及位置性头晕头痛者，兼有血瘀，均为虚中夹实之证。

（二）西医康复评定

颈椎病的康复评定主要包括生理功能评定、日常生活活动能力评定和参与能力评定。

1. 生理功能评定

（1）颈椎活动度　颈椎活动度的测量对颈椎病早期诊断、判断患病的严重程度、判断颈髓各节段功能等均有一定的意义（表 3 - 10）。

表 3 - 10　颈椎正常活动度

活动方向	正常活动度
前屈	35° ~ 45°
后伸	35° ~ 45°

活动方向	正常活动度
左侧屈	45°
右侧屈	45°
左旋	60°~80°
右旋	60°~80°

（2）颈椎病脊髓功能状态评定法 见表3-11。

表3-11 颈椎病脊髓功能状态评定法（40分法）

项目	评分	功能状态
I. 上肢功能（左右分别评定，每侧8分，共16分）	0	无使用功能
	2	勉强握住食品进餐，不能系扣，写字
	4	能持勺进餐，勉强系扣，写字扭曲
	6	能持筷进餐，能系扣，但不灵活
	8	基本正常
II. 下肢功能（左右不分，共12分）	0	不能端坐及站立
	2	能端坐，但不能站立
	4	能站立，但不能行走
	6	拄双拐或需人费力搀扶，勉强行走
	8	拄单拐或扶楼梯上下行走
	10	能独立行走，跛行步态
	12	基本正常
III. 括约肌功能（共6分）	0	尿潴留或大小便失禁
	3	大小便困难或其他障碍
	6	基本正常
IV. 四肢感觉（上、下肢分别评定，共4分）	0	有麻、木、痛、紧、沉等异常感觉或痛觉减退
	2	基本正常
V. 束带感觉（指躯干部，共2分）	0	有紧束感
	2	基本正常

（3）感觉评估 通过浅感觉异常的部位大致可确定病变的椎体节段，如神经根型颈椎病，小指发麻常因 C_8 神经根受压所致；示指和中指发麻常因 C_6 ~ C_7 神经根受压所致；拇指和示指发麻常因 C_5 ~ C_6 神经根受压所致（表3-12）。

表 3 - 12　颈髓神经感觉关键点

脊髓颈神经	感觉关键点
C_2	枕骨粗隆
C_3	锁骨上窝
C_4	肩锁关节顶部
C_5	肘前窝的桡侧面
C_6	拇指
C_7	中指
C_8	小指

（4）颈椎稳定性评定　颈椎稳定性下降不仅导致或加速颈椎病的发生，而且在康复治疗时容易加重损伤，因此了解颈椎的稳定性具有重要作用。C_1、C_2椎体的形态结构具有特殊性，$C_3 \sim C_7$椎体结构与标准椎体结构一致，故判断颈椎是否稳定需分别进行评估（表 3 - 13、表 3 - 14）。

表 3 - 13　C_1、C_2不稳定评定

项目	标准
寰枕旋转	>8°
矢状面齿状突前间隙	>4mm
寰枕移位	>1mm
寰枢单侧旋转	>45°
寰椎侧块两侧移位	>7mm
寰椎后缘至寰枢后弓距	≥13mm

表 3 - 14　$C_3 \sim C_7$不稳定评定

项目	评分
前柱破坏失去功能	2
后柱破坏失去功能	2
矢状面旋转 >11°	2
矢状面移位 >3.5mm	2
脊髓损伤	2
颈椎牵引试验阳性	2
根性损伤	1
椎管狭窄	1

2. 日常生活活动能力评定 颈椎病可导致患者无法完成部分日常生活活动，自尊心和自信心下降，日久患者可出现焦虑、抑郁等不良情绪，严重影响患者的身心健康及与他人的交往，也可影响到整个家庭和社会。ADL 评定可以对进食、洗澡、修饰、穿衣、大小便控制、如厕、床–椅转移、平地行走、上下楼梯等功能进行评定，了解患者患病后的生活自理能力。

3. 参与能力评定 日本骨科学会（JOA）制定了针对脊髓型颈椎病患者的功能评定标准，有助于患者了解自身疾病的严重程度、早期诊断、早期治疗（表 3–15）。

表 3–15　JOA 脊髓型颈椎病判定标准（100 分法）

指　　标	评分（%）
运动功能（左右独立评价）	
肩肘功能（三角肌、肱二头肌肌力测定）	
MMT≤2（排除）	0
MMT＝3	2
MMT＝4	3
MMT＝5（久力不足，有脱力感）	4
MMT＝5	5
手指功能：	
吃饭时不能用匙、叉，不能系扣了	0
吃饭时能用匙、叉，能系大扣子	2
吃饭时能用匙、叉，不能用刀，勉强可用筷子，能系扣子，但不能解扣子	4
吃饭时可勉强用刀叉，能用筷子，能系大扣子，但系 T 恤衫的扣子困难	6
吃饭时能自由运用刀叉，能用筷子，但不灵活，能解或系大扣子，能解或系 T 恤衫的扣子，但稍有些不灵活	8
下肢的功能（下肢功能没有明显的左右差别，左右同分）	
能站立，不能行走	0
能扶东西站立，能用步行器行走	2
可用拐杖（单拐）行走，可上楼梯，不能单腿跳	4
平地可不用拐杖行走，可上下楼梯（下楼时须用扶手），单腿可起立	6
平地可快速行走，对跑没有信心，下楼梯不灵活，可单腿跳	8
正常，可单腿跳，步行、上下楼梯很自由	10

感觉功能（左右独立评价）		
上肢、躯干、下肢（%）	左	右
感觉消失，难以忍受的麻木	0	0：（0%～10%）
知道自己接触了东西，但不能识别其形状、质地，麻木得难以入睡	3	3：（20%～40%）
能识别所接触物品的形状和质地，但只能感觉出一半，有时要用药物才能止住的疼痛，有麻木感	5	5：（50%～70%）
感觉基本正常，有轻微的痛觉钝性麻木	8	8：（80%～90%）
正常，无麻木、疼痛	10	10：（100%）

（% 为依据患者自己的评价与正常对比所残存感觉的程度）

续　表

指　　标	评分（%）
膀胱功能：	
不能自行排尿或尿失禁	0
可勉强自行排尿，有时有尿不尽的感觉，或需用尿布	3
尿频，排尿时无尿线，有时有尿失禁，弄脏下装	5
膨胀感正常，但排尿时需等一段时间，尿频	8
膨胀感，排尿均正常	10

注：改善率＝（术后分数 − 术前分数）／（100 − 术前分数）×100%

四、康复治疗

颈椎病需重视早期和全程康复治疗，提倡早期康复介入。中医康复方法包括中药康复、针灸康复、推拿康复、传统功法康复、心理康复、饮食康复等。治疗基本原则为活血化瘀，通络止痛，采用各种康复手段控制和改善症状，减少并发症的发生，提高患者日常生活能力和生活质量。同时，结合生活方式的干预，如康复教育、规律运动、心理康复等，使患者积极主动调整生活方式，实现临床与康复密切结合的合理方案。

（一）中药康复

1. 中药内治

（1）风寒湿阻证

治法：祛风散寒化湿。

主方：桂枝加葛根汤加减。

常用药：桂枝、芍药、生姜、葛根、大枣、炙甘草等。

（2）肝肾不足证

治法：补益肝肾。

主方：三痹汤加减。

常用药：黄芪、续断、人参、茯苓、当归、川芎、白芍、生地黄、杜仲、川牛膝、桂心、细辛、秦艽、川独活、防风、生姜、大枣、炙甘草等。

（3）肾虚瘀阻证

治法：补肾化瘀。

主方：骨刺丸加减。

常用药：熟地黄、骨碎补、鸡血藤、肉苁蓉、三七、乳香、没药、川芎等。

（4）气血亏虚证

治法：补益气血。

主方：八珍汤加减。

常用药：当归、川芎、熟地黄、白芍、人参、茯苓、白术、炙甘草等。

2. 中药外治

（1）**药枕法**　取当归、羌活、藁本、制川乌、黑附片、川芎、赤芍、红花、广地龙、广血竭、石菖蒲、灯心草、细辛、桂枝、丹参、防风、莱菔子、威灵仙、乳香、没药、冰片各适量，部分去梗节并粉碎为粗末，共同填入枕袋组成药枕，具有祛风活络、理气活血、消肿定痛、怡神醒脑的功效，供颈椎病患者睡眠时使用。一般每天枕用不少于6小时，连用3~6个月。

（2）**外敷或熏洗法**　选用通痹舒筋活络的中药，可制成药膏外敷，可熏洗或毛巾湿热敷。项背部中药湿热敷能产生"透热"作用，以加强推拿疗法的温经通络、活血祛瘀、散寒止痛的功效。临床一般在推拿手法、药物按摩后，用浸透中药并绞干的热毛巾数块，折成方形敷于项背、肩背处。同时可在热毛巾上施以轻拍法，使热量和药料更易透皮吸收。

（二）针灸康复

针灸治疗本病可明显改善症状，尤其对颈型、神经根型、椎动脉型有较好的效果；对其他类型颈椎病的症状也有一定改善作用，宜配合牵引、按摩、外敷治疗。若颈项部疼痛不适较甚者，配合颈夹脊行针刀、埋线疗法，可增强疗效。

1. 体针　以局部穴位及手足太阳经穴为主，如颈夹脊、阿是穴、天柱、后溪、申脉等。风寒痹阻配风门、大椎；劳伤血瘀配膈俞、合谷；肝肾亏虚配肝俞、肾俞；头晕头痛配百会、风池；恶心、呕吐配中脘、内关；耳鸣、耳聋配听宫、外关。多用毫针泻法或平补平泻法。

2. 其他疗法

（1）**穴位注射**　阿是穴。用利多卡因，或维生素B_{12}注射液、当归注射液，每次每穴注射1mL。

（2）**刺络拔罐**　大椎、颈夹脊、天柱、肩井、阿是穴。皮肤针叩刺使皮肤发红并有少量出血，然后加拔火罐。

（3）**耳针**　耳针治疗颈椎病，多作为辅助疗法。颈椎病耳穴多选择颈椎、颈、肝、肾、交感、内分泌、肾上腺、皮质下等，有头后症状者加枕，有上肢症状者加肩，交感型颈椎病根据出现的症状，再加相应的耳穴。

（4）**艾灸**　根据颈椎病疼痛部位，选取相应的经穴或阿是穴，用艾条或艾炷代替针刺，点燃后在穴位上熏烤，一般用艾条温和灸，距离穴位5~10cm，使穴区产生温热感并向四周扩散，每穴3~5分钟，每次20~30分钟，每日1次，10次为1个疗程。

（5）**浮针**　根据颈椎病临床症状，触摸疼痛部位，寻找压痛点，触摸用力要由轻而重，范围由大到小，取坐位或俯伏位，局部常规消毒后，手持专用浮针，单手或双手进针，与皮肤呈15°快速刺入皮肤，确定针尖在皮下疏松结缔组织后，放手针身，向前运针，针体全部进入人体后，以进针点为支点，手握针柄做扫散运动，针尖在皮下做扇形运动，幅度尽可能大，直至压痛消失或疼痛不再减轻。扫散约两分钟，抽出针芯，胶布将针座贴附于皮肤，留针约24小时。留针过程中，患者因生活需要可适当活动，但不可幅度过大，起针时将软管慢慢起出，消毒干棉球按压。

（三）推拿康复

推拿治疗颈椎病可以起到舒筋活血、解痉止痛、整复错缝的作用。部位多以颈项部、肩背部和患侧上肢等处为主。取穴可配合风池、颈夹脊、天鼎、肩井、天宗、曲池、合谷、小海、阿是穴等穴进行按摩。多选用一指禅推法、擦法、拔伸法、推法、拿法、按揉法和颈椎微调手法等。

（四）传统功法康复

1. 传统健身功法　中国传统健身功法适宜于颈椎病稳定期。太极拳的揽雀尾、单鞭、云手、下式、左右蹬脚等动作对颈椎功能有较好的康复作用。五禽戏中的猿摘式及鸟飞式，以及八段锦中两手托天理三焦、左右开弓似射雕、调理脾胃需单举、五劳七伤往后瞧等对颈椎康复效果显著。

2. 其他运动方法

（1）颈椎操

①左顾右盼：取站位或坐位，两手叉腰，头颈轮流向左右旋转。每当转到最大限度时，稍稍转回后再超过原来的幅度。两眼亦随之尽量朝后方或上方看。两侧各转动10次。

②仰望观天：取站位或坐位，两手叉腰，头颈后仰观天，并逐渐加大幅度。稍停数秒钟后还原。共做8次。

③颈臂抗力：取站位或坐位，双手交叉紧抵头后枕部。头颈用力后伸，双手则用力阻之，持续对抗数秒钟后还原，共做6~8次。或取站位或坐位，两手于头后枕部相握，前臂夹紧两侧颈部。头颈用力左转，同时左前臂用力阻之，持续相抗数秒后放松还原，然后反方向做。各做6~8次。两种方式均可。

④回头望月：取站位，右前弓步，身体向左旋转，同时右掌尽量上托，左掌向下用力拔伸，并回头看左手。还原后改为左前弓步，方向相反，动作相同。左右交替进行，共做8~10次。

（2）以头书"凤"防治颈椎病　"以头书凤"，就是用头颈部做笔，书写繁体的"凤"，即"鳳"字所有笔画。操作要点是速度要慢，动作夸张到位。它有两大特点：一是省时，写完繁体"鳳"字只需一分钟左右；二是便利，站位、坐位都能进行锻炼，不受场地限制。且患者反馈良好，有利于长期坚持，对于颈椎病的防治具有很好的效果，并能有效降低颈椎病的复发率。

五、康复教育

颈椎病的健康教育内容主要有以下几方面：嘱患者采取合适的工作体位和姿势，避免慢性劳损；使用合适的枕头；练习颈保健操，增强颈部肌肉力量；注意安全防护，预防颈部损伤；颈肩部位保暖防寒，预防软组织炎症；改善工作场所环境和劳动条件；保持良好的心态，避免精神紧张；保持良好的生活方式，延缓衰老。

六、康复护理

1. 注重安静和保暖　起居的环境宜安静，有利于保持比较充分的睡眠，平时尤其是冷暖交替季节需注意防寒保暖。

2. 适宜的枕头及睡眠姿势　枕头宜选择圆形或前面弧形后面稍低的枕头；枕头高度宜按颈的长短决定，一般为 12 ~ 15cm；枕芯软硬则以舒适为标准。睡眠时枕头宜置于颈后并保持头部轻度后仰姿势，应符合颈椎的生理曲度；侧卧时枕头宜与肩同高，并保持头与颈处于同一水平，以利于颈肩部肌肉放松；睡眠时不宜将手置于头顶，以免影响手臂的血液循环。

3. 保持正确的日常生活姿势　日常生活中的不良姿势可诱发颈椎病或加重颈椎病症状。坐位时要坐直而不要驼背；不要躺在床上看书报杂志，躺着看很难保持正确姿势而容易头颈疲劳；喝水、刮胡子、洗脸不要过分仰头；缝纫、绣花或其他手工劳动不要过分低头；看电视、使用电脑时与眼睛同一水平面时间不要太长；切菜、剁馅、擀饺子皮、包饺子等家务劳动的时间不要太长；写字、打字、驾驶汽车等时间不要太长。日常生活或工作中，头颈某个固定的姿势若超过 1 小时，应改变姿势或适量进行颈椎活动。

4. 安全使用生活用具　部分症状较重的颈椎病患者的起居生活环境，如卫生间、楼梯等，应有借力扶手、防止滑倒等安全设施；有条件者可配以专人帮助。

第十四节　腰椎间盘突出症

一、概述

腰椎间盘突出症（lumbar disc herniation，LDH）是指腰椎间盘纤维环破裂和髓核突出压迫和刺激相应水平的一侧或双侧神经根所引起的一系列症状和体征，又称"腰椎间盘纤维环破裂症"，简称"腰突症"，属中医学"腰痛""痹证"范畴。

腰椎间盘突出症以青壮年发病居多，20 ~ 50 岁者占患病人群的 70% 以上，且男性多于女性，约 4∶1 ~ 6∶1。从事重体力劳动，特别是弯腰劳动者，发病率高。本病是临床的常见病、多发病，对健康危害很大，常常严重影响患者的生活与工作，甚至使患者丧失劳动能力。坐骨神经痛为腰椎间盘突出症的主要症状，多为单侧，中央型者可左右交替，其次为间歇性跛行。间歇性跛行是因为行走时椎管内受压的椎静脉丛逐渐充血，加重了神经根的充血程度，而使疼痛加重，蹲位休息或卧床后可减轻或消失。

中医学认为，素体禀赋虚弱，加之劳累太过，或年老体弱，致肾气虚损，肾精亏耗，肝血不足，筋骨无以濡养，或跌仆闪挫，强力负重，或体位不正，腰部用力不当，或者反复多次的腰部慢性劳损，损伤筋骨及经脉气血，或久居湿冷之地，或冒雨涉水，或汗出当风，致风寒湿邪侵入，经脉闭阻，气血运行不畅，瘀血内停于腰部而发病。

二、康复适应证

腰痛向下肢放射，迁延不愈，时重时轻，行走、坐、卧均有一定障碍者；或椎间盘突出经手术或麻醉牵引后腰部仍有疼痛感或功能障碍者均为康复对象。本病术前与术后均可做康复介入，如急性期的早期可做康复治疗缓解疼痛，恢复期可增强患者肌力、耐力。若出现以下情况，需谨慎实施康复治疗：患者有明显的双腿麻木，经过长期保守治疗无任何缓解，且反复加重；患者存在马尾神经的卡压，大小便失禁，出现性功能方面的问题，大小腿肌肉萎缩持续加重；患者有肿瘤或有严重的腰椎滑脱，并伴有小关节骨折等。

三、康复评定

（一）中医康复评定

1. 辨证型

（1）气滞血瘀证　多数可有明显外伤病史，如跌仆闪挫伤等，发病较急，多见于青壮年。损伤后经脉破损，气血瘀阻经络，运行不畅，不通则痛。腰腿疼痛剧烈，痛有定处，拒按，腰部板硬，俯仰活动受限，两手叉腰，步履艰难。舌质紫暗、边有瘀斑，苔薄白或薄黄，脉涩或弦数。

（2）风寒湿阻证　曾感受风、寒、湿之邪，腰腿部冷痛重者，痛有定处，遇寒痛增，得热则减，或痹痛重着，阴雨天加重，麻木不仁，或痛处游走不定，恶风，并有转侧不利，行动困难，日轻夜重，小便利，大便溏。舌质淡红或暗淡或胖，苔薄白或白腻，脉弦紧、弦缓或沉紧。

（3）肾阳虚衰证　腰腿痛缠绵日久，反复发作，腰腿发凉，喜暖怕冷，喜按喜揉，遇劳加重，少气懒言，面白自汗，口淡不渴，小便频数，男子阳痿，女子月经后延量少。舌质淡胖嫩，苔白滑，脉沉弦无力。

（4）肝肾阴虚证　腰腿酸痛绵绵，乏力，不耐劳，劳则加重，卧则减轻，形体瘦削，心烦失眠，口干，手足心热，面色潮红，小便黄赤。舌红少津，脉弦细数。

2. 辨病位　本病病在腰部，累及关节、肌肉、筋骨，日久则耗伤气血，损伤肝肾。病初以肢体、关节、肌肉疼痛、肿胀、酸楚、重着为主症，为病在肌表与经络之间；久则深入筋骨，以关节疼痛、麻木、僵直、变形、活动障碍为主症；病变日久，病邪可由表入里，经病及脏，可形成顽固而难愈的"五脏痹"。

3. 辨病势　痹证日久可发生三个方面的病势演变：一是风寒湿痹或风湿热痹日久不愈，气血运行不畅，出现瘀血痰浊，痹阻经络；二是病久正气耗伤，呈现不同程度的气血亏虚或肝肾不足证候；三是痹证日久不愈，病邪由经络累及脏腑，出现脏腑痹的证候。

4. 辨预后　腰椎间盘突出症能够早诊断、早治疗，对于病程短、症状轻、神经没有损害患者经过系统的保守治疗，如推拿疗法、牵引、理疗、中药内服或封闭等疗法，可取得较满意的疗效。但即使是症状消失的患者，其病理变化也只是改善神经根的代谢，减少或松解凸出物对神经根的压迫与粘连，很少使凸出的髓核还纳，因此复发的可能性较大。对于部分病情严重，行手术治疗或采用溶酶术者，再经康复治疗，大部分效果令人满意。但少数患者远期因粘连、腰椎失稳，或邻近节段椎间盘突出等原因而复发，需要再次手术。

（二）西医康复评定

腰椎间盘突出症严重影响人们生活和工作。目前非手术综合治疗是腰椎间盘突出症的主要治疗方法，其疗效已在长期的临床实践中得到认可和证实，而在治疗前后及治疗过程中运用合适的康复评定方法对患者病情及疗效进行评估是制订正确治疗计划的基础。

1. 腰椎活动范围评定 腰椎间盘突出症患者腰椎活动范围均存在不同程度受限，以后伸和前屈为甚。评定包括腰椎屈、伸、侧屈及旋转等方向的活动度（表3-16）。

表3-16 腰椎正常活动度

活动方向	活动度
前屈	90°
后伸	30°
左右侧屈	25°~30°
左右旋转	30°

2. 肌张力和肌力的评定 此项评定主要包括触摸肌肉测试腰背部及双侧下肢的肌张力，用背肌拉力器测定腰背肌肉的肌力，徒手肌力检查双下肢肌力，比较双侧足大趾背伸及跖屈的肌力。

3. 日常生活活动能力评定 ADL能力评定内容主要包括卧位翻身、起坐、站立、行走、弯腰、举物等项目，根据患者能独立完成、能独立完成但有困难、需依赖他人帮助完成或完全依赖他人完成等不同情况给予综合评定。

4. 疼痛与压痛点的评定 疼痛及压痛点的评定内容主要包括疼痛的程度、压痛点的位置两方面。对疼痛的评定可采用VAS法或McGill疼痛量表进行。

5. 感觉和反射的评定 感觉评定主要对神经支配部位的浅感觉进行检查（表3-17）。反射检查主要为双侧膝反射、踝反射，必要时进行腹壁反射检查。上述检查均要双侧对称进行。

表3-17 脊髓腰神经感觉关键点

脊髓腰神经	感觉关键点
L_1	T_{12}~L_2之间上1/3处
L_2	大腿前中部

续　表

脊髓腰神经	感觉关键点
L_3	股骨内上髁
L_4	内踝
L_5	足背第 3 跖趾关节处

6. 影像学的评定　X 线片主要是对腰椎的曲度、椎间隙等作出初步的判断。可排除腰椎结核、骨性关节炎、骨折、肿瘤和脊椎滑脱等疾患。CT 及 MRI 检查能够对椎间盘的凸出位置、凸出程度及方向，神经根、硬膜囊等凸出物的相对位置作出准确的判断及确切定位，为诊断提供直接的证据，同时对病情作出客观的评价。在临床上有部分患者的疼痛、麻木等症状明显，而影像学的评定未见明显的改变，但并不能据此排除椎间盘突出症诊断，应根据患者病史、症状、体征等情况作出判断。

7. 肌电图和强度 – 时间曲线的评定　肌电图对确定神经系统有无损伤及损伤部位，区分神经源性异常与肌源性异常，发现神经早期损害有重要的意义。强度 – 时间曲线作为低频电诊断的一种，对神经损伤程度的判断、恢复程度的判断和损伤部位、病因、预后的判断均有重要的意义，并能指导康复治疗。

8. 腰痛评定量表（JOA score）　该量表（表 3 – 18）内容较全面，从主观症状、体征、ADL 受限、膀胱功能四个方面对腰痛患者进行评定。其中主观症状最高分为 9 分，体征最高分为 6 分，ADL 受限最高分为 14 分，膀胱功能为负分，最小为 – 6 分。

表 3 – 18　腰痛评定量表

项目		评分标准（分）	第一次	第二次	第三次
Ⅰ. 主观症状（9 分）					
1. 腰痛	无	3			
	偶有轻度	2			
	常有轻度或偶有严重	1			
	常有剧烈	0			
2. 下肢疼痛和/或麻木	无	3			
	偶有轻度	2			
	常有轻度或偶有严重	1			
	常有剧烈	0			
3. 步行后发生疼痛麻木和/或肌无力	正常	3			
	步行 500 米以上	2			
	步行 500 米以内	1			
	步行 100 米以内	0			

续 表

项目		评分标准（分）	第一次	第二次	第三次
Ⅱ. 体征（6分）					
1. 直腿抬高试验	正常	2			
	30°~70°	1			
	<30°	0			
2. 感觉	正常	2			
	轻度感觉障碍	1			
	明显感觉障碍	0			
3. 肌力	正常达5级	2			
	轻度肌力减弱可达4级	1			
	重度肌力减弱在3级以下	0			
Ⅲ. ADL（日常生活动作）（14分）					
1. 睡觉翻身	容易2分，困难1分，非常困难0分				
2. 站立	容易2分，困难1分，非常困难0分				
3. 洗脸	容易2分，困难1分，非常困难0分				
4. 弯腰	容易2分，困难1分，非常困难0分				
5. 长时间坐位	容易2分，困难1分，非常困难0分				
6. 持或上举重物	容易2分，困难1分，非常困难0分				
7. 行走	容易2分，困难1分，非常困难0分				
8. 膀胱功能（除外尿路疾患）	正常	0			
	轻度排尿困难（尿频，排尿时间延长）	-3			
	重度排尿困难（残尿感，尿失禁）	-6			

注：此表采用的是日本骨科学会的"腰椎疾患评估表"，总分29分

四、康复治疗

（一）中药康复

1. 中药内治

（1）气滞血瘀证

治法：行气活血，通络止痛。

主方：复元活血汤加减。

常用药：大黄、桃仁、当归、红花、穿山甲、柴胡、天花粉、甘草等。

（2）风寒湿阻证

治法：祛风除湿，蠲痹止痛。

主方：独活寄生汤加减。

常用药：独活、桑寄生、杜仲、牛膝、党参、当归、熟地黄、白芍、川芎、桂枝、茯苓、细辛、防风、秦艽、蜈蚣、乌梢蛇等。

（3）肾阳虚衰证

治法：温补肾阳，温阳通痹。

主方：温肾壮阳方加减。

常用药：熟附子、骨碎补、巴戟天、仙茅、杜仲、黄芪、白术、乌梢蛇、血竭、桂枝等。

（4）肝肾阴虚证

治法：滋阴补肾，强筋壮骨。

主方：养阴通络方加减。

常用药：熟地黄、何首乌、女贞子、白芍、牡丹皮、知母、木瓜、牛膝、蜂房、乌梢蛇、全蝎、五灵脂、地骨皮等。

2. 中药外治 局部使用中草药，如熏洗、热熨等可以起到活血祛瘀、疏通经络及热疗作用，以促进局部血液循环和组织水肿充血的消退。

（1）熏洗方 大黄30g，桂枝30g，生草乌30g，生川乌30g，当归尾30g，鸡骨草30g，两面针30g。用水3000mL煎煮沸15分钟，熏洗腰部，洗完后保留药水药渣，可反复煲煮使用，每日熏洗3~4次，每剂可用1~2天。

（2）热熨方 吴茱萸60g，白芥子60g，莱菔子60g，菟丝子60g，生盐1000g。用上药混合置锅内炒热，至生盐变黄色为止，用布包热熨患部，施治时应注意热度，避免烫伤，若过热可裹上数层布垫，反复使用，每日3~4次。

（二）针灸康复

1. 体针 选穴时，不仅要注意臀、下肢、足部的有关经脉，而且需在腰背部选取有关经脉和脏腑腧穴。

主穴：肾俞、委中、气海俞、夹脊（L_3~L_5）、次髎、秩边、环跳。

配穴：风湿型腰痛，配阴陵泉、地机、阿是穴；风寒型腰痛，配腰阳关、委阳、阿是穴；血瘀型腰痛，配肝俞、血海、大椎、支沟、阳陵泉；肾阳虚型腰痛，配太溪、命门；肾阴虚型腰痛，配太溪、志室、承山。

急性期用泻法，慢性期用平补平泻法，或加用灸法。

2. 耳针

取穴：以肾、腰椎、皮质下、坐骨、臀为主。

操作：疼痛较剧时用强刺激，留针1小时；腰痛较缓时，可用皮内针埋针或用王不留行穴位贴压。

3. 穴位注射 穴位注射结合了针刺和药物的作用，可使药物更快更直接地到达病变部位周围，有效改善腰椎间盘突出压迫神经引起的症状。注射时可选用甲钴胺、地塞米松、丹红注射液等为注射用药，选取阿是穴、夹脊穴、委中穴等穴位进行治疗。除了单纯的穴位注射，还可联合电针、中药口服、推拿正骨等其他手法协同发挥作用。

4. 艾灸　艾叶性温，归肝、脾、肾经，可行气活血，祛湿散寒。艾灸通过燃烧艾绒，引发温热效应，从而刺激相应穴位，达到温通经络、祛寒逐湿、蠲痹止痛之效。

取穴以阿是穴、腰阳关、关元、委中等穴位为主。阿是穴以痛为腧，艾灸的温热效应可温通经络止痛；腰阳关为督脉穴，主治腰痛、下肢痿痹等症；关元是太阳膀胱经穴，可治疗腰痛下肢痿痹等症；委中是膀胱经下合穴，"腰背委中求"，该穴是治疗腰背痛的特定穴。艾灸与针刺、推拿等疗法相结合可起到协同增效的作用。此外，热敏灸、雷火灸等特殊灸法在治疗腰椎间盘突出症中亦有广泛应用。

5. 浮针　浮针疗法是通过在肌筋膜疼痛触发点的皮下疏松结缔组织处，利用一次性浮针针具进行扫散，从而缓解该区域的疼痛的治疗方法。在病变周围的皮下浅筋膜层针刺并结合快速有力的扫散手法，可以更有效地解除血管痉挛，改善局部血液循环，使肿痛消除，并促进损伤组织的修复。

（三）推拿康复

腰椎间盘突出症的推拿治疗，有舒筋通络、活血化瘀、松解粘连、理筋整复的作用。常规手法：首先运用摩揉法、滚法及推按法等在脊柱两侧膀胱经及臀部和下肢后外侧施术，使经络通畅，肌肉松弛，然后再行牵引按压法、斜扳法等以调理关节，回纳凸出的椎间盘，最后可行牵抖法和攘摇法，捋顺放松腰及下肢肌肉。

（四）运动康复

腰椎间盘突出症患者急性期应卧硬板床休息和制动，避免屈髋、屈膝或躯体前倾的坐姿，需3周左右，离床时可用腰围保护。恢复期应积极配合运动治疗，以提高腰背肌肉和腹肌张力，增强韧带弹性，维持脊柱稳定性。

1. 传统运动康复方法　可练强壮功、松静功、内养功、太极拳、八段锦等。

2. 肌力训练　腰椎间盘突出症患者常存在腰背肌和腹肌力量减弱，影响腰椎的稳定性，是腰痛迁延难愈的原因之一。只有腰背肌与腹肌保持适当平衡，才能维持良好姿势及保持腰椎稳定性。因此，腰椎间盘突出症患者长期坚持腰背肌和腹肌锻炼，对预防腰痛的复发有积极作用。

（1）早期康复训练　以卧床腰背肌、腹肌锻炼为主。

常用的腰背肌锻炼方法有：①五点支撑法：仰卧位，用头、双肘及双足跟着床，使臀部离床，腹部前凸如拱桥，维持数秒放下，重复进行。②三点支撑法：在五点支撑法锻炼的基础上，待腰背肌力量稍增强后改为三点支撑法，即仰卧位，双手抱头，用头和双足跟支撑身体抬起臀部。③平板支撑：俯卧位，以双肘和脚尖作为支撑点，双肘弯曲垂直支撑于地面，肘关节与肩膀同宽，躯干伸直，腹部收紧，头部、肩部、臀部和踝部保持在同一水平线上，眼睛看向地面，保持均匀呼吸。

常用的腹肌锻炼方法有：①仰卧位，双上肢平伸，上身和头部尽量抬起。②仰卧位，下肢并拢，抬起双下肢离开床面，以上姿势维持4~10秒，重复4~10次。

（2）恢复期康复训练　其方法多样，除了以上方法外，还有以下练习方法。

①体前屈练习：身体直立，双腿分开，两足同肩宽，以髋关节为轴，上体尽量前倾，双手可扶于腰部两侧，也可自然下垂，使手向地面接近。维持1~2分钟后还原，重复3~5次。

②体侧弯练习：身体直立，双腿分开，两足同肩宽，两手叉腰。上体以腰为轴，先向左侧弯曲，还原中立，再向右侧弯曲，重复进行并逐步增大练习幅度。重复6~8次。

③背伸锻炼：患者俯卧，双下肢伸直，两手放在身体两旁，两腿不动，抬头时上身躯体向后背伸，每日3组，每组做20~50次，经过一段时间的锻炼，适应后，改为抬头后伸及双下肢、直腿后伸，同时腰部尽量背伸，每日5~10组，每组50~100次，以锻炼腰背部肌肉力量。

④蹬足练习：仰卧位，右髋、右膝关节屈曲，膝关节尽量接近胸部，足背勾紧，然后足跟用力向斜上方蹬出，蹬出后将大小腿肌肉收缩紧张一下，维持5秒左右。最后放下还原，左右腿交替进行，每侧下肢做20~30次。

⑤悬腰练习：两手悬扶在门框或横杠上，高度以足尖刚能触地为宜，使身体呈半悬垂状，然后身体用力，使臀部左右绕环交替进行。重复进行3~5次。

目前，各种腰背肌功能锻炼的设施已经在临床上广泛应用，这些设施可以客观评价患者腰背部肌肉力量和活动范围，并能制定个性化的肌力训练方案，有效提高腰椎间盘突出症患者肌力训练的质量。

3. 牵引　目前运用较多的牵引疗法包括三维、骨盆及悬吊牵引等。

（1）慢速牵引　即小重量持续牵引，对缓解腰背部肌肉痉挛有明显效果。慢速牵引包括自体牵引（重力牵引）、骨盆牵引、双下肢皮肤牵引等。牵引重量一般为自身体重的40%~70%为宜，牵引时间急性期不超过10分钟；慢性期一般20~30分钟，每日1次，10次为1个疗程。

（2）快速牵引　即三维多功能牵引，由计算机控制，在治疗时可完成3个基本动作：水平牵引、腰椎屈曲或伸展、腰椎旋转。每次治疗重复牵引2~4次，多数1次治疗即可。若需第2次牵引，需间隔5~7天，两次治疗无效者，改用其他治疗。重度腰椎间盘突出、孕妇、高血压病、心脏病患者慎用或禁用腰椎牵引。

（五）物理因子疗法

1. 超短波疗法　电极片置于腰骶部，或患侧下肢，两个极片对置，微热或温热量治疗，每次20分钟，每日1次，10次为1个疗程。

2. 微波疗法　治疗时辐射器距离皮肤3~10cm，微热量（功率密度88~220mW/cm^2）或温热量（功率密度220~440mW/cm^2）治疗，每次10~15分钟，10次为1个疗程。

3. 中频电疗法　将两片电极贴敷于腰椎间盘突出节段两侧，输出强度调至患者可耐受，每次 20 分钟，每日 1 次，10 次为 1 个疗程。

4. 磁疗 在椎旁疼痛点做旋磁治疗，每次 20 分钟，每日 1 次，10 次为 1 个疗程。

5. 超声波疗法 采用移动法，剂量 $1 \sim 2W/cm^2$，每次 $5 \sim 10$ 分钟，每日 1 次，10 次为 1 个疗程。

6. 温热疗法 包括红外线、光浴、蜡疗等，治疗部位为疼痛、麻木部位，治疗时间 $20 \sim 30$ 分钟为宜，每日 1 次，10 次为 1 个疗程。

（六）心理康复

腰椎间盘突出症不仅对机体造成影响，同时也会应发患者的心理功能障碍，伴发抑郁、焦虑等不良情绪。所以对腰椎间盘突出症患者实施治疗的同时，加强心理护理非常必要。

1. 急性期 急性期疼痛严重，患者焦虑、抑郁情绪严重，护理人员需指导患者调整舒适的体位，指导放松呼吸，改善患者紧张的情绪；不断给予患者安抚，使其正确面对疾病，并举出成功案例，增强患者治疗的信心。可以通过阅读书籍、听音乐等方式转移患者的注意力，缓解对疼痛的敏感度；并给予患者心理暗示，增强患者积极治疗的信心。

2. 稳定期 稳定期患者的疼痛程度已经有所降低，情绪平和很多，此时护理人员可以增加与患者交谈的时间，做好相应的心理评估，给予积极的引导与疏导，不断给予鼓励、赞扬。对患者的疑问耐心解答，真诚讲解，与患者建立良好关系，使患者对医护人员产生信赖感。

3. 康复期 康复期疼痛已经基本缓解，但还不能完全生活自理，仍需有人进行照顾，此时护理人员需与家属积极沟通，给予患者更多的关心、支持、爱护。需叮嘱康复期不可做较大的动作。

（七）饮食康复

腰椎间盘突出症患者需多食含有增强骨骼强度、肌肉力量、提高恢复功能等营养成分的食物。同时注意保持营养平衡，特别是要摄取含有钙、磷、蛋白质、维生素 B 族、维生素 C、维生素 E 较多的食品。蛋白质含量多的食物有猪肉、鸡肉、鱼类、干酪、鸡蛋、大豆等；钙含量多的食物有小鱼、牛奶、干酪、海带、豆腐等；维生素 B 族含量多的食物有花生米、芝麻、绿色叶类蔬菜、玉米等；富含维生素 C 的食物有红薯、马铃薯、卷心菜、香菜、西芹、草莓、柠檬等；维生素 E 含量高的食物有鳝鱼、植物油、杏仁、花生米、芝麻等。

患者饮食应均衡搭配，营养充足合理。从中医的角度而言，腰椎间盘突出与肾气不足有一定的关系，肾气不足者可适当选择滋补肾气的食物，如山药、黑豆、黑芝麻、黑木耳、桑葚、板栗、枸杞子等。具体可参考以下食疗方。

1. 三七地黄瘦肉汤

原料：三七 12g，生地黄 30g，大枣 4 个，瘦猪肉 300g。

做法：将材料放入砂锅，加水用大火煮沸，改小火煮 1 小时，至瘦肉熟烂，放盐适量。患者可饮汤吃肉，隔日 1 次。

功效：活血化瘀定痛。

2. 千斤拔狗脊煲猪尾

原料：千斤拔 50g，狗脊 30g，猪尾 1 条，生姜 2 片。

做法：将上料洗净后加水 5 碗，煎至 1 碗，饮汤吃猪尾。

功效：祛风除湿止痛。

3. 羊肾枸杞粥

原料：羊肾 1 对，羊肉 100g，枸杞子 10g，粳米 80g。

做法：将羊肾去筋膜，同羊肉、枸杞子、粳米加水煮粥。患者可每日食用。

功效：温肾祛寒。

4. 乌龟黑豆汤

原料：乌龟 1 只（约 250g 重），黑豆 30g。

做法：乌龟去甲及内脏，洗净切块，先用清水煮一阵，然后放入黑豆，用文火熬至龟肉熟透，加入冰糖，吃肉及黑豆，喝汤。1 天食完，每周服 2 次。

功效：滋阴补肾。

五、康复教育

健康教育是通过有计划、有组织、有系统的社会和教育活动，促使人们自愿地改变不良的生活行为，消除或减轻影响健康的危害因素，预防疾病，促进健康和提升生活质量。在治疗腰椎间盘突出症的过程中，实施健康教育具有重要意义。健康教育可采取多种途径，如面对面健康教育、发放健康手册、PPT 和微课视频授课、床旁示教、微信推送等，帮助患者了解腰椎间盘突出症的相关知识，及时解决患者在康复治疗中遇到的问题，有效提高患者的依从性，保证康复锻炼的效果，从而促使患者腰椎功能得到更快恢复。

六、康复护理

（一）生活护理

1. 注意保护腰部　减轻腰部负荷，避免腰部过度劳累及长时间固定某一姿势不变；避免动作过大或突然用力，可提前用双手护腰，如在咳嗽、伸腰、打喷嚏、用力排便时应特别注意；尽量不要弯腰提重物，如需捡拾地上的物品，宜双腿下蹲，腰部挺直，动作要缓；应间断性佩戴腰围，以防腰部无力再次扭伤。

2. 正确的姿势　睡姿采取仰卧和侧卧为宜，仰卧时应在双下肢下方垫一软枕，以使双髋、膝关节轻度屈曲，肌肉放松，椎间盘压力降低能有效地防止疾病的复发；坐姿应该是上身挺直，收腹，下颌微收，两下肢并拢。可在双脚下垫一踏脚或脚蹬，使膝关节略微高出髋骨。坐在有靠背的椅子上时，则应在上述姿势的基础上尽量将腰背紧贴椅背；站立姿势应是两眼平视，下颌稍内收，胸部挺起，腰背平直，小腿微收，两腿直立，两足距离与肩相当。坐、站立不应过久，可适当进行腰背部活动。

3. 建立良好的生活方式 生活要有规律，多卧床休息。受凉是腰椎间盘突出症的重要诱因，因此要注意保暖，防止受凉。加强腰背肌功能锻炼，要注意持之以恒。女性不宜穿高跟鞋。

4. 饮食调理 禁烟酒，忌食肥甘厚味、苦寒生冷食品，以防大便干燥。

（二）心理护理

让患者对本病的特点、康复治疗的具体措施有一定的了解，使其从思想上高度重视。同时消除紧张恐惧情绪，消除顾虑，积极配合医生的治疗和调养。本病康复周期较长，要坚持不断引导患者，使其保持稳定情绪，以防急躁、绝望等不良心理情绪的产生；培养患者战胜疾病的意志力，对康复过程中的每一点进步给予肯定，鼓励患者克服困难，战胜自我，以最佳的心态参与治疗和康复训练。

第十五节　恶性肿瘤

一、概述

恶性肿瘤又称癌症，是机体在各种致癌因素作用下，局部组织在基因水平上失去了对自身生长正常调控的作用而形成的新生物，以肿块逐渐增大、表面高低不平、质地坚硬、时有疼痛，常伴发热、乏力、纳差、消瘦并进行性加重为主要临床表现，是一类严重危害人类健康和生命的疾病。常见的恶性肿瘤如鼻咽癌、食管癌、肝癌、乳腺癌、宫颈癌、肠癌等。此类疾病与中医文献所载的"瘤""岩""噎膈""积聚""癥""瘕""癖""菌"等关联。

癌病的基本病机为正气亏虚，脏腑功能失调，气机郁滞，痰瘀酿毒久羁而成有形之肿块。主要病理因素为气郁、痰凝、湿阻、血瘀、毒聚（热毒、寒毒）。病理性质为本虚标实、虚实夹杂，常见全身属虚而局部属实。发病初期，邪毒偏盛而正虚不显；中晚期由于癌毒耗伤人体气血津液，多出现气虚、阴伤、气血亏虚或阴阳两虚等。由于邪愈盛而正愈虚，本虚标实，病变错综复杂，病势日益深重。由于邪毒猖獗乖戾，最易化热，癌病一旦形成，常迅速生长，结聚成块；痰湿、瘀热、毒邪，耗损正气，容易走注他脏，导致病情急剧恶化，患者常消瘦明显，疲劳乏力，面色晦暗，肌肤甲错，饮食量少，若累及五脏，气血阴阳俱衰，病情危重，预后往往不良。科学地对癌症患者施以康复，能改善患者的身心功能障碍，缓解放疗、化疗反应，提高患者的生存质量。

二、康复适应证

各种恶性肿瘤的发生发展有其相同之处，但因肿瘤发病部位不同、发病的组织不同，或处于不同的发展阶段，其病变机制不尽相同，故康复适应证难以统一。

总体而言，在无危急重症的前提下，各类恶性肿瘤及其不同病变阶段的患者均可作为康复对象，实施相应的康复治疗。恶性肿瘤患者的康复以预防复发、防止扩散和提高患者的生命质量为目标。

三、康复评定

（一）中医康复评定

1. 辨证型　癌症病机复杂，临床表现多样，证候类型各异，往往呈现出多证候错综兼夹之态，临床辨证须谨慎行事。临床较为常见的证候类型有气滞血瘀、痰湿凝滞、热毒内炽、气血不足、阴虚火旺、阳虚水泛等。

（1）气滞血瘀证　胸胁胀闷，性情急躁，胁下出现痞块，刺痛拒按，痛有定处，入夜更剧，可扪及肿物包块，爪甲黑紫。舌质暗或见紫斑瘀点，脉涩。本证多见于原发性肝癌、中晚期肺癌、中晚期食道癌等。

（2）痰湿凝聚　喘咳咳痰，胸脘痞闷，心悸，眩晕，神昏痴呆或癫狂；恶心呕吐，口淡而黏，食欲不振，瘰疬痰核，肿物包块，肢体麻木或半身不遂，或发为水肿、支饮、悬饮等。舌质或淡或暗，舌体胖，苔腻，脉滑或濡。本证多见于食道癌、肺癌伴胸腹水等。

（3）热毒内炽证　发热，面红目赤，口渴喜饮，咽干舌燥，心烦失眠，干咳短气，痰少而稠，或痰中带血，大便秘结，小便短赤，或低热盗汗，颧红，头晕耳鸣，吐血衄血。舌红，脉数。本证多见于晚期肺癌并发阻塞性炎症、各种肿瘤有骨转移、中晚期肝癌等。

（4）气血不足证　头晕目眩，少气懒言，乏力自汗，面色淡白或萎黄，心悸失眠。舌淡而嫩，脉细弱等。本证多见于中晚期消化道肿瘤、恶性胸腹腔积液、晚期肺癌并咯血、晚期恶性淋巴瘤骨髓受侵者，亦可见肿瘤患者手术、放疗、化疗致气血两伤者。

（5）阴虚火旺证　午后潮热，或夜间发热，发热不欲近衣，手足心发热，或骨蒸潮热，心烦，少寐，多梦，颧红、盗汗，口干咽燥，大便干结，尿少色黄。舌干红或有裂纹，无苔或少苔，脉细数。本证多见于各种类型癌症骨转移，尤以晚期肺癌及晚期肝癌为多见。

（6）阳虚水泛证　周身浮肿，腰以下为甚，按之凹陷不起，甚至腹部胀满，心悸咳喘，腰膝酸软而痛，畏寒肢冷，以下肢为重，头目眩晕，精神萎靡，小便不利，夜尿较多，面色㿠白或黧黑，或大便久泄不止，完谷不化，五更泄泻。舌淡胖，苔白，脉沉细。本证多见于中晚期癌症，如晚期肝癌、肾癌、肺癌。

2. 辨病期　在癌症的发展过程中，不同的病理时期，临床表现有别，正邪双方的状况也不同。临床康复时，应辨明正邪的具体情况，评估虚实的孰多孰少，方能为康复方案的制定提供可靠的依据。恶性肿瘤早期，一般以邪实为主，痰湿、气滞、血瘀与热毒互结成癌块，正虚不显；病之中期，正虚渐甚，癌块增大、变硬，侵及范围增大，正虚与邪实胶着；病至晚期，正气消残，邪气侵袭范围广泛，或有远处转移，则以正衰为主。

（二）西医康复评定

肿瘤患者的康复治疗对于提高患者的生存质量具有重要意义。在欧美发达国家，患者在接受系统治疗前或者结束后，都会有康复治疗的介入。康复治疗前首先需要对每一位患者进行康复需求的个人评估。评估内容包括患者的日常生活能力、症状、心理、社会支持等方面。

1. 危险因素评定　人口老龄化，生活方式、饮食习惯和行为方式的变化，在工业化和城市化的过程中伴随的生态环境的破坏，造成了世界各地大部分恶性肿瘤发病率和死亡率呈上升趋势。对危险因素的评定，有助于个体化康复方案的制定和实施。评定方法可以通过采集病史和谈话的方式进行，也可采用量表的形式进行。主要的危险因素及其在肿瘤发生中占的比重为吸烟占30%，饮食因素平均占35%，其变化幅度为10%～70%，生育和性行为占7%，职业因素占4%，酒精滥用占3%，地理因素占3%，环境和水污染占2%，药物和医疗因素占1%。

2. 病理分级评定　未分化的癌细胞多呈小圆形、小棱形或星形、裸核形，恶性程度高；高分化癌细胞接近正常分化程度，恶性程度低。

（1）四级法　Ⅰ级：未分化癌细胞占0～25%。Ⅱ级：未分化癌细胞占25%～50%。Ⅲ级：未分化癌细胞占50%～70%。Ⅳ级：未分化癌细胞占70%～100%。

（2）病理分期法　分为高度分化、中度分化、低度分化三级，恶性程度依次增高。

3. 临床分期评定　多数部位肿瘤的临床分期采用国际抗癌联盟（UICC）所规定的恶性肿瘤TNM分期法。此分期法只用于过去未曾进行过治疗的患者，病变的范围仅限于临床检查所见。T代表原发肿瘤，N代表局部淋巴结转移状况，M代表远处转移情况。临床工作中，不同恶性肿瘤还有各自的临床分期标准，如直肠癌采用Dukes分期、膀胱癌采用JSM分期、胃癌采用Moss分期等。

临床分期与肿瘤的临床表现及治疗方案的选择有直接的关系。对恶性肿瘤的分期也是估计患者预后、评估治疗效果的需要。

4. 疗效分级标准　世界卫生组织（WHO）有关肿瘤治疗结果标准化的两个会议提出了肿瘤治疗客观反应的标准（表3-19），分为完全缓解（complete response，CR）、部分缓解（partial response，PR）、无改变（no change，NC）、疾病进展（progressive disease，PD）四个等级。

表3-19　WHO肿瘤治疗客观反应的标准

可测量的病变	不可测量的病变	骨转移
CR表示可见的病变完全消失至少1个月	所有症状、体征完全消失至少4周	X线及扫描等检查，原有病变完全消失至少4周

可测量的病变	不可测量的病变	骨转移
PR 表示肿块缩小 50% 以上至少 4 周	肿瘤大小估计减小超过 50% 至少 4 周	溶骨性病灶部分缩小，钙化或骨病变密度减少至少 4 周
NC 表示肿块缩小不足 50% 或增大不超过 25%	病情无明显变化至少 4 周，肿瘤大小估计增大不到 25%。减少不足 50%	病变无明显变化，由于骨病变往往变化缓慢，判定 NC 至少应在开始治疗的第 8 周后
PD 为 1 个或多个病变增大 25% 以上或出现新病变	新病灶出现或原有病变估计增大至少 25%	原有病灶扩大和（或）新病灶出现

注：CR 时间指自开始判定 CR 起至肿瘤开始出现复发时的时间。PR 时间指自开始判定 PR 起至肿瘤两径乘积增大到治疗前 1/2 以上时的时间。生存时间指从开始化疗至死亡的时间或末次随诊时间。无病生存时间指 CR 患者从开始化疗至开始复发或死亡的时间。

5. 日常生活质量评定　常用量表有普适性量表，如健康调查简表（MOSSF-36）、世界卫生组织生活质量问卷（WHOQOL-100）等；专用量表主要有美国研制出的恶性肿瘤治疗功能评价系统（FACT）和欧洲恶性肿瘤研究与治疗组织研制的恶性肿瘤患者生活质量测定量表 QLQ 系列，均有中文版本。

6. 心理状况评定　正常评估肿瘤作为应激原给患者及家属带来的心理负担，评估肿瘤患者的自杀风险，是十分必要的。恶性肿瘤患者心理评定的原则和方法与一般心理评定相同。少数有严重精神障碍者，需精神专科医师会诊评定。

（1）**贝克抑郁量表**　贝克抑郁量表（Beck depression inventory，BDI）是应用广泛的抑郁症状自评量表之一，在各种疾病人群和普通人群的抑郁症状评估中均得到应用。该量表把抑郁分为 3 个维度：①消极态度或自杀，即悲观和无助等消极情感。②躯体症状，即表现为易疲劳、睡眠不好等。③操作困难，即感到工作比以前困难。量表共包含 21 项抑郁症患者常见症状和态度，如抑郁、失败感和自杀想法等，由受测者根据有无症状及症状严重程度选择回答（0～3 评分），各项目评分相加得总分，根据总分高低评定有无抑郁和抑郁严重程度。

（2）**心理痛苦温度计**　心理痛苦温度计（distress thermometer，DT）是 NCCN 推荐使用的快速识别患者心理痛苦的筛查工具。该量表分为两部分。第一部分为心理痛苦温度计，包括 0～10 的 11 个尺度（0 表示无痛苦，10 表示极度痛苦），患者给自己近 1 周所经历的平均痛苦水平进行打分，1～3 分为轻度痛苦，4～6 分为中度痛苦，7～9 分为重度痛苦，10 分为极度痛苦。第二部分为心理痛苦相关因素调查表，每个条目采用"是""否"进行评价。该量表填写简便、操作性强，在肿瘤患者心理状况评估中有较大的应用价值。

7. 参与能力评定　恶性肿瘤患者活动状况评定的常用量表有患者活动状况量表 Karnofsky（KPS）和患者活动状况分级标准 Zubrod-ECOG-WHO（ZPS），广泛用于评定恶性肿瘤患者的功能状态（表 3-20、表 3-21）。

表 3 – 20　Karnofsky 患者活动状况量表

活动状况	表现	计分（分）
能进行正常活动，不需要特殊照顾	正常，无症状，无疾病的表现	100
	能进行正常活动，症状与体征很轻	90
	经努力能正常活动，有些症状和体征	80
不能工作、生活需不同程度的协助	能自我照料，但不能进行正常活动或工作	70
	偶需他人协助，但尚能自理多数个人需要	60
	需他人较多的帮助，常需医疗护理	50
	致残，需特殊照顾与协助	40
不能自理生活，需要特殊照顾，病情发展加重	严重致残，应住院，无死亡危险	30
	病重，需住院，必须积极的支持性治疗	20
	濒临死亡	10
	死亡	0

表 3 – 21　Zubrod-ECOG-WHO（ZPS，5 分法）

体力状态	分级
正常活动	0
症状轻，生活自在，能从事轻体力活动	1
能耐受肿瘤的症状，生活自理，但白天卧床时间不超过 50%	2
症状严重，白天卧床时间超过 50%，但还能起床站立，部分生活能够自立	3
病重卧床不起	4
死亡	5

8. 癌症疼痛的评估　癌症疼痛的评估是癌症疼痛控制最关键的一步。治疗前必须对疼痛作出详细而全面的评估。治疗开始后对疼痛控制程度进行再评估，当疼痛性质有改变或出现新的疼痛时应及时重新评估，并修订治疗计划，保持癌痛评估的连续性。

目前临床上常用以下 3 种分级法帮助估计疼痛的程度：根据主诉疼痛程度分级法、疼痛数字分级法和目测疼痛相似分级法。

①根据主诉疼痛程度分级法（VRS）：见表 3 – 22。

表 3 – 22　语言评价量表

分级	主诉疼痛情况
0 度	无痛
Ⅰ度	轻度：可耐受，不影响睡眠，可正常生活
Ⅱ度	中度：疼痛明显，睡眠受干扰，需用一般性止痛、镇静、安眠药
Ⅲ度	重度：疼痛剧烈，伴有自主神经功能紊乱，睡眠严重受干扰，需用麻醉性药物

②疼痛数字分级法（NRS）：从 0 ~ 10 数字，表示从无痛到最剧烈疼痛，由患者自

已圈出数字，以表明患者的疼痛程度。

③目测疼痛相似分级法（VAS）——画线法：用一长10cm的直线，左端代表无痛，右端代表最剧烈疼痛。由患者在最能代表其疼痛程度处画一交叉线表明，从左端至画线处的毫米数即疼痛的分数。

9. 营养评估　在癌症康复治疗前后要定期对患者进行营养状况评定，并进行对比分析，以明确在治疗前和治疗后是否需要营养支持。营养评估需结合病史、体格检查和实验室检查共同来考虑。

营养评定可分为营养筛查和综合评定两个步骤。综合评定经过营养不良粗筛，进一步了解病史，体格检查利用一些客观指标（如血浆蛋白水平）、机体测量（如动态的体重、身高变化及机体组成测定等），与主观评定相结合来完成营养评定。可根据具体情况选择综合营养评定、主观全面评定（SGA）、营养评定指数（NAI）等方法。

四、康复治疗

及时、恰当的康复治疗可使肿瘤患者的各种后遗症得到适当的治疗和康复，各种损伤和畸形得到矫正，功能障碍得到全部或部分恢复，并能减轻放疗或化疗在患者身上产生的毒副作用，加强抗肿瘤作用，增强免疫功能，延缓转移复发，提高生活质量和生存率。常见的中医康复方法包括中药康复、针灸康复、推拿康复、传统功法康复、饮食康复、心理康复等。

（一）中药康复

1. 中药内治

（1）气滞血瘀证

治法：理气化瘀。

主方：气滞甚者，逍遥散加减；血瘀甚者，血府逐瘀汤、膈下逐瘀汤、少腹逐瘀汤等加减。

常用药：柴胡、芍药、当归、薄荷、茯苓、桃仁、红花、川芎、赤芍。

（2）痰湿凝聚证

治法：化痰除湿。

主方：海藻玉壶汤、二陈汤、指迷茯苓丸、涤痰汤等加减。

常用药：海藻、半夏、贝母、橘红、陈皮、茯苓、枳壳。

（3）热毒内炽证

治法：清热解毒。

主方：黄连解毒汤、茵陈蒿汤、黄连温胆汤等加减。

常用药：黄连、黄芩、黄柏、栀子、大黄、茵陈蒿。

（4）气血不足证

治法：补气养血。

主方：八珍汤、十全大补汤、当归补血汤等加减。

常用药：当归、川芎、黄芪、人参、白术、熟地黄。

（5）阴虚火旺证

治法：滋阴降火。

主方：增液汤、百合固金汤、大定风珠、养胃汤等加减。

常用药：麦冬、沙参、百合、生地黄、白芍、茯苓。

（6）阳虚水泛证

治法：温阳利水。

主方：真武汤、济生肾气丸加减；阳衰气脱者，可用参附汤类大补元气，回阳救逆。

常用药：肉桂、炮附子、人参、茯苓、白术、牛膝、熟地黄、山茱萸、山药。

2. 中药外治 近年来，中医外治法以其用药量少、不良反应少、疗效明确、患者易接受等优势，越来越得到临床的广泛应用，在控制肿瘤并发症、减轻放化疗不良反应、改善症状等方面发挥着独特疗效，成为肿瘤专科特色技术之一。特别是在癌性疼痛、恶性胸腹水、口腔溃疡、化疗性周围神经病变等方面，具有很好疗效，受到国内外同行的关注。肿瘤临床常用的中医外治方法有敷贴、涂搽法、热熨法等，也引入了雾化吸入、离子导入等新技术。

（1）**敷贴法** 敷贴法是将鲜药捣烂或将干药研成细末，制成膏药或药饼，或直接涂敷于患处或穴位上的一种外治法。适用于体表肿瘤、癌性疼痛、胸腹水等一些并发症及化疗药物对局部组织和血管的刺激。如将决流汤方药研磨酒调后，外敷于神阙穴，可治疗晚期癌性腹水。又如应用芦荟和马铃薯，以适当比例捣成泥状，直接外敷患处，可治疗化疗引起的静脉炎。

（2）**涂搽法** 涂搽法主要用酊剂。所谓酊剂即指药物用规定浓度的乙醇浸出或溶解而制成的澄清液体制剂。酊剂制备简单，易于保存，一般盛于避光容器中，放于阴凉处即可。因酊剂有刺激性，凡破溃后或皮肤有糜烂者均禁用。如应用止痛酊（中日友好医院制）可直接涂搽于肌表，具有活血化瘀、疏经通络、行气散滞之功，尤其适用于各种癌性疼痛等。

（3）**热熨法** 热熨法是指将药物炒热后装入布袋内，或将棉絮布纱等物投入药物或药酒中煮后绞干敷于体表，借助于热力的物理作用而发挥疗效。有时加酒、醋等挥发性液体，亦可配以芳香性药物而起窜透作用。这样比单纯热疗作用更显著。例如应用香附四子散热熨治疗乳腺癌术后上肢功能障碍等。

（二）针灸康复

药物可"消坚磨石"，但"坚顽之积聚"，在"肠胃之处，募原之间，非药物所能猝及"。因此，"宜薄贴以攻其外，针法以攻其内，艾灸以消散固结"，可以"佐药物之所不逮"。由此，针灸治疗肿瘤的优势，一目了然。加之针灸疗法立足于整体功能的调节，有不产生任何毒副作用的治疗优势，在多学科疗法攻克肿瘤中占有重要的一席之地。特别是对于一些不适合手术及放、化疗治疗的晚期肿瘤患者，针灸疗法更能体现出其独到的优势。

1. 针刺 毫针刺法适用于肿瘤各期的治疗，多用于肿瘤免疫低下，有放、化疗副反应及癌性疼痛的患者及肿瘤晚期虚损症状明显者。

其中改善症状，延长患者生存期，主穴选足三里、三阴交、关元、肿瘤所在脏或腑的背俞穴。肺癌配风关、尺泽、手三里；胃肠癌配手三里、曲池、上巨虚；肝癌加中都、胆囊穴；乳腺癌加极泉、乳根、膺窗；食道癌加廉泉、鸠尾、巨阙、膻中；气血不足者补膈俞、脾俞、胃俞；痰湿结聚者配丰隆、阴陵泉；气滞血瘀者配血海、膈俞；脾肾阳虚者配脾俞、肾俞、气海、命门。减轻放、化疗不良反应，主穴选大椎、足三里、三阴交。免疫抑制加内关、关元；骨髓抑制加膈俞、脾俞、肾俞；胃部反应加内关、中脘、梁丘、建里、神门穴；口腔咽喉反应加列缺、照海、廉泉；肠道反应加天枢、大肠俞、支沟、上巨虚；呃逆加太冲、足三里、内关、公孙。抑制癌症疼痛，主穴选合谷、足三里、三阴交、阿是穴。急性疼痛、六腑癌症可选用郄穴、合穴；慢性疼痛可选用背俞穴、募穴、原穴。

耳针也可广泛用于肿瘤合并症和放化疗并发症的防治。对于化疗后胃肠道反应，取穴胃、肝、脾、交感、皮质下、神门。肿瘤合并顽固性呃逆，取穴耳中（膈）、神门，一般情况下选择一侧耳穴，也可选双侧耳穴，如重症可选择双侧对称同穴。失眠，取神门、枕、额、心、肝、脾、肾等。

2. 艾灸 灸法能够活化全身免疫系统，提高人体免疫和自身调节功能，抑制肿瘤的发生、发展。灸法适用于肿瘤各期治疗，多用于肿瘤免疫低下、白细胞减少（化疗、放疗所致）者，晚期正气虚衰明显者。如提高机体免疫力，可用神阙、关元、气海、大椎、三阴交、足三里、脾俞、胃俞、肾俞、命门。减轻放化疗副作用，主穴取关元、气海、神阙、大椎、足三里，胃部反应加内关、中脘、梁丘、建里；免疫抑制加内关、关元；白细胞减少加膈俞、脾俞、肾俞；口腔咽喉反应加天突、列缺、照海、廉泉；肠道反应加天枢、大肠俞、支沟、上巨虚；呃逆加太冲、足三里、内关、公孙；四肢不温，小便清长加大椎、身柱、至阳、命门。

减轻癌性疼痛，主穴选择"以痛为腧"的疼痛局部腧穴。急性疼痛、六腑癌症可选用郄穴、合穴；慢性疼痛可选用背俞穴、募穴、原穴，如胃癌疼痛，配梁丘。

（三）传统功法康复

恶性肿瘤患者康复期运动疗法的应用，要根据其病情、年龄等选择适宜的运动项目，确定运动强度和运动时间。如体弱长期卧床患者要进行关节的被动活动、呼吸体操，以防止关节挛缩、肌肉萎缩、静脉血栓形成以及坠积性肺炎等。能自由活动者可进行较低强度的耐力运动如慢跑步行、骑自行车等，以逐步增强心肺功能和增强体力。运动中注意监护，防止跌倒。中国传统体育疗法通过调心调息调身，从而达到增强体质、调理气血、平衡阴阳及改善脏腑功能、提高患者生存质量的目的，可选择太极拳、五禽戏、八段锦等。如患者病情较重或术后卧床患者，可选练"坐式"或"卧式"的静功，随着病情平稳，再适当增加运动量。太极拳对体力较差的癌症患者更为适宜。选择柔和轻灵、内外结合的太极拳运动，通过"以意导气"可增强体质，达到强身健体、促进身心康复的目的。

（四）心理康复

由于癌症患者患病的时间长短不一，对自身疾病的认识差别较大，症状的轻重表现不尽一致，而且每个患者的心理承受能力各有不同，所以不同患者的心理康复也有差异。一般的规律是：癌症患者在诊断时，最需要有关疾病治疗、预后方面的知识；住院期间，更需要实质性的支持，如配偶感情上的理解与支持，朋友协助购买东西、照顾小孩等。基于在癌症诊断、治疗、恢复各个阶段中患者不同的心理反应，在心理康复治疗时，要做到分阶段康复。

1. 确诊初期　在应激反应阶段如何告知患者确诊"癌症"的信息，特别需要考虑方式方法，选择性逐步告知，这是目前比较公认的方式，这既可使患者更好地面对现实，接受诊断和治疗，也有利于建立良好的医患关系，使患者能接受并配合治疗。告诉时间一般越早越好，并安排在医患关系最和谐且相对宽裕的时间，没有旁人的安静环境，留有余地的分多次告知，并尽可能给患者以希望和鼓励。

2. 治疗阶段　此阶段的心理康复要灵活、多样、有针对性。对恐惧、紧张的患者，应采取温和、体贴、理解的语言和态度，使患者感受到精神支柱的力量，并帮助患者认识疾病的性质，使其明白战胜自己消极的不良情绪在整个疾病治疗过程中的重要作用，从而勇敢地面对疾病。也可结合患者的病情、兴趣爱好，予以不同形式的娱乐疗法。

3. 恢复后期　在根治恢复阶段，癌症患者由于长期患病，社交圈日趋缩小，甚至可能已出现与社会及家庭关系脱离的现象。因此，要鼓励恢复期的患者积极参与社会活动，使其尽量融入于群体之中，从事力所能及的社会工作，培养一些个人爱好，如写作、书法、画画、摄影等，使其感到生活有所寄托，分散对疾病的注意力，以利于心理康复。

（五）饮食康复

癌症过程中，人体营养消耗极大，不仅如此，手术治疗也会耗损大量的营养物质，放疗、化疗又可导致消化、造血功能的障碍，致使先后天脾肾受损，阴阳气血无以化生。因此，癌症患者的饮食康复非常重要。

1. 一般饮食要求　遵循现代营养平衡膳食要求，合理膳食，均衡营养，以维持患者的基本营养需要。并结合具体的病情选择相应的营养食物予以补充，如富含维生素C、胡萝卜素的蔬菜、水果等，含有多糖类的菌类食物。另外，尚需结合治疗的不同阶段，如手术前后、放疗、化疗等，有针对性地进行饮食调理。

2. 食疗药膳方

（1）田七芡实龟肉汤

原料：乌龟1只（约500g），猪瘦肉60g，田七15g，土茯苓100g，芡实30g。

制作：将田七、土茯苓洗净，打碎，芡实浸泡半小时；取龟肉、龟壳与猪肉连同全部用料武火煮沸后，文火煮 3 小时，去龟壳和土茯苓，调味即可。随量饮汤食肉。

功效：滋阴解毒，散瘀消结。

适应证：晚期肝癌瘀毒内阻者。

（2）珠玉二宝粥

原料：薏苡仁 60g，怀山药 80g，粳米 50g，瘦猪肉 30g。

制作：薏苡仁洗净；怀山药洗净，切薄片；瘦猪肉切 3 ~ 4 块。上物加水适量，文火同熬成稀粥，去瘦猪肉，和盐调味，温热服食。

功效：健脾补中，利水消肿。

适应证：晚期肝癌腹胀肢肿，不思饮食者。

（3）无花果鱼腥草汤

原料：无花果 50g（干品），鱼腥草 30g，瘦猪肉 100g。

制作：瘦猪肉切细，鱼腥草切段。加入适量清水，慢火煮 1 小时，去鱼腥草，调味服食。

功效：清热解毒，润肺清肠。

适应证：肺癌咳嗽痰壅伴热结便秘者。

（4）归芪杞子人参饭

原料：当归 60g，黄芪 60g，枸杞子 40g，人参 16g，大米 50g。

制作：先用黄芪、当归、枸杞子煎水，再用此水煮饭，人参另煎水，饭将熟时加入人参水，略煮即成。中晚餐食用。

功效：大补元气，补气养血。

适应证：各类癌症患者，尤其化疗、放疗后白细胞降低者。

（5）白饭鱼瑶柱粥

原料：瑶柱 15g，白饭鱼 250g，大米 60g，生姜 1 片，葱 1 根。

制作：瑶柱浸软，洗净，撕开；白饭鱼洗净，沥干水，用姜、葱、油、盐、酱油拌匀。把大米、瑶柱放入锅内，加清水适量，武火煮沸后，文火煮成粥；下白饭鱼，待粥再煮沸，调味即可，随量食用。

功效：健脾滋肾，补肺益阴。

适应证：胃癌、肺癌阴液不足者，以及各类癌症放疗期间和治疗后阴虚内热者。

（6）北芪猪腰汤

原料：北芪 30g，猪腰 1 个，猪排骨 100g。

制作：北芪切片洗净，用纱布包好。将北芪、猪排骨一起加入适量清水，以文火炖 2 小时后，放入腰花煮沸 15 分钟，和盐调味，饮汤或佐膳。

功效：补肾益气，利水消肿。

适应证：中晚期癌症如肝癌、肾癌、肺癌等肾气不足、周身肿胀者。

五、康复教育

恶性肿瘤患者的康复教育应突出癌症相关内容，在患者已知所患疾病或征得家属同意后，可结合病情讲解一些针对性、时效性的知识，对癌症患者进行全方位、多层次的健康教育，使他们掌握相关知识，做到自我保健和自我管理，提高其生活质量。

（一）加强防治肿瘤的健康教育宣传

1. 注意饮食营养的平衡，多摄入含维生素 C 的新鲜蔬菜、瓜果。

2. 注意饮食卫生，不食霉变、烧焦、烟熏、过度油炸等食物。

3. 不吸烟，不饮酒。

4. 适当休息，注意锻炼，保持乐观情绪和愉快的心情。

5. 注意个人清洁卫生，注意口腔卫生，预防口腔癌；性器官卫生对预防生殖器官癌有预防作用。

6. 切忌滥用药物，避免不必要的放射线照射，以防止白血病、皮肤癌等。

7. 加强劳动保护、环境保护，减少或消除劳动和生活环境中的致癌因素。

（二）严格定期复查

癌症患者经过有效治疗后，无论是病情缓解或暂时痊愈，都应该定期检查，以便及时了解和掌握癌病有无复发和转移。复查的内容和项目由原发肿瘤的部位性质而定，如区域淋巴结肿大与否，局部有无包块复发，远隔部位有无转移，肺、肝、脑、骨等易转移部位的检查，血液生化改变、超声波、X 线照片、CT 检查，细胞学检查等，应视需要而定，同时还要检查患者的机体免疫状态，如细胞免疫功能及免疫球蛋白等，以了解患者的免疫功能情况。若免疫功能低下者，要及时予以纠正和提高。

定期复查一般开始阶段可 2~3 个月 1 次，病情稳定后，可半年复查 1 次。此外，尚应对所有患者作长期随访，以了解患者缓解期长短及有效率，随时提醒患者作康复期的巩固治疗，帮助患者加速康复的进程，争取使患者早日回到正常的生活工作中去。

（三）加强化疗期间患者的指导

1. 化疗期间的患者应少量多餐，避免过热、粗糙、酸、辣等刺激性食物，以防损伤胃黏膜。治疗前后两小时内避免进餐，可适当补充饮料，以减轻因组织细胞急剧溶解所致的反应。若有恶心、呕吐时可减慢药物滴速，或使用胃复安 10~20mg 肌内注射或静脉注射。若明显影响进食，需及时纠正和防止水、电解质平衡失调。

2. 密切观察血象变化，每周检查 1~2 次白细胞计数。必要时，使用升白细胞药物，预防感染，注意保护性隔离等。

3. 做好口腔护理，保持口腔清洁，预防继发感染和真菌感染。

4. 铂类等抗肿瘤药可导致肾功能损害。因此，化疗期间要鼓励患者多饮水，适当补液。阿霉素等药物可引起心律失常或心力衰竭，故用药前后要常规检查心电图。观察患者的脉搏、心律变化等。

六、康复护理

（一）起居护理

起居护理是医院护理方案的延续，起居护理的主要内容有作息、服药、营养、日常活动等方面。按时起居，保证良好的睡眠，生活有规律，定时服药与复查，营养均衡有保证，坚持运动锻炼，可以提高身体素质，增强抗癌能力。良好的起居护理能够使人身心愉快，充足的睡眠、休息和营养，有助于疾病的治疗及康复。

（二）饮食护理

恶性肿瘤是一种慢性消耗性疾病，尤其是晚期恶性肿瘤，病程较长，患者营养消耗较大，消瘦较为明显，全身状况较差，各个脏器功能低下，因而在护理上需关心体贴患者，视患者如亲人，解除患者的恐惧心理，鼓励患者少食多餐，不食腌腊制品及变质食物，多吃新鲜蔬菜、水果，忌辛辣和刺激食物，禁烟酒，适当多吃高蛋白、高热量、富有维生素易消化食物，根据其身体状况补充必要的营养，提高战胜病魔的信心，以达到提高生存期及生活质量的目的。

（三）情志护理

情志护理是康复护理中最重要的一点。首先要让患者树立战胜癌症的坚强信念，相信癌症一定能治好，保持健康、良好的心态是攻克癌症的良药。此时医务人员或家属就成了患者的贴心卫士，要耐心地倾听其主诉或发泄，给予更多的关心、爱护、理解和沟通，及时解决出现的不良心理问题。叮嘱家属理解、关心患者，保持家庭和睦，让患者保持心情愉悦，感受到人生的美好、生命的宝贵，坚定求生的欲望和战胜病魔的信念。

第十六节　产后抑郁

一、概述

产后抑郁（postpartum depression）是以产妇在分娩后出现情绪低落、心绪不宁、精神抑郁为主要症状的病证，是产褥期精神综合征中最常见的一种类型。临床主要表现为疲乏、悲伤易哭、失眠、孤僻等症状，多在产后 1 周开始出现，4~6 周逐渐加重，6~8 周逐渐缓解，部分患者可长达数年。若不及时诊治，不仅会影响产妇的身心健康，还会影响婴幼儿的生长发育。个别产妇可出现伤害自我或伤害婴儿的倾向，对此应当尽早发现，尽快诊治。产后抑郁属中医学"郁证""脏躁"等范畴，也散见于历代医籍"产后惊悸恍惚""产后不语"等相关论述。

产后抑郁的发病原因复杂，发病机制尚未完全明确，目前研究主要围绕神经递质因素、内分泌因素、遗传因素等方面。研究认为，与产后抑郁相关的神经递质包括5-羟色胺、去甲肾上腺素、多巴胺等。内分泌因素方面，产妇分娩过程伴随内分泌水平变化，其中下丘脑－垂体－甲状腺轴、下丘脑－垂体－性腺轴、下丘脑－垂体－肾上腺轴相关激素变化在产后抑郁发生过程中发挥作用，甲状腺激素、雌激素、泌乳素等与产后抑郁相关。遗传因素方面，有精神病家族史者，尤其有家族产后抑郁史的产妇，产后抑郁发生率增高。目前临床大部分抗抑郁药物存在起效慢和副作用多两方面问题，且哺乳期妇女服药对婴儿存在不利影响，中医康复对于缓解产后抑郁症状、提高患者生活质量具有重要作用。

本病发生在产妇分娩后，与产褥期生理和病理有关。产后素体虚弱，分娩时失血过多，阴血亏虚，血不养心，心神失养，扰乱心神，导致产后抑郁的发生；或产后思虑过甚，所思不遂，过思伤脾，脾气受损，气血生化受阻，同时分娩耗伤气血，血弱气虚，血不养心，心神失养，致产后抑郁；或元气亏虚，又分娩时耗气，气虚无力而致血行不力，血滞成瘀，或产后胞宫瘀血停滞，败血上攻，闭于心窍，致产后抑郁；或素性忧郁，胆怯心虚，产后又遇情志所伤，或产后血虚，肝血不足，肝木失养，肝失藏血，血不舍魂，魂不守舍，魂失潜藏，而致产后抑郁。病变主要责之于肝，也常涉及心、脾等脏。

二、康复适应证

康复适应证包括产后情绪低落、心绪不宁、精神抑郁；或产后失血过多、产后忧愁思虑、过度劳倦；或素性抑郁，肝气郁结，以及既往有精神病史、难产史；产后进行抗抑郁治疗，但是起效缓慢，临床症状显著者。接受药物治疗的产妇应慎重母乳哺乳。

三、康复评定

（一）中医康复评定

1. 辨证型　产后抑郁的常见证型有肝气郁结、心脾两虚和瘀血内阻等，其中肝气郁结是基本证候，可与多种证候相互兼夹，贯穿疾病的全过程。

（1）肝气郁结证　素性忧郁，产后复因情志所伤，肝郁胆虚，魂不归藏，心神不安，夜难入眠，或噩梦多且易惊醒；或肝郁气滞，气机失畅，故胸闷纳呆，烦躁易怒，善太息；或肝气郁结，疏泄失调，故恶露量或多或少、色紫暗有块。舌淡，苔薄白，脉弦。

（2）心脾两虚证　产后焦虑，忧郁，心神不宁，常悲伤欲哭，情绪低落，失眠多梦，精神萎靡；伴神疲乏力，面色萎黄，恶露色淡、质稀。舌淡，苔薄白，脉细弱。

（3）瘀血内阻证　产后郁郁寡欢，默默不语，失眠多梦，神志恍惚；恶露淋沥日久、色紫暗有块，面色晦暗。舌暗有瘀斑，苔白，脉弦或涩。

2. 辨虚实　产后情绪低落，忧郁焦虑，悲伤欲哭，不能自制，心神不安，失眠多梦，气短懒言，恶露色淡，质稀，舌淡，脉细者，多属虚。产后忧郁寡欢，默默不语，或烦躁易怒，失眠多梦，神志恍惚，恶露色暗，舌暗有瘀斑，苔薄，脉弦或涩，多属实。一般来说，初病多属实，久病多属虚；瘀血内阻、肝气郁结属实，血虚气弱或心脾两虚则属虚。

3. 辨脏腑气血 产后抑郁一般以气机郁滞为基本病理机制，故病变主要在肝，但疾病发展过程中，由肝及脾，由气入血，又有肝、心、脾之侧重不同，气血之区别。康复辨证时，当辨明脏腑，在气在血。

（二）西医康复评定

产后抑郁的康复评定，主要包括生理功能评定、日常生活活动能力评定、心理状况评定和参与能力评定。

1. 生理功能评定 大多数产后抑郁患者伴有游离雌三醇的下降、去甲肾上腺素的减少，与垂体及甲状腺功能密切相关。因此产后抑郁患者可通过这些指标是否恢复正常值评定其恢复情况。

2. 日常生活活动能力评定 使用生活质量量表对产妇物质生活及社会功能进行评分，可通过直接观察患者能否按照要求完成规定的项目，或通过询问的方式来收集资料和进行间接评定。

3. 心理状况评定 常用于产后抑郁测评的筛查量表有以下几种。

（1）抑郁自评量表（SDS） 将抑郁程度分为 4 个等级，具有不受年龄、经济状况等因素影响的优点，主要用于衡量抑郁状态的轻重度及治疗中的变化。

（2）爱丁堡产后抑郁量表（EPDS） 是应用最广泛的自评量表，用于初级保健筛查。此表包括 10 项内容，于产后 6 周进行调查，可提示有无抑郁障碍。

（3）汉密尔顿抑郁量表（HAMD） 相对简单，准确，便于掌握，是临床评定抑郁状态常用量表。该量表将抑郁症状列出 24 个条目，分 5 级评分。

（4）贝克抑郁问卷（BDI） 对诊断产后抑郁症有较好的一致性和重复性。

（5）症状自评量表（SCL90） 能区分出是否有心理症状，适用于检测是否有心理障碍、有何种障碍及其严重程度，被广泛用于精神障碍和心理疾病门诊检查。

4. 参与能力评定 评定量表可分为普适性量表和特异性量表两大类。普适性量表常用的有简明健康状况调查问卷（MOS SF-36）、世界卫生组织生活质量问卷（WHO-QOL-100）。除此之外还需对产后患者压力感知进行评定，采用压力感知量表（PSS）和感知到的社会支持，采用多维度社会支持感知量表（MSPSS）。

四、康复治疗

产后抑郁的康复治疗，以调畅气机为基本原则，具体治法有疏肝解郁、补益心脾、活血化瘀等。通过情志、中药、针灸、运动等康复方法，旨在调节患者的情绪，改善其抑郁状态，提高患者的生活质量。

（一）情志康复

情志疗法对于产后抑郁患者的康复具有重要意义，应当通过各种方式影响产后抑郁患者心理而促进健康，从而达到康复目的。帮助患者排遣负性情绪，借以调整气机，使精神内守、疾病痊愈，如《灵枢·师传》记载"告之以其败，语之以其善，导之以其所便，开之以其所苦"。患者的抑郁情绪常继发于不正确的非现实性认识，因此治疗的目标在于改变其错误认识，如不将生活中的遗憾当作失败，不把个人评价当作最终评价等。通过转移患者的注意力，改善其不正确的非现实性认识，使患者感受到被理解、被尊重、被关怀和被需要，以助于产后抑郁康复。同时，要求患者自我监察、自我说理、自我强化，从而通过改变情绪来改变患者的心理状态，使患者在处理所面临的相关事件中更多地采取积极的应对方式，提高心理防御能力。通过运用语言疏导法，引导患者正确对待疾病，教会患者适应疾病的方法和应对技巧，设法发现自身存在但以往未意识到或未运用的能力和才干，增强自信心，增强良性情绪，增强社会适应能力，减轻抑郁情绪。

（二）中药康复

1. 中药内治

（1）肝气郁结

治法：疏肝解郁，健脾安神。

主方：逍遥散加减。

常用药：当归、茯苓、白芍、白术、柴胡、甘草等。

加减：胃脘嗳气少食者，加旋覆花、代赭石、乌药、陈皮；月经不调者，加当归、川芎、益母草。

（2）心脾两虚证

治法：健脾益气，养心安神。

主方：归脾汤或养心汤加减。

常用药：白术、人参、黄芪、当归、茯苓、远志、酸枣仁、木香、龙眼肉、生姜、大枣、甘草等。

加减：血虚明显者，加阿胶、白芍；心烦失眠者，加五味子、夜交藤；小腹疼痛者，加延胡索、没药。

（3）瘀血内阻证

治法：活血逐瘀，镇静安神。

主方：调经散或者芎归泻心汤加减。

常用药：当归、肉桂、没药、琥珀、赤芍、白芍、细辛、麝香、川芎、牡丹皮、五灵脂、蒲黄、延胡索。

加减：月经过期而量少色紫者，加桃仁、莪术。

（三）针灸康复

针灸康复法可调理脏腑，调神理气，疏肝解郁。取穴以相应背俞穴及足厥阴经、手厥阴经为主。

1. 体针

主穴：百会、印堂、内关、神门。

配穴：肝气郁结者，加膻中、期门；气郁化火者，加行间、侠溪、外关；气滞痰蕴者，加膻中、阴陵泉、丰隆、天突；心神不宁者，加通里、心俞、三阴交、太溪；心脾两虚者，加心俞、脾俞、三阴交、足三里；阴虚内热者，加行间、太溪、涌泉、劳宫；阳虚寒湿者，加足三里、关元、大椎。常规方法针刺上述穴位，内关、太冲用泻法；神门用平补平泻法。

操作：毫针刺，中度刺激，用补法或平补平泻法，配穴按虚补实泻法操作。每日或隔日1次，每次留针15分钟，出针前重复运针1次。10次为1个疗程，疗程间隔3~5日。

2. 电针

选穴：常用穴位同体针治疗法，根据辨证选穴，每次选用3~4个穴位。

操作：得气后接通电针治疗仪，电流强度调节至患者自觉舒适。每日治疗1次，每次30分钟。

3. 耳针

选穴：神门、交感、心、肝、脾。

操作：毫针刺或王不留行子贴压。

4. 头针

选穴：取额中线、顶中线、额旁1~3线、颞前线及颞后线。

操作：毫针沿皮刺，留针30分钟，每日1次。用常规手法刺激或电针。

（四）传统功法康复

传统体育运动能够活动躯体四肢以练形，锻炼呼吸以练气，促进气血的运行，调畅气机，改善症状，患者可选择八段锦、太极拳等。运动量可根据患者具体情况而定，一般每次运动20~30分钟，每日1~2次，30天为1个疗程。

气功中的强壮功注重运用姿势、呼吸、意念活动，使周身气机活跃，适合产后抑郁患者长期习练。

练习方法：站立式，屈膝、屈髋、腹部内收，松肩沉肘，塌腕舒指，二肘弯曲，手放体侧，含胸拔背，下颌内收，两脚开立同肩宽，足跟微虚，脚趾抓地。先练意守丹田，达到一定功夫，则可以意运气。吸气时意想气从脚跟上行，经两下肢后侧、背部督脉到达百会；呼气时，气由百会沿任脉至少腹入丹田，再由丹田向后下方引气，经大腿内侧下行直至涌泉，并感觉丹田与涌泉在运气时发热。

注意吸气时加强收腹；行气时，由足跟向上提气至会阴，缩肛收胯，足趾抓地，以助行气，并意领此气上行；气至百会而下行时，配合吞咽动作，助气直达涌泉。感觉周身腠理通透舒适，方为奏效。完功后用升降开阖法进行导引，使气归元。每日练1~2次，每次15~30分钟，30天为1个疗程。

五、康复教育

针对产妇开展细节化和多元化的健康教育，详细耐心地讲解关于产后康复的知识。

针对性地开展产妇心理辅导和母乳喂养宣教。根据产妇性格差异、受教育程度、家庭背景等诸多因素不同，采取形象生动的方式方法进行产后抑郁有关的知识宣教，并指导产妇科学育儿方法及产褥期知识。通过开展合理有效的康复教育，给予产妇人文关怀，缓解甚至消除其心理压力，使其走出产后抑郁的阴影。

六、康复护理

鼓励家庭支持和社会支持，如对产妇、婴儿周全的照顾，避免对产妇的不良精神刺激，为产妇创造一个安全、舒适的家庭环境等。高度警惕产妇早期的伤害性行为。注意保持环境安全，避免危险因素。产妇出现严重行为障碍时，不能与婴儿单独相处。轻症患者或恢复期，促进和帮助产妇适应母亲角色，指导产妇与婴儿进行交流、促进亲子互动，以培养产妇的自信心。出院后做好家庭随访工作，为产妇提供心理咨询，或指导抗抑郁等精神病药物的使用，鼓励产妇及家属应用应激管理技巧，如放松技术，充足营养、休息和睡眠，锻炼等，以应对各种压力。

第十七节 产后缺乳

一、概述

产后缺乳（postpartum hypogalactia）是以产妇在哺乳期乳汁甚少或全无为特征的临床病证。缺乳多发生在产后第 2～3 天至半个月内，也可发生在整个哺乳期。临床以发生于新产后的缺乳最为常见。乳汁缺乏与否是根据乳汁分泌的多寡和是否足够喂养婴儿为标准。缺乳临床可表现为以下几种类型：①产后开始哺乳时即觉乳房不胀，乳汁稀少，以后稍多但仍不足。②产后哺乳开始时即全无乳汁。③新产后哺乳正常，因突然高热或七情所伤后，乳汁骤减，不足以喂养婴儿。

产后缺乳的发病原因复杂，发病机制尚未完全明确，目前的研究主要围绕内分泌因素、先天因素、营养因素、药物因素及精神因素等方面。在内分泌因素方面，产后缺乳与生殖发育激素有关，包括催乳素、催产素、雌激素、黄体酮、孕酮等；与代谢激素有关，包括生长激素、糖皮质激素、甲状腺激素和胰岛素等。产妇泌乳受到下丘脑－垂体－肾上腺轴、神经－体液的调节。在先天因素方面，主要原因为乳房先天发育差。在营养因素方面，乳母长期营养不良是产后泌乳量少的重要原因。在药物因素方面，一些药物如左旋多巴、麦角胺、溴隐亭等会抑制催乳素的合成与释放，从而导致乳汁分泌减少。在精神因素方面，产妇精神状态的好坏对乳汁分泌有很大的影响。

乳汁由气血化生，资于冲任，依赖肝气疏泄与调节，故缺乳多因气血虚弱和肝郁气滞所致，也有因痰气壅滞乳汁不行者。乳汁为血所化生，若素体脾胃虚弱，或孕期产后调摄失宜，或产后思虑过度伤脾，则气血生化不足，或孕妇年岁已高，气血渐衰，或产时、产后失血过多，或操劳过度，均可导致气血亏虚，乳汁乏源，使乳汁甚少或全无。亦有兼见先天肾气不足，冲任虚弱而缺乳者。肝郁气滞，素性忧郁或产后七情所伤，情志抑郁，肝失条达，气机不畅，乳络、乳脉涩滞，乳汁运行受阻而缺乳。素体脾肾阳虚，水湿不化，聚湿成痰，或产后膏粱厚味，中州失运，水谷精微不能化为气血，反变湿浊成痰，痰脂充满，痰气壅阻乳络而致乳汁不行。此外，亦可因脾肾虚衰，生化失调，气虚血少，所谓"肥人气虚"行乳无力，而缺乳。

二、康复适应证

产妇在哺乳期中，乳汁甚少，不足以喂养婴儿，或乳汁全无；亦有原本泌乳正常，突然情志过度刺激后缺乳者。乳房皮肤破溃糜烂者不宜使用局部外治法。

三、康复评定

（一）中医康复评定

1. 辨证型

（1）气血虚弱证　产后哺乳时，乳汁不充，甚或全无，不足以喂养婴儿，乳房无胀感而柔软，乳汁清稀，产褥期可见恶露多或恶露不绝。全身症状见面色少华，神疲乏力，食欲不振。舌淡白或淡胖，苔白，脉细弱。

（2）肝郁气滞证　产后乳汁甚少或全无，或平日乳汁正常或偏少，七情所伤后，乳汁骤减或点滴皆无，乳汁稠，乳房胀硬而痛，或有微热。全身症状见精神抑郁，胸胁胀痛，食欲减退。舌暗红，苔微黄，脉弦。

（3）痰气壅阻证　乳汁稀少，或点滴皆无，乳房丰满，柔软无胀感。周身形体肥胖，胸闷泛恶，或食多乳少，或大便溏泄。舌质胖，苔白腻，脉沉细。

2. 辨虚实　乳汁缺乏，证有虚实。虚者，乳房松软不胀，或乳腺细少，多由气血虚弱、冲任不足所致，治宜补气养血为主。如乳房胀满而痛，乳腺胀硬，即为肝气郁结之实证，治宜疏肝理气解郁，必要时结合局部外治，以防乳汁壅积化腐成乳痈。乳房丰满而松软，乳汁少，为痰气壅阻，治宜健脾化痰通乳。

3. 辨预后　本病若能及时治疗，脾胃功能、气血津液恢复如常，则乳汁可下；但若身体虚弱，虽经治疗，乳汁无明显增加或先天乳腺发育不良"本生无乳者"，则预后较差；若乳汁壅滞，经治疗乳汁仍然排出不畅，可转化为乳痈。

（二）西医康复评定

产后缺乳的康复评定主要是由产妇乳房生理功能恢复情况评定，以及心理状况、子宫复旧程度评定。

产后缺乳评定标准拟定为：①产后排出的乳汁量少，甚或全无，新生儿需频繁长时间吸吮，累计持续时间>20分钟，两次哺乳间隔时间<1小时。②乳房检查松软，不胀不痛，挤压乳汁点滴而出，质稀；或乳房丰满乳腺成块，挤压乳汁疼痛难出，质稠。③排除因乳头凹陷和乳头皲裂造成的乳汁壅积不通，哺乳困难。

1. 生理功能恢复评定　参照国家中医药管理局颁布的《中医病证诊断疗效标准》，

①痊愈：母乳完全可以满足新生儿需求。②显效：乳汁分泌明显增多，能满足新生儿2/3 的需求。③有效：乳汁分泌增多，能满足新生儿 1/3 的需求。④无效：乳量增加不明显，缺乳症状无改善。还需包括始动泌乳时间（胎儿娩出后按照正确手法挤压乳房，计算首次乳汁排出时间，以产后 12 小时作为记录起始时间）、泌乳量（以产后 48 小时作为标准记录时间点）、人工喂养量与喂养次数。

采用 VAS 疼痛评分法，对患者的乳房胀痛程度进行评分，以此评判乳房胀痛的缓解程度。

2. 子宫复旧程度 记录宫底高度，测量标准以耻骨上缘至子宫底最高点为主。

3. 心理情况评定 产妇心理满意度采用自制问卷调查，问卷内容包括治疗过程、患者隐私保护、就医成本、患者就医舒适度、患者自觉改善症状程度等。

四、康复治疗

产后缺乳的康复治疗当辨证论治，通过运用中药、针灸、推拿、传统功法、饮食等多种康复方法，以补益气血或疏肝理气或祛痰散壅，使产后缺乳得到改善，使患者的情绪得以调节。

（一）中药康复

1. 中药内治

（1）气血虚弱证

治法：补气养血，佐以通乳。

主方：通乳丹加减（《傅青主女科》）。

常用药：人参、黄芪、当归、麦冬、通草、桔梗、猪蹄等。

加减：先天肾气不足，冲任虚弱者，症见腰膝酸软，头晕耳鸣，或触及乳腺发育不良者，加巴戟天、熟地黄、鹿角胶。

（2）肝郁气滞证

治法：疏肝解郁，通络下乳。

主方：下乳涌泉散加减（《清太医院配方》）。

常用药：当归、白芍、川芎、生地黄、柴胡、青皮、天花粉、漏芦、通草、桔梗、白芷、穿山甲、王不留行子、甘草等。

加减：如乳房胀甚，局部有热感或微红，郁而化瘀，乳积化热者，加蒲公英、夏枯草。

（3）痰气壅阻证

治法：健脾化痰，利湿通乳。

主方：漏芦散加减（《济阴纲目》）。

常用药：漏芦、瓜蒌、黄芪、当归、茯苓、远志、川贝母、远志等。

加减：痰多、舌苔白厚腻者，加厚朴、姜半夏。

2. 中药外治 如乳房胀甚，局部有热感或微红，郁而化瘀，乳积化热，可用热毛巾外敷，同时用手轻轻揉按，以助散结通乳，亦可用芒硝打碎，湿敷双乳，待症状缓解后取出。

（二）针灸康复

1. 体针

主穴：膺乳、乳根、膻中、少泽、足三里。

配穴：涌泉、太冲、曲池、后溪。

操作方法：嘱患者仰卧位，先于患者膺乳穴（眉头与目内眦连线中点处，即攒竹与睛明连线中点）进行揣穴，揣按穴位附近条索状物或最明显的压痛点，先用拇指按揉30秒，同时嘱患者自行按揉乳房疼痛部位，若疼痛缓解则进行针刺；若疼痛未缓解，继续于穴区附近揣按，直至寻得按揉后使疼痛缓解的确切部位。膺乳穴直刺进针，刺中条索状物或压痛点后将针尖倾斜与鼻骨呈30°~45°角，行捻转手法，令患者自行按揉双侧乳房疼痛部位；余穴均行常规针刺，进针后不施行任何手法，留针30分钟。一般仅取主穴，如效不显时配涌泉穴或其余配穴。先针双侧足三里，中等刺激；再取乳根穴沿皮下向乳房方向进针1~1.5寸，使针感向四处扩散、发胀；继针膻中，沿皮下向两侧乳房方向各进针1~1.5寸。用平补平泻手法，少泽刺血不留针。涌泉穴，令患者取卧位，双侧进针，速度要快，得气后以雀啄法强刺激3分钟，余穴用常规针法。均留针15分钟，针后嘱患者双手放平，由膻中向乳头方向按摩5~10分钟。每日1次，5次为1个疗程。

2. 耳针

主穴：胸、内分泌、皮质下、交感。

配穴：胃、肝、神门。

操作：以主穴为主，酌加配穴，每次取3~4穴，双侧均选，一侧针刺，先泻后补，得气后留针20~30分钟。另一侧用王不留行子贴敷，每日按压4~5次，每次每穴按压1分钟。两法左右交替应用，每日1次。3次为1个疗程。

（三）推拿康复

常用穴位：乳根、膻中、膏肓、厥阴俞、天宗、少泽、合谷、足三里、太冲。

操作：患者仰卧位，一指禅推乳根、膻中，嘱患者自行胸部乳房周围轻轻按揉数次，沿乳腺分布由乳根向乳头推抹。按揉太冲、足三里，以酸胀为度，接着患者俯卧位，按揉膏肓、厥阴俞、天宗、合谷，掐少泽。气血亏虚者，加一指禅推足三里、气海、中脘、膈俞，横擦胃俞、脾俞，透热为度；肝郁气滞者，加一指禅推期门、章门，按揉肝俞、内关，斜擦两肋。

（四）情志康复

入院待产即给产妇宣教母乳喂养优点及益处，使产妇建立母乳喂养的信心，引导产妇进行母乳喂养。情绪抑郁的产妇，鼓励其调畅情志，保持乐观豁达的心情。鼓励家属多陪伴，给予心理支持。鼓励产妇之间多沟通，交流母乳喂养心得，增强母乳喂养的信心。

（五）饮食康复

猪蹄汤（《胎产心法》）。该方中八珍汤加黄芪补气补血，生化乳汁，陈皮理气，天花粉增液，漏芦通络下乳，全方有补气养血、滋阴通乳之效。

历代医籍载有猪蹄汤众多，而以《胎产心法》猪蹄汤配伍特色显著。由此可见猪蹄通乳历代均极为重视，亦为家喻户晓的饮食疗法。但如若脾胃虚弱、纳呆者，或脾气壅滞者，则不宜用之，因肥甘厚味，碍胃生痰，反致乳汁缺乏。

五、康复教育

一般产后即开始哺乳，但有些产妇因为早期乳房不胀，自行中断或减少哺乳次数，造成缺乳，也有难产的产妇过迟哺乳而影响乳汁的生成。如在早期哺乳发现缺乳，应及早治疗。哺乳前先用热毛巾洗净乳房，引导新生儿将母亲的整个乳头及乳晕全部吸入口中，一侧乳房吸空再吸另一侧，将多余的乳汁挤出或用吸奶器吸出，以防乳汁淤积。保持乳房及乳头清洁，如出现乳头皲裂，可用蛋黄油、麻油或橄榄油外涂。产后适当增强营养，但不能过于滋腻碍胃，并要有充足的睡眠和合理的哺乳方法，注意调畅情志。

六、康复护理

孕期做好乳头的护理，产检时发现乳头凹陷者，嘱孕妇经常把乳头向外拉，保持清洁，防止乳头皲裂，造成哺乳困难。提倡早期喂乳、按需喂乳，促进乳汁分泌。饮食宜清淡而富有营养，忌辛辣酸咸，以防耗血敛涩。产后注意充分的睡眠，加强产妇在分娩前后的心理护理，心情舒畅，保持气血调和，避免紧张、焦虑甚至悲伤情绪。

第十八节　产后风湿

一、概述

产后风湿（postpartum rheumatism）是指育龄期女性在产后这一特殊时期出现一系列风湿性症状的疾病，如四肢关节肌肉疼痛酸胀、沉重麻木、屈伸不利，伴畏寒、自汗盗汗、倦怠乏力、气短心悸、失眠健忘、急躁易怒或郁郁寡欢等。本病临床表现复杂多样，无特异性，相关实验室及影像学检查指标也多无异常。

产后风湿的发病原因复杂且发病机制尚未完全明确，目前的研究主要围绕内分泌因素、免疫因素、关节结构与骨钙因素、劳累因素等方面。在内分泌方面，产妇妊娠期间体内绒毛膜促性腺激素、类促肾上腺皮质激素水平异常增高，产后激素水平骤降，但激素的需要量又很大，这种产需不平衡导致功能紊乱，继而引起周身疼痛。在免疫功能方面，由于多种特异性免疫抑制因子的作用，产妇妊娠期间免疫功能受到抑制，分娩后，由于抑制因素的解除，导致疼痛发生。在关节结构与骨钙因素方面，妊娠晚期和分娩可导致骨盆关节活动性增加（耻骨联合、骶髂关节）及关节松弛，引起全身关节肌肉疼痛，同时孕期母体骨钙大量供给胎儿发育，未能及时补充，骨钙代偿性游离，是引起肢体骨骼疼痛的因素之一。在劳累因素方面，产后过早劳作，致使孕期松弛的关节韧带进一步劳损，也是产后疼痛的重要因素。

本病发生在产后，主要是由于气血亏虚和外邪侵袭而致病。妇人妊娠期间气血下注冲任以养胎元，易致机体气血不足，又因产后气血耗伤，致使肌肤、筋脉、关节、脏腑等失于濡养，不荣则痛；同时由于气血不足，营卫失和，风寒湿等外邪更易乘虚入侵，内外相引而发病。病久或与痰瘀相合，留于筋脉关节；病邪深入，损及脏腑阴阳而生变证。女子以血为本、以气为用，经、孕、产、乳均依赖气血充盈，若平素气血不足，复因产失血耗气，血不营经，气不充体，骨节百脉空虚，不荣则痛，故气血不足为本病发病的内在因素之一。冲为血海，任主胞胎，冲任二脉皆起于胞中，属于肾。产妇生产过程劳伤肾气，腰为肾之府，肾虚则腰痛。故肾气损伤亦为本病发病的内在因素。妇人或因产后亏虚，肌表失固，易受外邪侵袭；或产后当风取凉，身劳多汗，风寒之邪趁虚入侵，影响气血的正常运行。风寒外侵为本病发病的重要致病因素。气为血之帅，血为气之母，血虚则乏源，气虚则推动无力，或因风寒所客，或因气滞而血行不畅，或因产后创伤，恶露不尽，血瘀遂成，瘀滞在经，阻塞不通。瘀血为本病的病理产物，日久阻滞气血，亦成为致病因素。

二、康复适应证

产后出现一系列风湿性症状的疾病，往往在产后短时间内即出现肢体关节酸楚、疼痛、麻木、不能屈伸，甚则不能行走等症。需要注意的是，产后风湿与痹证相似，但病在产后，与产褥期生理密切相关，也有因产后发热余邪未净，后遗而来，故与痹证同中有异。若本病失治误治，症状延续至产褥期以后，当属"痹证"论治，非本病论治。

三、康复评定

（一）中医康复评定

1. 辨证型

（1）气血虚弱证　产后遍身关节酸楚、疼痛，肢体麻木，面色萎黄，头晕心悸。舌淡苔薄，脉细弱。

（2）肾气亏虚证　产后腰膝、足跟疼痛，艰于俯仰，头晕耳鸣，夜尿多。舌淡暗，脉沉细弦。

（3）风寒外袭证　产后肢体关节疼痛，屈伸不利，或痛无定处，或冷痛剧烈，宛如针刺，得热则舒，或关节肿胀、麻木、重着，伴恶寒怕风。舌淡，苔薄白，脉濡细。

（4）血脉瘀滞证　产后身痛，尤见下肢疼痛、麻木、发硬、重着、肿胀明显，屈伸不利，小腿压痛；恶露量少、色紫暗夹血块，小腹疼痛，拒按。舌暗，苔白，脉弦涩。

2. 辨虚实 产后风湿病为在气血亏虚的基础上，或有肾气损伤，或外感风寒，或气血瘀滞，兼有情志因素，抑或夹杂有之，属本虚标实之候。故治疗上应当分清标本虚实，扶正为主，兼以祛邪，祛邪不忘扶正。扶正以补气养血、健脾益肾为主，祛邪以祛风散寒、活血化瘀、疏肝解郁为主。

3. 辨预后 转归与预后与体质差异、病情的轻重、治疗调摄是否得当有关，若能及时治疗，大多可以治愈，预后亦佳。如果失治、误治，日久不愈，正气愈虚，经脉气血瘀阻愈甚，转虚实夹杂之证，可致关节肿胀不消，屈伸不利，僵硬变形，甚则肌肉萎缩，筋脉拘紧，可致痿痹残疾。

（二）西医康复评定

产后风湿的康复评定，主要包括生活质量评定、疼痛评定和参与能力评定。

1. 生活质量评定 使用生活质量量表对产妇物质生活及社会功能进行评分，可通过直接观察患者能否按照要求完成规定的项目，或通过询问的方式来收集资料和进行间接评定。

2. 疼痛评定 采用VAS疼痛评分法，对患者的关节程度进行评分，以此评判疼痛的缓解程度。

3. 参与能力评定 评定量表分为普适性量表和特异性量表两大类。普适性量表常用的有简明健康状况调查问卷（MOS SF-36）、世界卫生组织生活质量问卷（WHOQOL-100）；除此还需对产后患者压力感知进行评定，采用压力感知量表（PSS）和感知到的社会支持，采用多维度社会支持感知量表（MSPSS）。

四、康复治疗

产后风湿的康复治疗，根据证型之不同，分别治以补益气血、活血化瘀、补肾填精。常用的康复方法有中药康复法、针灸康复法和推拿康复法。康复的目标是改善症状，提高患者的日常生活能力和生活质量。

（一）中药康复

1. 中药内治

（1）气血不足证

治法：补益气血，扶正止痛。

主方：当归补血汤加减。

常用药：黄芪、当归等。

加减：腰膝酸软乏力较甚者，加杜仲、续断；畏寒肢冷、关节冷痛者，加干姜、巴戟天。

（2）肾气亏虚证

治法：补肾养血，强腰壮骨。

主方：肾气丸加减。

常用药：干地黄、山药、山茱萸、泽泻、茯苓、牡丹皮、桂枝、附子等。

加减：腰膝酸软乏力较甚者，加黄芪、续断；畏寒肢冷、关节冷痛者，加干姜、巴戟天。

（3）风寒外袭证

治法：养血益气，温通经络。

主方：黄芪桂枝五物汤加减。

常用药：黄芪、桂枝、芍药、生姜、大枣等。

加减：肌肤不仁者，加海桐皮、豨莶草、路路通；疼痛以腰背为主者，加杜仲、桑寄生、淫羊藿、巴戟天。

（4）血脉瘀滞证

治法：养血活血，化瘀祛湿。

主方：身痛逐瘀汤或少腹逐瘀汤加减。

常用药：秦艽、川芎、桃仁、红花、当归、香附、地龙、延胡索、没药、赤芍、蒲黄、五灵脂等。

加减：疼痛以上肢关节为主者，加羌活、白芷、威灵仙、姜黄；疼痛以下肢关节为主者，加独活、牛膝、防己；疼痛以腰背关节为主者，加杜仲、桑寄生、淫羊藿、巴戟天；体倦乏力、面色少华、舌淡脉弱者，加党参、黄芪、白术、鸡血藤。

2. 中医外治

熏洗法：鸡血藤、赤芍、红花、苏木、土鳖虫、生姜、延胡索、花椒、艾叶、三棱、莪术等。水煎中药饮片，直接熏洗浸泡患处或纱布蘸取温热药液外敷，也可加入适量冰片、白酒以芳香开窍，促进药物吸收渗透，每次熏洗20~30分钟，每日1~2次，晨起及入睡前使用疗效更佳。

（二）针灸康复

1. 体针

主穴：关元、肾俞、足三里。

配穴：气血不足者，加血海、三阴交；风寒外袭者，加大椎、膏肓、三阴交；血脉瘀滞者，加风池、曲池、风门。

操作：每次先针刺，手法上平补平泻以得气为主，同时施灸，留针30分钟，灸以局部皮肤微红或针下有温热感为度，每日1次，10次为1个疗程，两个疗程之间休息两天。

2. 艾灸

取穴：督脉、天宗、秉风、天枢、中脘、下脘、气海、关元穴。

操作：患者取仰卧位，露出腹部，常规针刺中脘、下脘、天枢、气海、关元1.5~2寸，将艾绒放入木质灸盒，置于肚脐灸至无温热感为止，两周为1个疗程。

3. 耳针

选神门、脾、肾、肾上腺、皮质下及其相应部位取穴，气血不足者加心、肝。

操作：王不留行子贴压，每次选用 3~4 个穴位，每次每穴 200 下。按压力量以患者能忍受疼痛为宜，每周更换 1 次，5 次为 1 个疗程。

（三）推拿康复

取穴：期门、日月、天门、天突、膻中、百会、风池、肩井、尺泽、曲池、内关、合谷、足三里、三阴交等。

操作：以指弹、推柔、点按、分推、叩拍、旋转斜扳等多种手法，做较广泛的大面积推拿，以疏通病变部位经络，改善气血运行，达到康复目的。

五、康复教育

1. 产后风湿治疗及恢复期间的注意事项，包括按时休息，避免疲劳，适当运动。
2. 洗漱时使用温热水，尽量远离空调、风扇、凉席等湿凉环境，洗澡、洗发后要立即擦干、吹干。
3. 饮食应增加营养，以提高机体免疫力。
4. 为防止病情反复，患者宜选择温暖、干燥的环境工作、生活，防止阴冷潮湿环境对病情的影响。
5. 恢复阶段不要大量消耗体力。
6. 天气、季节变化及时增减衣物。
7. 经期注意保暖。注意孕期与产褥期卫生，保持外阴清洁，预防感染湿热之邪。产妇应多喝水，饮食宜清淡，忌食肥甘辛辣之品。

六、康复护理

产后风湿病患者需注意调节气血虚弱的体质，提高机体免疫力，故饮食应以蛋白质、维生素含量高的热性食物为主。应指导患者科学饮食，向患者介绍有助于身体恢复的食物，告知患者饮食应保持规律。患者生产后身体尚未完全恢复，患病后易出现紧张、焦虑情绪，对患者进行心理疏导，防止患者病情反复以及抑郁症状的发生。针对患者的实际情况，要多给予患者鼓励，引导患者分散注意力，在轻松愉悦的氛围下恢复身体，消除不良情绪的影响。对患者提出的问题，要耐心解答，消除患者疑虑，并多讲述成功经验，使患者树立积极心态，加速病情恢复。

主要参考书目 ▷▷▷▷

［1］刘昭纯，郭海英．中医康复学［M］．北京：中国中医药出版社，2009.

［2］章文春，郭海英．中医养生康复学［M］．北京：人民卫生出版社，2021.

［3］陈仕林，郭海英．中西医结合肿瘤康复治疗学［M］．北京：中国中医药出版社，2021.

［4］施洪飞，方泓．中医食疗学［M］．北京：中国中医药出版社，2021.

［5］孟景春．中医养生康复学概论［M］．上海：上海科学技术出版社，1992.

［6］张安仁，冯晓东．临床康复学［M］．北京：人民卫生出版社，2018.

［7］王旭东．中医养生康复学［M］．北京：中国中医药出版社，2004.

［8］傅世垣．中医康复学［M］．上海：上海科学技术出版社，1992.

［9］黄晓琳，燕铁斌．康复医学［M］．北京：人民卫生出版社，2019.

［10］张安仁，冯晓东．临床康复学［M］．北京：人民卫生出版社，2018.

［11］李晓捷．实用小儿脑性瘫痪康复治疗技术［M］．北京：人民卫生出版社，2016.

［12］王福顺，傅文青．中医情绪心理学［M］．北京：中国中医药出版社，2015.

［13］梁繁荣，王华．针灸学［M］．4版．北京：中国中医药出版社，2016.

［14］涂国卿，张建忠．推拿学［M］．北京：中国中医药出版社，2018.

［15］刘天君，章文春．中医气功学［M］．北京：中国中医药出版社，2016.

［16］励建安，黄晓琳．康复医学［M］．北京：人民卫生出版社，2016.

［17］吴焕林，徐丹苹．中西医结合心脏康复［M］．北京：人民卫生出版社，2017.